普通外科图像解剖与诊断丛书

MRI ANATOMY AND DIAGNOSIS ATLAS OF GENERAL SURGERY

名誉主编 王深明　丛书主编 王天宝　本册主编 王　劲　张水兴

SPM 南方出版传媒

广东科技出版社 | 全国优秀出版社

·广　州·

图书在版编目（CIP）数据

普通外科MRI解剖与诊断图谱 / 王劲，张水兴主编. —广州：广东科技出版社，2017.6

（普通外科图像解剖与诊断丛书）

ISBN 978-7-5359-6719-0

Ⅰ. ①普…　Ⅱ. ①王…②张…　Ⅲ. ①外科—疾病—计算机X线扫描体层摄影—诊断—图谱　Ⅳ. ①R816.8-64

中国版本图书馆CIP数据核字（2017）第079422号

责任编辑：曾　冲
封面设计：林少娟
责任校对：陈　静
责任印制：彭海波
出版发行：广东科技出版社
　　　　　（广州市环市东路水荫路11号　邮政编码：510075）
http://www.gdstp.com.cn
E-mail: gdkjyxb@gdstp.com.cn（营销）
E-mail: gdkjzbb@gdstp.com.cn（编务室）
经　　销：广东新华发行集团股份有限公司
排　　版：广州市友间文化传播有限公司
印　　刷：珠海市鹏腾宇印务有限公司
　　　　　（珠海市拱北桂花北路205号桂花工业村1栋首层　邮政编码：519020）
规　　格：889mm×1194mm　1/16　印张20.75　字数570千
版　　次：2017年6月第1版
　　　　　2017年6月第1次印刷
定　　价：238.00元

主 编 简 介

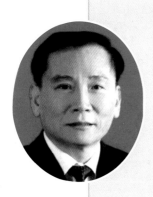

名誉主编　王深明，医学博士，二级教授，一级主任医师，博士生导师，享受国务院政府特殊津贴。现任中山大学附属第一医院院长，血管甲状腺乳腺外科学科带头人和首席专家，中华医学会外科学分会血管外科学组副组长，中国医师协会外科医师分会副会长，广东省医学会副会长，广东省医学会血管外科学分会主任委员，广东省医师协会外科医师分会主任委员，广东省抗癌协会乳腺癌专业委员会主任委员，国际外科学会委员，国际脉管学会委员，国际内分泌外科学会委员，亚洲血管外科学会委员，亚洲内分泌外科学会委员，美国外科医师学院委员。兼任《中华普通外科学文献》和《中国血管外科杂志》主编，《中华医学杂志》和《中华实验外科杂志》副总编辑，《中华普通外科杂志》《中国实用外科杂志》《中华外科杂志》等多个核心期刊副主编、常务编委。是广东省健康管理学会会长，中国医院协会医院医疗保险专业委员会副主任委员，广东省医院协会医院医疗保险管理专业委员会主任委员；近年来在国内外核心期刊上发表论文200多篇，SCI收录60余篇（第一作者或通讯作者40余篇），主持国家863重大项目2项，国家自然科学基金项目9项，省部级科研项目19项。主编、主译专著9部，参编专著30部，参编或主编2007年全国统编本科教材和研究生教材，获教育部奖、中华医学奖等省部级以上科技成果奖多项和发明专利5项。

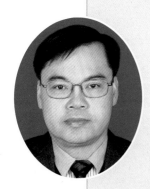

丛书主编　王天宝，中国医学科学院肿瘤医院深圳医院（深圳市肿瘤医院）胃肠外科学科带头人兼科主任，外科学医学博士，博士后研究员。新疆生产建设兵团第七师医院副院长。1994年7月于青岛医学院获医学学士学位；1999年7月获外科学硕士学位，师从青岛大学陈咸增教授；2002年7月获山东大学医学博士学位，得到山东大学李兆亭教授悉心指导；2002年9月至2004年10月，于中山大学附属第一医院胃肠外科从事博士后研究工作，师从中山大学汪建平教授。中国医师协会外科医师分会肛肠外科医师委员会、中国抗癌协会肿瘤营养与支持治疗专业委员会肿瘤外科营养学组、广东省抗癌协会肿瘤营养专业委员会及广东省康复医学会性功能障碍康复专业委员会常务委员或委员。《中华胃肠外科杂志》《中华肿瘤防治杂志》《中华临床营养杂志》《中华结直肠疾病电子杂志》《手术》及《肿瘤代谢与营养电子杂志》编委。致力于胃肠及腹膜后恶性肿瘤诊治的研究，擅长胃癌、结直肠癌及腹

膜后肿瘤根治性切除术。现主持课题10项，以第一作者发表SCI论文10篇，《中华医学杂志》等杂志发表论著60余篇。主编《胃肠手术策略与操作图解》《实用胃肠恶性肿瘤诊疗学》《实用盆腔外科手术与图谱》《普通外科图像解剖与诊断丛书》及《实用代谢疾病诊断与治疗》。主译《Chassin结直肠肛门手术策略与操作图解》《胃癌手术操作全真图谱》《消化道手术复杂并发症防治策略》。参编《中华结直肠肛门外科学》《胃癌外科学》《胃肠外科手术并发症》《直肠癌保肛手术》及《围手术期病理生理与临床》。

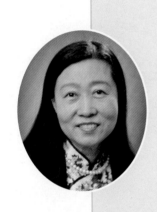

主编 王劲，女，主任医师，医学博士，放射科主任，博士生导师，影像诊断学专家，美国加州大学圣地亚哥分校（UCSD）客座教授，美国梅奥诊所（Mayo clinic）高级影像研究中心高级访问学者/博士后。从事CT、MRI诊断20余年，擅长腹部及神经系统的影像诊断，特别对各种肝胆胰疾病、肝纤维化、肝硬化、肝移植及肝脏肿瘤的CT、MRI及MR弹力成像诊断及鉴别诊断、疗效监测进行了深入的研究，积累了丰富的经验。在肝病领域主持国家级、省市级科研项目多项。近年来以第一作者及通讯作者发表在国内知名杂志，SCI及国际RSNA、ISMRM会议学术论文共60余篇，主编及参编腹部相关领域专著多部。获广东省科学技术奖一等奖1项。现任中华医学会放射学会腹部学组委员，广东省放射学会委员/腹部学组副组长，广东省抗癌协会肿瘤影像委员会副主任委员，广东省肝脏病学会影像学分会常委，广东省中西医结合学会影像专业委员会常委，全国罕见病/疑难病会诊平台专家库成员（17会诊网，国家"十二五"科技支撑项目）。

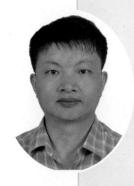

主编 张水兴，男，医学博士，暨南大学附属第一医院放射科主任医师，博士导师，专业方向CT/MR诊断，重点专注于神经头颈影像诊断、影像对比剂的临床应用及基础研究。现任中华医学会放射学分会头颈学组委员，广东省医学会放射学分会头颈学组副组长，广东省医学会数字医学分会委员，广东省肝脏病学会影像学分会常务委员。主持国家自然科学基金及广东省自然科学基金多项，以第一作者及通讯作者在核心期刊发表学术论文50余篇，SCI收录论文十余篇。现任《临床放射学杂志》编委，*Europe Radiology*、*J Magn Reson Imaging*、*BMI Open*、《中华放射学杂志》《磁共振成像杂志》等多家杂志审稿专家。主持国家级、省级继续教育项目各一项；获国家专利一项。美国霍普金斯大学访问学者。

《普通外科图像解剖与诊断丛书》编委会

名誉主编 王深明

丛书主编 王天宝

丛书编委（以姓氏笔画排序）

<table>
<tr><td>王　劲</td><td>中山大学附属第三医院</td></tr>
<tr><td>王天宝</td><td>深圳市肿瘤医院</td></tr>
<tr><td>任　杰</td><td>中山大学附属第三医院</td></tr>
<tr><td>张水兴</td><td>暨南大学附属第一医院</td></tr>
<tr><td>李玉军</td><td>青岛大学医学院附属医院</td></tr>
<tr><td>苏中振</td><td>中山大学附属第三医院</td></tr>
<tr><td>赵　鹏</td><td>青岛大学医学院附属医院</td></tr>
<tr><td>高振华</td><td>中山大学附属第一医院</td></tr>
<tr><td>尉秀清</td><td>中山大学附属第三医院</td></tr>
</table>

《普通外科MRI解剖与诊断图谱》编委会

主　编　王　劲　张水兴

编　者（以姓氏笔画排序）

王　劲（中山大学附属第三医院）　　　　石　磊（中山大学附属第三医院）

吕衍春（中山大学肿瘤防治中心）　　　　刘其顺（广东省人民医院）

刘珍珍（中山大学附属第三医院）　　　　刘得超（中山大学附属第六医院）

刘德超（中山大学附属第六医院）　　　　孙美丽（中山大学肿瘤防治中心）

江　婷（中山大学附属第三医院）　　　　张水兴（暨南大学附属第一医院）

张　波（中山大学附属第六医院）　　　　陈文波（广东省人民医院）

陈炳辉（中山大学附属第三医院）　　　　陈景标（中山大学附属第三医院）

陈静静（青岛大学医学院附属医院）　　　罗海营（广东省人民医院）

罗　琳（中山大学附属第三医院）　　　　周正根（广东省人民医院）

周　健（中山大学肿瘤防治中心）　　　　周智洋（中山大学附属第六医院）

郑圆圆（青岛大学医学院附属医院）　　　郝大鹏（青岛大学医学院附属医院）

贾乾君（广东省人民医院）　　　　　　　郭若汩（中山大学附属第三医院）

唐　雯（中山大学附属第三医院）　　　　崔春艳（中山大学肿瘤防治中心）

梁　龙（广东省人民医院）　　　　　　　彭艳霞（中山大学附属第三医院）

蒋新华（中山大学肿瘤防治中心）　　　　颜丽芬（广东省人民医院）

颜荣华（中山大学附属第三医院）

总　序

　　王天宝医生是我的博士研究生，在山东大学齐鲁医院学习3年，认真、勤奋、务实，是一位很有培养前途的外科医生。我在查房时，多次对年轻医生讲，要多看书，遇见不清楚的问题，赶快记下来，查资料弄明白，日积月累，能学到很多东西。就我所知，王天宝医生在此方面做得很好，他不断学习，充实自己，是令我欣慰的学生之一。王天宝医生曾写过一本《实用胃肠恶性肿瘤诊疗学》，内容覆盖从基础到临床的各个方面，主要是外科治疗讲得很详细，实用性很强，作为老师，我很是高兴。

　　普通外科学是临床医生必不可少的基础知识，这是因为普通外科疾病几乎在每个专科都可见到，因此，普通外科的会诊医生总是医院内最忙碌的，不停穿梭于院内各个科室。普通外科疾病包括甲状腺、乳腺、肝、胆、胰、脾、胃、十二指肠、小肠、阑尾、结肠、直肠、肛门、肠系膜、腹膜、腹主动脉、下腔静脉、门静脉系统及下肢大隐静脉等器官的良性和恶性病变，病种繁、变化快、鉴别难、误诊多。"工欲善其事，必先利其器"，正确诊断是有效治疗疾病的前提。病理检查是临床诊断的金标准；MRI以软组织分辨率高和重建管道系统而占据一席之地；超声简便易行；放射则是目前临床应用最多的辅助检查；内镜在消化道疾病诊治方面则具有不可替代的地位。然而，尺有所短，寸有所长，各种检查手段互相补充，难以彼此替代。上述诊断方法经多年实践，日积月累，保留了大量弥足珍贵的图像资料，应将其整理成册，以提高临床医生的诊治水平。这是一件繁重而有意义的工作。另外，已有的各种专著对人体的正常解剖涉及少，然而，不知正常，焉识异常。基于此，广东科技出版社策划出版一套《普通外科图像解剖与诊断丛书》，委托王天宝医生组织有关专家撰写，王劲、任杰、李玉军、苏中振、张水兴、赵鹏、高振华及尉秀清等中青年专家欣然应邀，不辞劳苦，合著此丛书，以飨读者，实在是一件大好事。本丛书涵盖面广，丰富翔实，注重实用，通俗易懂，图文并茂，是一套难得的案头工具书，对临床医生和研究生更新知识、开阔视野、提高技能颇有裨益。

　　值《普通外科图像解剖与诊断丛书》即将付梓之际，向付出辛勤汗水的作者们表示由衷的祝贺；同时，我也高兴地向广大的中青年内、外科医生和研究生推荐此书。

　　是为序！

李兆亭　于山东大学

2016年8月

前　言

　　磁共振成像技术是医学影像学乃至整个医学发展史上一次革命性的突破，它对临床医学大多数学科都产生了巨大的推动作用，使我们对于疾病的认识以及治疗手段的选择都进入了一个更深的层次。

　　目前，随着MRI技术的不断普及，社会经济的不断发展，我国越来越多的地市级甚至县级医院都已经有了设备。MR设备的普及不仅推进了新技术在各科疾病精确诊断上的应用，也带来了影像科室与临床各科室进行进一步互动的契机。临床工作者在MRI上的应用与科研上正逐渐地走着专科化、专精化的发展路子。

　　普通外科在各级医院中开展广泛，涉及的疾病病源广、病种多、病情复杂，对于医学影像定位定性的精确性和技术进展带来的学科合作要求都很高，而MRI的DWI、MRCP等技术在普通外科各个分支，如肝脏、胆道、乳腺等都有着广泛的应用和不少优于其他成像系统的优势，同时由于MRI的原理、脉冲序列、成像参数相对比较复杂，临床科室的医生不易全面掌握，广大临床工作者越来越希望能有更多联结MRI影像表现与普外临床应用的书籍和资料。

　　因此，我们特意编写了这本专门服务于临床医师的MRI图谱。本书是普通外科解剖图谱系列中的MRI分册，由多位相关领域的专家学者编写，他们都是国内各大医院第一线的MRI科研和工作者，有着丰富的临床工作经验和科学素养。本书章节按照普外科所属的分支进行系统编排，收录了各种常见疾病及部分罕见病，特别是搜集了编者们常年积累的大量珍贵病例图片，具有很好的参考价值，以飨读者。

　　由于医学发展日新月异，编写时间紧促，书稿中的错误和不足之处在所难免，敬请各位专家和读者不吝指正，以期进一步完善。我们衷心地希望这本图谱能给广大的临床工作者们带来收获和启迪。

王劲　张水兴

2017年6月

目　　录

第一章
常用MRI检查方法

　　磁共振成像（magnetic resonance imaging，MRI）全名是核磁共振成像技术（nuclear magnetic resonance imaging，NMRI），是利用人体组织中某种原子核的核磁共振现象，将所得射频信号经过电子计算机处理，重建出人体某一层面的图像的诊断技术。核磁共振是自旋的原子核在磁场中与电磁波相互作用的一种物理现象，包括两种学说：Bloch氢原子核磁矩（magnetic moment）进动学说和Purcell氢原子核能级跃迁学说。

　　MRI图像是数字化图像，是重建的模拟灰度图像，具有窗技术显示，并能进行各种图像后处理；但是，MRI图像上的灰度并非表示组织和病变的密度，而是代表它们的MRI信号强度，反映的是弛豫时间的长短。弛豫指在核磁共振和磁共振成像中磁化矢量由非平衡态到平衡态的过程。横向弛豫分量很快衰减到零，称横向弛豫（transverse relaxation），所用时间为横向弛豫时间（T2）；纵向弛豫分量缓慢增长到最初值，称纵向弛豫（longitudinal relaxation），所用时间为纵向弛豫时间（T1）。

　　MRI图像具有多个成像参数，包括：反应T1弛豫时间的T1值、反应T2弛豫时间的T2值及反应质子密度的弛豫时间值等。MRI图像若主要反应的是组织间T1值差别，为T1加权像（T1 weighted image，T1WI）；如主要反应的是组织间T2值差别，为T2加权像（T2 weighted image，T2WI）；如主要反应的是组织间质子密度弛豫时间差别，为质子密度加权像（protom density weighted image，PDWI）。人体不同组织及其病变具有不同的T1、T2值和质子密度弛豫时间，因此，在T1WI、T2WI和PDWI像上产生不同的信号强度，表现为不同的灰度。MRI检查根据这些灰度变化进行疾病诊断；因此，组织间及组织与病变间弛豫时间的差别，是磁共振成像诊断的基础。组织信号越强，图像上相应部分就越高；组织信号越弱，图像上相应部分就越暗；但是，在T1WI和T2WI图像上，弛豫时间T1值和T2值的长短与信号强度的高低之间关系有所不同：短的T1值（简称为短T1）呈高信号，如脂肪组织；长的T1值（简称为长T1）为低信号，如脑脊液；短的T2值（简称为短T2）为低信号，如骨皮质；长的T2值（简称为长T2）为高信号，如脑脊液。

　　MRI图像具有多种成像序列，其中最常应用的是经典的自旋回波（gradient echao，GRE）序列、反转恢复（inversion recovery，IR）序列和平面回波成像（echo planar imaging，EPI）等。在这些成像序列中，改变成像的具体参数，可获得各功能的成像序列和更多的成像方法。这些成像序列和成像方法具有不同的成像速度，并具有不同的组织对比，例如与SE序列相比，GRE序列显著提高了成像速度，但降低了图像的信噪比，并增加了磁化率伪影；又如，同属SE序列的T2WI和重T2WI像，由于所采用的成像具体参数不同，脂肪组织在前者呈中高信号，而在重T2WI像上仅静止的或慢速流动且富有游离水的液体呈高信号，其他组织，包括脂肪均呈低信号表现，并可据此进行磁共振水成像（MR hydrography，MRH）检查。

MR图像基于成像原理和多参数成像的特点，具有较高的组织分辨力。一些特定的成像序列和成像方法有利于进一步确认病变的组织学特征，例如亚急性出血和脂肪组组织在T1WI、T2WI均呈高信号，然而用频率选择性脂肪抑制（frequency-selective fat-suppression）技术，组织特征性被抑制为低信号，而亚急性出血仍然为高信号；又如，富含脂质是肾上腺瘤的组织学特征，但常规SE序列T1WI和T2WI上常难与其他类型肾上腺肿瘤鉴别，应用GRE序列分别获取水质子和脂肪中质子处于同相位（in phase，IP）和反相位（opposed phase，OP）图像，肾上腺肿瘤在OP图像上信号强度明显下降，而不同于其他类型肾上腺肿瘤。

基于MR原理，流动的液体，如血流的信号表现复杂，受流体的流速、流动类型和成像序列等多种因素的影响。在SE序列图像上，高速血流由于流空（flow void）效应表现为信号丢失，而呈低信号；而在大多数GRE序列图像上，血流因流入相关增强（flow-related enhancement）效应而呈高信号。流体的流速还可以诱导流动的质子发生相位改变。流入相关增强效应和流速诱导的流动质子的相位改变分别为磁共振血管成像（magnetic resonance angiography，MRA）时间飞跃（time of flight）法和相位对比（phase contrast）法成像的物理基础。

MR增强检查是通过给予对比剂，人为地改变组织与病变间T1值或T2值对比，即T1WI或T2WI图像的信号强度对比，以利于病变的检出和诊断。最常用对比剂为含钆（gadolinium，Gd）的顺磁性螯合物，其主要缩短T1值，增加T1WI图像上病变与正常组织间的信号强度对比。

灌注成像及动态增强MRI（dynamic contrast-enhanced MRI，DCE-MRI）成像技术应用的病理生理基础是不同组织器官或病变对对比剂的摄取和排出特性不同。有学者认为主要与以下三个因素有关：①组织或病变的血管化程度；②血管对对比剂的通透性；③细胞外间隙的大小。灌注成像的理论基础为核医学的放射性示踪剂稀释原理及中心容积定律，是指在静脉高压快速灌注对比剂后，对选定层面行同层动态扫描，以获取该层面感兴趣区的时间–信号曲线（time-signaldensity curve，TSC），在此基础上利用不同的数据模型计算出血流量（blood flow，BF）、血容量（blood volume，BV）、表面通透性（permeability surface，PS）、对比剂的平均通过时间（mean transit time，MTT）、对比剂峰值时间（time to peak，TTP）等参数，以此来评价组织器官的灌注状态，是一种功能成像技术。DCE-MRI是指经静脉高压快速注射对比剂，使其呈弹丸状通过微循环，同时采用快速扫描成像序列对选定部位进行连续多次动态扫描，以获得时间系列图像的成像方法，通过随时间变化的信号征象，完整地显示对比剂进入和排出组织或病变的血流动力学过程，因此能反映组织或病变血液灌注状况，并间接反映组织或病变的微血管分布情况。DCE-MRI序列对磁共振机器磁场要求高（1.5T以上），早期主要应用于脑部疾病的研究；近年来DCE-MRI技术研已推广应用到其他多个器官及系统，如乳腺、肝脏、胰腺、肾脏、前列腺及肌肉骨骼系统等部位肿瘤性病变的诊断及鉴别诊断。大量研究结果显示，良恶性病变因其病变组织灌注状态不同，而形成不同的 TSC曲线的形状及走势，动态增强的特征性参数值间存在差别，在良恶性病变的鉴别诊断中具有重要价值。

LAVA（liver acquisition with volume acceleration）是一种运用三维K空间填充的快速容积T1加权脂肪抑制成像技术，已广泛应用于临床。在常规腹部MRI动态增强扫描时，运用LAVA技术在动态追踪病灶的同时，亦可显示腹部血管。LAVA技术成像有3大特点：扫描速度快，脂肪抑制效能高，扫描范围广。LAVA扫描K空间采用顺序填充，其扫描速度加快的原因是它在进行3D容积采集时，在X轴、Y轴、Z轴3个方向采用不同的处理方法。正是LAVA技术的这些特点，使其既具有较好信噪比和无间隔的原始图像，又具有血管成像的优势。

弥散加权成像（diffusion weighted imaging，DWI）是一种能在活体上进行分子弥散测量，分析病变内部结构及组织成分，反映活体组织功能状态的功能性成像。DWI通过检测活体状态下不同组织内的水分子微观运动状态特性，达到从分子水平反映人体不同组织的空间组成信息和病理生理学状态下的不同组织之间交换水分的功能状态，以此反映人体不同组织内与含水量改变有关的形态学和生理学的早期改变。DWI通过DWI图和表观扩散系数（apparent diffusion coefficient，ADC）图来提供反映不同组织内细胞结构的完整性及稳定性的定性和定量信息，从而获得常规MRI检查不能得到获得组织形态学信息。用于DWI的序列很多，最早使用的扩散加权成像序列是自旋回波平面回波扩散加权成像序列（SE-EPI-DWI），早期主要应用于脑部疾病的研究，随着技术的发展，DWI在体部的应用的报道也较多，主要用于良恶性病变的鉴别及检测疗效的指标。大部分研究认为恶性肿瘤平均ADC值大于良性病变。DWI目前在颅脑方面的应用，特别是对超急性期脑梗死的诊断价值已得到肯定；DWI在腹部和其他脏器的应用尚处于探索阶段。

MRH利用静态液体具有长T2弛豫时间，使用重T2加权技术使实质器官及流动的血液呈低信号，而流动缓慢或相对静止的液体呈高信号，从而使含液体的器官显影。可以区分人体内静态液与周围软组织的水成像技术是MRH的基本原理。其中磁共振胰胆管成像（magnetic resonance cholangiopancreatography，MRCP）和磁共振尿路成像（magnetic resonance urography，MRU）随着成像技术地改进，MRH图像质量日益改善，对胰胆管和尿路梗阻病变的诊断能力不断提高。目前，快速自选回波（fast spin echo，FSE）和单次激发半傅里叶采集涡流自选回波（half-fourier acquisition single shot turbo spin-echo，HASTE）是MRH常用的两种序列，尤其是HASTE序列采用了单次激发和半数K空间数据采集技术，使每次成像仅需要屏息数秒，不仅明显减少了呼吸运动伪影，还可在激胆素或促胰液素刺激后作MRCP动态扫描，进行胰胆管的功能检查。

参考文献

［1］ 白人驹，张雪林. 医学影像诊断学［M］. 3版. 北京：人民卫生出版社，2010.
［2］ 郭启勇. 实用放射学［M］. 3版. 北京：人民卫生出版社，2007.
［3］ LEE J K T. Computed Body Tomography with MR Correlation［M］. 4th ed. Philadephia：Linppincott-Raven，2004.
［4］ REINHOLD C，BRET P M. Current status of MR cholangiopancreatography［J］. AJR，199，166：1285-1295.
［5］ TANG Y，YAMSHITA Y，NAMINOTO T，et al. The value of MR urography that use HASTE sequences to reveal urinary tract disoeders［J］. AJR，1996，167：1497-1502.

（贾乾君 张水兴 陈文波 梁龙）

第二章
普通外科器官MRI解剖

第一节　颈部MRI解剖

　　颈部皮下脂肪在T1WI和T2WI均呈高信号，肌肉为中低信号。颈前脏器区的喉、气管、食管和甲状腺可清晰显示。喉部软骨一般在T2WI和T1WI均呈均匀的等信号，30岁后，中央部分出现黄骨髓而呈高信号，骨化部分呈低信号。

　　甲状腺T1WI较周围肌肉信号稍高，T2WI表现为高信号。颈部血管鞘内血管，由于流空效应而呈低信号。横断面可清晰显示血管断面，矢状面有时可显示整条血管。颈部正常淋巴结T1WI呈等信号，T2WI呈均匀的稍高信号，信号均匀，注射Gd-DTPA不强化。（图2-1、图2-2）

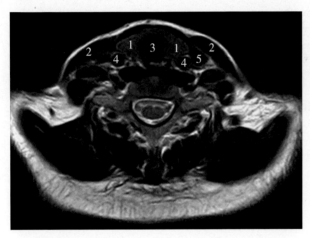

1. 甲状腺　2. 胸锁乳突肌　3. 气道（声门下腔）
4. 颈总动脉　5. 颈内静脉

图2-1　T2WI 经甲状腺水平

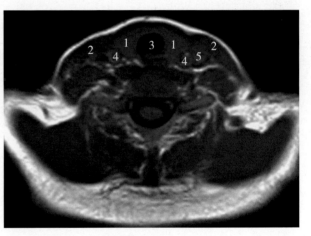

1. 甲状腺　2. 胸锁乳突肌　3. 气道（声门下腔）
4. 颈总动脉　5. 颈内静脉

图2-2　T1WI 经甲状腺水平

（贾乾君　张水兴　罗海营）

第二节 乳腺MRI解剖

1. 脂肪组织 通常在T1WI及T2WI上均呈高信号，在脂肪抑制序列上呈低信号，增强后几乎无强化。

2. 腺体组织和乳导管 在T1WI上纤维和腺体组织通常不能区分，都表现为较低或中等信号，与肌肉组织大致呈等信号。在T2WI上，腺体组织表现为中等信号（高于肌肉，低于液体和脂肪）。在T2WI脂肪抑制序列上，腺体组织表现为中等或较高信号。

乳腺类型不同，MRI表现亦有所差异：①致密型乳腺的腺体组织占乳腺的大部分或全部，在T1WI上表现为低或中等信号，在T2WI上表现中等或稍高信号，周围是高信号的脂肪组织；②脂肪型乳腺主要由高信号的脂肪组织构成，残留的部分索条状乳腺小梁在T1WI及T2WI上均表现为低或中等信号；③混合型乳腺的表现介于脂肪型和致密型之间，在高信号的脂肪组织中夹杂有斑片状的中等信号腺体组织。动态增强T1WI扫描时，正常乳腺实质通常表现为轻度、渐进性强化，并且增加幅度不超过增强前信号强度的1/3，如在月经期或月经前期也可呈中等或重度强化。

3. 皮肤和乳头 增强后乳腺皮肤可呈不同程度渐进性强化，皮肤厚度大致均匀。乳头亦呈轻至中等程度渐进性强化，双侧大致对称。（图2-3至图2-5）

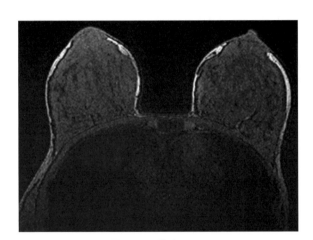

图2-3 乳腺T1WI

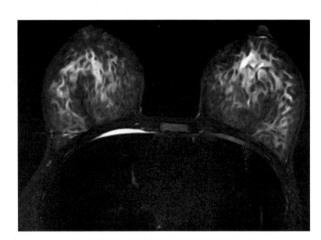

图2-4 乳腺T2WI脂肪抑制

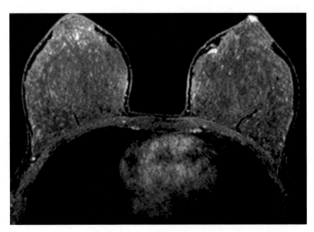

图2-5 乳腺T1WI增强

（贾乾君 张水兴 罗海营 梁龙）

第三节　腹部实质性脏器MRI解剖

1. 肝脏正常MRI解剖　平扫T1WI肝实质呈灰白信号，略高于脾信号，T2WI呈灰黑信号，低于脾信号。肝内血管在T1WI低信号，T2WI可呈高、等或低信号，原因比较复杂，影响因素较多。增强后多期扫描时，动脉期肝实质信号增高不显著，肝内动脉呈高信号；门静脉期肝实质较明显强化，肝内门静脉信号高于肝实质，且均匀强化，从而被清晰显示；平衡期肝实质仍较明显强化，肝内静脉信号仍高于肝实质。（图2-6、图2-7）

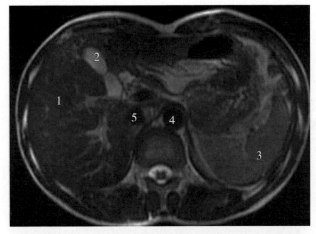

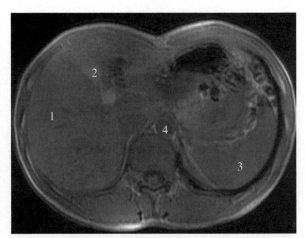

1. 肝脏　2. 胆囊　3. 脾　4. 腹主动脉　5. 下腔静脉

图2-6　腹部T2WI

1. 肝脏　2. 胆囊　3. 脾　4. 腹主动脉

图2-7　腹部T1WI

2. 胆系正常MRI解剖　常规MRI的SE序列T1WI肝管呈低信号，T2WI呈高信号。胆汁内化学成分不同，可对信号强度产生影响。胆囊一般显示为T1WI低信号，T2WI高信号；但若含有浓缩的胆汁，T1值缩短，常表现为T1WI上高、低分层信号或T1WI、T2WI均呈高信号。MRCP显示的胆胰管与PTC或ERCP所见相仿（图2-8）。

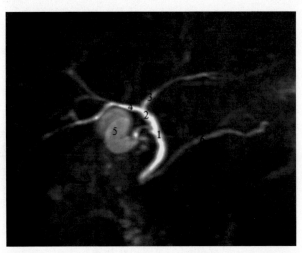

1. 胆囊管　2. 肝总管　3. 左肝管　4. 右肝管　5. 胆囊　6. 胰管

图2-8　MRCP

3. 胰腺正常MRI解剖 胰腺的MRI信号强度与肝脏相似。胰腺周围的脂肪呈高信号，衬托出胰腺的轮廓。判断胰腺的解剖标志：一是脾静脉，其紧邻胰腺背侧，与胰腺体尾部伴行；二是肠系膜上动脉从腹主动脉发出的起始部总是指向胰腺体部。这两支血管在SE序列均表现为流空的无信号或混杂信号。磁共振胰胆管成像检查可清楚显示主胰管（图2-9至图2-11）。

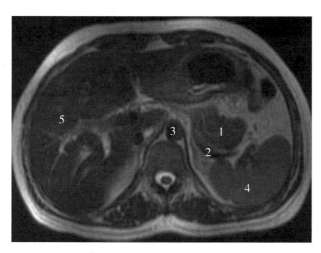

1. 胰腺　2. 脾静脉　3. 腹主动脉　4. 脾脏　5. 肝脏

图2-9　腹部T2WI

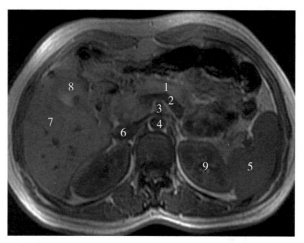

1. 胰腺　2. 脾静脉　3. 肠系膜上动脉　4. 腹主动脉
5. 脾脏　6. 下腔静脉　7. 肝脏　8. 胆囊　9. 肾脏

图2-10　腹部T1WI

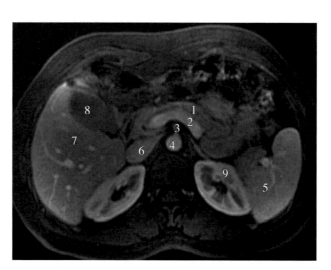

1. 胰腺　2. 脾静脉　3. 肠系膜上动脉　4. 腹主动脉
5. 脾脏　6. 下腔静脉　7. 肝脏　8. 胆囊　9. 肾脏

图2-11　腹部T1WI增强扫描门静脉期

4. 脾正常MRI解剖 脾位于左上腹部后外侧。正常脾的信号均匀。脾的T1、T2弛豫时间比肝脏长，脾的信号在T1WI低于肝脏，T2WI则高于肝脏。增强后动脉期不均匀明显强化呈"花斑状"，门静脉后期信号趋向均匀。脾动脉和脾静脉分别在动脉期和门静脉期明显强化。脾大小个体差异较大，轻度增大常难以确定。通常横断面上脾周对应的肋单元超过5个，应考虑脾增大；有时脾增大以上下径为主，若在肝下缘已经消失的层面还能观察到脾，也可考虑脾增大（图2-12、图2-13）。

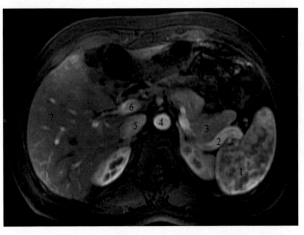

1. 脾脏　2. 脾静脉　3. 胰腺　4. 腹主动脉
5. 下腔静脉　6. 门静脉　7. 肝脏

图2-12　腹部T1WI增强扫描动脉期

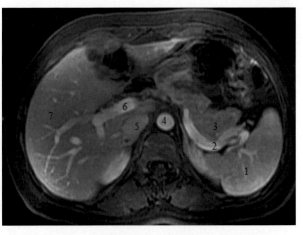

1. 脾脏　2. 脾静脉　3. 胰腺　4. 腹主动脉
5. 下腔静脉　6. 门静脉　7. 肝脏

图2-13　腹部T1WI增强扫描门静脉期

（贾乾君　张水兴　罗海营　陈文波）

第四节　腹部空腔脏器MRI解剖

1. 胃正常MRI解剖　在MRI上，除了胃黏膜外，胃壁显示良好，尤其是胃底贲门部及胃体部的后壁。禁食后胃内只要有无信号的气体，在胃浆膜外呈高信号的脂肪组织衬托下，胃壁显示清楚。胃壁信号强度与肌肉信号强度相仿，其外缘光滑，内面较粗糙，厚薄较均匀。当胃内有较多潴留液时，胃内可见气液平，其上方气体无信号，其下方液体在T1加权像为低信号，T2加权像呈高信号。

2. 小肠正常MRI解剖　MRI平扫时，在小肠肠管内对比剂与肠周脂肪的衬托下，正常肠壁显示为菲薄、均匀的中等信号。用对比剂增强加脂肪抑制后扫描，肠壁呈中等强化，显示更为清晰。Lee用HASTE序列对50例无小肠病变者进行扫描，禁食6h和肠腔内不用对比剂条件下，测得正常人空肠肠腔直径平均为2.1cm±0.34cm（1.5～2.7cm），回肠为1.9cm±0.41cm（1.3～2.5cm）；正常小肠肠壁和皱襞的厚度平均为2.0cm，空肠较回肠更易被确认；88%正常人空肠和回肠内无液体积聚或不足一半的肠腔内有液体存在。

3. 结直肠正常MRI解剖　结直肠壁厚度为1～3mm，大于5mm时提示病变可能。采用直肠内线圈和表面线圈进行高分辨率成像，在结肠充盈良好情况下，正常直肠壁诸层结构在MRI T1WI上可见2～3层结构：内层为高信号，中层为低信号，外层为中高信号；在T2WI上，直肠壁自内向外显示不同程度的分层，其内较薄的一层高信号为黏膜层和黏膜下层（目前MRI成像还难将此两层区分），其下方低信号层为肌层，肌层外测得高信号为直肠周围脂肪层。脂肪层通常较厚，脂肪层外可见非常薄的低信号层为直肠系膜的筋膜。在T1WI脂肪抑制增强序列上，直肠壁各层显示更为清晰，从内至外分别是高信号的黏膜层、低信号的黏膜下肌层和固有肌层及高信号的浆膜层。

（贾乾君　张水兴　罗海营）

参考文献

［1］ 白人驹，张雪林. 医学影像诊断学［M］. 3版. 北京：人民卫生出版社，2010.

［2］ 郭启勇. 实用放射学［M］. 3版. 北京：人民卫生出版社，2007.

［3］ 高元桂，蔡幼铨，蔡祖龙. 磁共振诊断学［M］. 北京：人民军医出版社，1993.

［4］ 周康荣. 体部磁共振成像［M］. 上海：上海医科大学出版社，2001.

［5］ LEE J K，MARCOS H B，SEMELKA R C. MR imaging of the small bowel using the HASTE sequence［J］. American Journal of Roentgenology，1998，170（6）：1457-1463.

［6］ MALDJIAN C，SMITH R，KILGER A，et al. Endorectal surface coil MR imaging as a staging technique for rectal carcinoma：a comparison study to rectal endosonography［J］. Abdominal imaging，2000，25（1）：75-80.

第三章
颈部疾病MRI诊断

第一节 颈部先天性疾病

一、甲状舌管囊肿与瘘

甲状舌管囊肿或瘘发生于自舌盲孔至甲状腺之间的颈前部，多发生于10岁以前。囊肿被覆复层鳞状上皮或假复层纤毛柱状上皮，囊壁可有甲状腺组织或异位的甲状腺组织。临床常表现为颈部中线处逐渐增大、无痛性肿块，或反复溢液、流脓。

【MRI表现】

中线处囊肿，偶有分隔，舌骨下囊肿常埋置于肌内。囊肿T1WI低或等信号，T2WI高信号；无强化边缘（除非有感染或甲状腺组织）；感染后囊壁增厚、有强化（图3-1）。

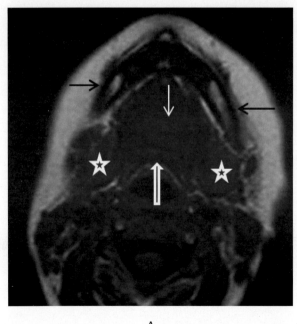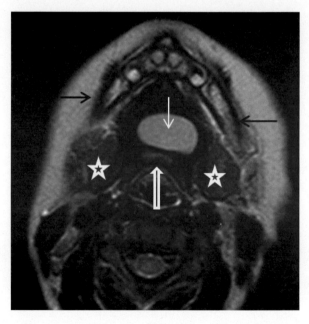

A   B

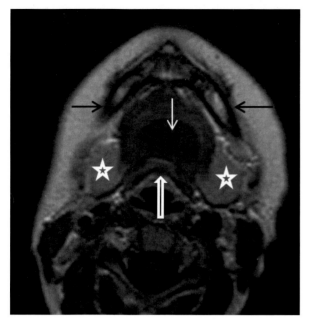
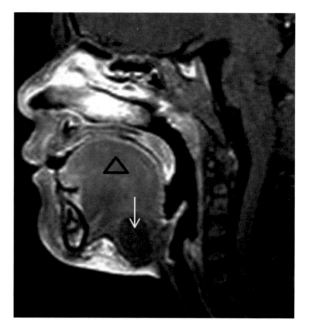

C　　　　　　　　　　　　　　　　　　　　　D

女，2岁，A. T1WI，囊肿呈均匀等信号；B. T2WI，囊肿呈均匀高信号；C. T1WI增强扫描；D. 矢状面脂肪抑制T1WI增强扫描像；囊肿壁轻度强化，囊内无强化。白箭头示甲状舌管囊肿，空心箭头示舌骨，黑箭头示下颌骨，白五角星示颌下腺，黑三角形示舌

图3-1　甲状舌管囊肿

二、颈部囊状水瘤

囊性水瘤是淋巴管瘤常见的一种类型，大部分在2岁前确诊，多见于头颈部、腋窝及纵隔。颈部淋巴水瘤以颈后三角为好发部位，通常表现为柔软、波动性、渐进性增大的肿块，合并感染时，可出现局部疼痛，肿块短期内增大。

淋巴管瘤组织学类型包括囊状淋巴管瘤、海绵状淋巴管瘤及血管淋巴管瘤。组织学上，囊状淋巴管瘤大体表现为柔软、分叶状囊性肿块，内含血清、血浆或淋巴液，可见不同程度扩张的淋巴管，分隔纤细。镜下囊壁内衬扁平或立方内皮细胞，腔内或邻近间质内可见集合淋巴细胞。分隔和囊壁偶含平滑肌束和数量不等的胶原结缔组织。

【MRI表现】

为沿颈部间隙蔓延的单囊或多囊性异常信号，以多囊为主，囊腔大小不一。囊内T2WI呈高信号，分隔菲薄、呈低信号；T1WI呈低或等信号，部分可呈高信号；一般信号均匀，少数可在囊内出现液平面。增强扫描囊壁可均匀强化或无明显强化，囊内无强化。合并感染者囊壁均匀增厚，强化明显（图3-2）。

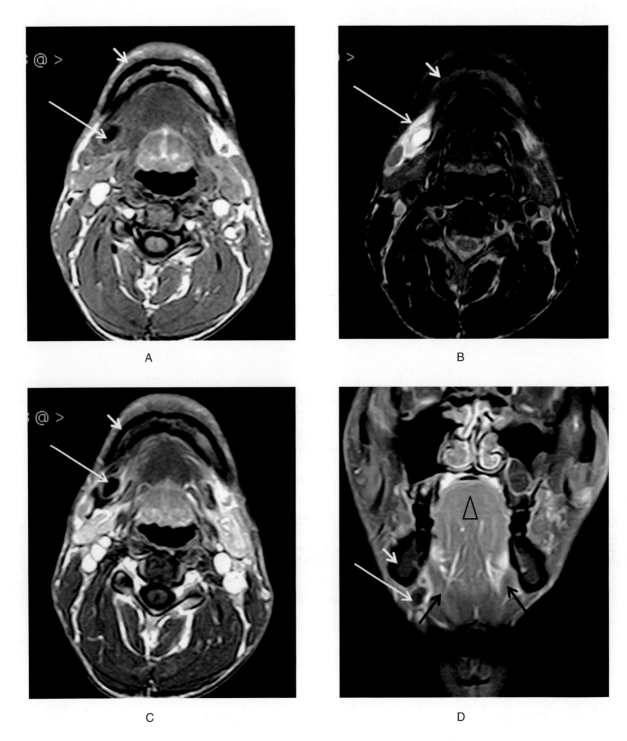

A

B

C

D

　　男，24岁，表现为多囊状病灶。A. T1WI，病灶呈低信号，囊壁呈等信号；B. 压脂T2WI，病灶呈高信号，分隔呈等信号；C. 横断面T1WI增强扫描；D. 冠状面T1WI增强扫描；囊壁均匀强化，囊内无强化。长白箭头示淋巴管瘤，短白箭头示下颌骨，黑箭头示下颌舌骨肌，黑三角形示舌体

图3-2　右颌下间隙淋巴管瘤

（周正根　张水兴　刘其顺　陈文波）

第二节 颈部淋巴结炎

一、急、慢性淋巴结炎

淋巴结炎性反应性增生可由细菌或病毒引起，以细菌较常见。淋巴结炎急性者起病快，有红、痛、热的特点，经抗炎治疗后肿块消退。慢性者病程长，多无压痛，淋巴结活动度好。颈部脓肿常位于咽旁间隙或颈静脉链，由邻近器官或组织化脓性炎症扩散而来。

【MRI表现】

单发或多发淋巴结，常为多发，可肿大，急性炎症边缘较模糊，慢性期边缘较轻。淋巴结T2WI一般呈高信号，但慢性期信号较低；T1WI呈低或等信号。增强扫描无脓肿形成者一般均匀强化，脓肿形成后呈环形强化，环壁厚薄均匀（图3-3，图3-4）。

【鉴别诊断】

①淋巴结结核：坏死常见，坏死区T2WI信号偏低或中等，常为多个坏死性淋巴结聚集或粘连在一起。②淋巴结转移瘤：坏死区形态常不规则，环壁厚薄不均，有原发恶性肿瘤病史。③淋巴瘤：坏死少见，一般强化均匀。

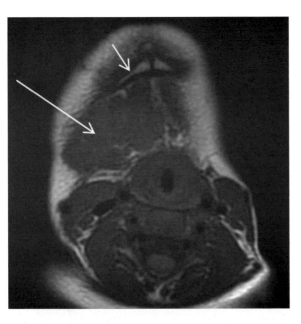

A

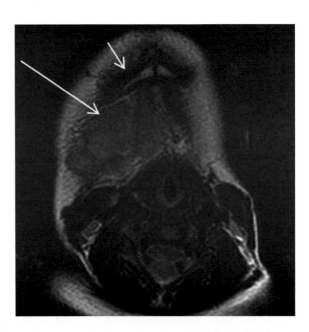

B

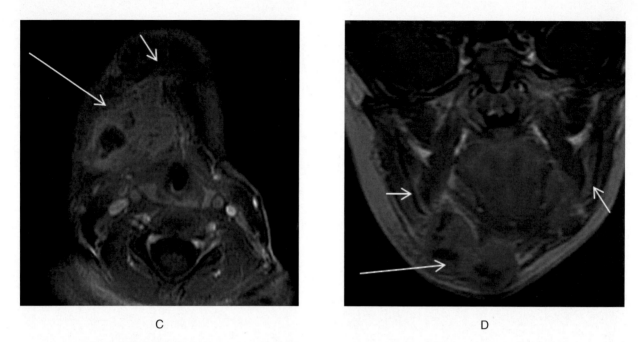

C

D

女，2.5岁，右侧颌下淋巴结肿大、粘连，边缘模糊。A．T1WI，病灶呈等信号；B．T2WI呈高信号；C．横断面T1WI增强扫描；D．冠状面T1WI增强扫描；病灶不均匀强化。长白箭头示右颌下淋巴结，短白箭头示下颌骨

图3-3　右颌下急性淋巴结炎

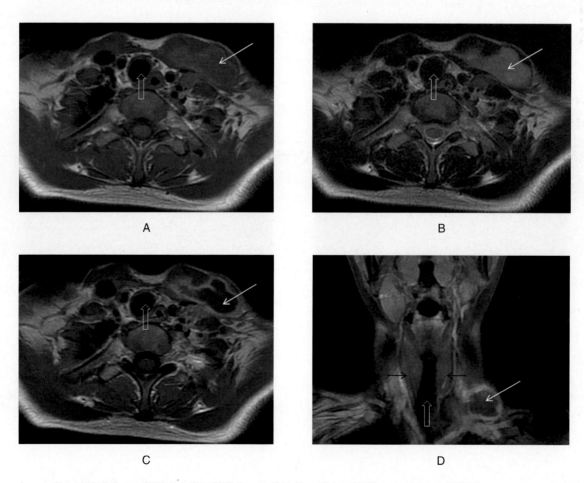

A

B

C

D

女，31岁，脓肿形成，左侧锁骨上淋巴结肿大，边缘清楚，形态不规则。A．T1WI呈低信号；B．T2WI呈均匀高信号；C．横断面T1WI增强扫描；D．冠状面T1WI增强扫描；病灶环形强化，环壁厚薄均匀。长白箭头示病灶，空心白箭头示气管，细黑箭头示甲状腺，粗黑箭头示左侧锁骨

图3-4　左锁骨上窝慢性淋巴结炎

二、颈部淋巴结结核

颈部淋巴结结核是较常见的肺外结核，多见于青年人，女性较常见。该病的主要传播途径是呼吸、饮食时空气中的病菌从口腔侵入。结核菌在口咽鼻腔黏膜下淋巴结内形成病灶，通过淋巴管到达淋巴结，引起面颈部淋巴结结核。其次由原发性肺结核血性播散或肺门淋巴结核、继发肺结核病灶经淋巴管播散至颈部淋巴结。患者常以颈部肿块就诊，临床结核中毒症状不明显。

【MRI表现】

一般表现为单侧颈部多发或单发淋巴结肿大，多发淋巴结常相互融合或粘连，T2WI呈稍高信号，T1WI呈等或低信号，增强扫描以环形强化为主，环壁一般薄而均匀（图3-5）。

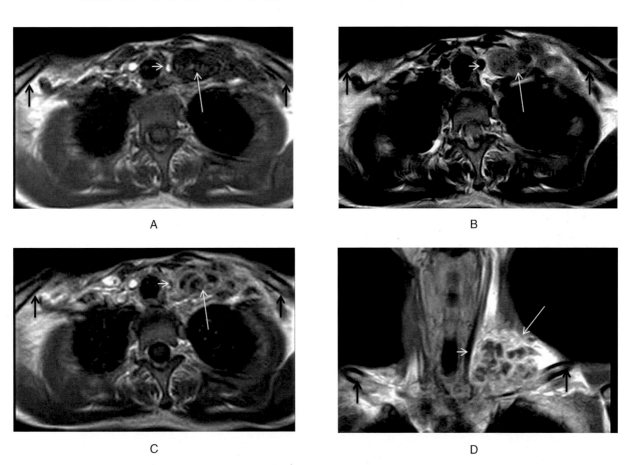

女，39岁，A. T1WI左侧锁骨上病灶呈等低信号；B. T2WI呈高低混杂信号；C. 横断面T1WI增强扫描；D. 冠状面T1WI增强扫描，呈多个环形强化，环壁厚薄均匀。长白箭头示病灶，短白箭头示左颈总动脉，黑箭头示锁骨

图3-5　左锁骨上淋巴结结核

【鉴别诊断】

颈部淋巴结结核需与下列疾病鉴别诊断。①急性淋巴结炎：患者常有局部红肿热痛，可伴发发热乏力等全身症状，口腔、咽部等炎症病灶。血常规白细胞，中性粒细胞升高。②淋巴瘤：淋巴结坏死少见，钙化罕见，增强后多数为均匀强化。③淋巴结转移瘤：常有原发肿瘤病史，头颈部肿瘤多见。肿大的淋巴结质硬，生长迅速，活动度差，钙化少见。转移瘤坏死多不规则，增强扫描不均匀环形强化，可有壁结节。④颈部神经鞘瘤：多见于颈动脉间隙区域，T2WI信号较有特点，呈高低信号混杂，增强扫描不均匀强化。

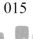

三、木村病

木村病（kimura's disease，KD），又称嗜酸性淋巴肉芽肿，是一种病因未明的累及头颈部浅表淋巴结及软组织的慢性炎症性疾病，属少见病。

中青年男性多见，人群男女比例（4～10）：1，20～50岁患者占70%。木村病多发病于亚洲人群，西方也有报道，但多数为亚洲人后裔，其他人种的发病率低。

该病病因尚未明确，可能与自身免疫、过敏、内分泌紊乱、肿瘤、昆虫叮咬或寄生虫感染等有关。病程一般较长，有的长达数十年。临床表现主要有头颈部无痛性皮下软组织肿块，局部淋巴结受累，腮腺、下颌腺受累，肾脏受累。外周血嗜酸性粒细胞和血清IgE增高。

【病理】

病变肿块无被膜，镜下见毛细血管大量增生，血管内皮细胞肿胀并增生，管壁增厚，可致管腔阻塞。血管内皮增生区内有大量的淋巴细胞和嗜酸性粒细胞浸润，淋巴滤泡形成，可以发现大量的嗜酸性粒细胞，并且有小血管和纤维组织增生。嗜酸性粒细胞密集形成局限性的嗜酸性小脓肿灶。受累的淋巴结内淋巴滤泡增生活跃，生发中心扩大，嗜酸性粒细胞浸润于皮质、髓质及被膜下。病变表皮无特殊变化，真皮上、中层血管周围有淋巴细胞、嗜酸性粒细胞等浸润。特异性的变化在真皮下层和皮下组织，多数病理有许多淋巴滤泡样结构出现和嗜酸性粒细胞浸润，小血管可以扩张，脂肪间隔和脂肪小叶大量嗜酸性粒细胞浸润。

【MRI表现】

受累腮腺呈弥漫性增大，肿块边界不清，累及皮下组织，腮腺周围、下颌下部和颈部上段深处常可见串珠样淋巴结。病灶T2WI呈高信号，T1WI呈等或低信号，增强扫描明显强化或轻中度强化，一般强化均匀。病变影像学无特异性表现，病变组织及受累淋巴结均可强化，但一般无骨质破坏（图3-6）。

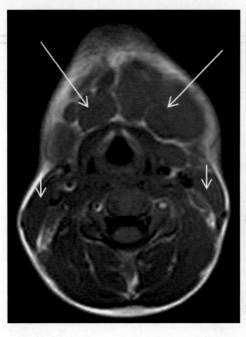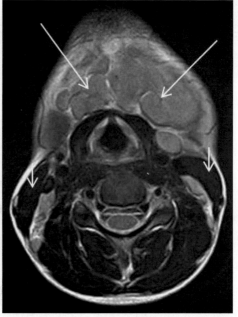

A   B

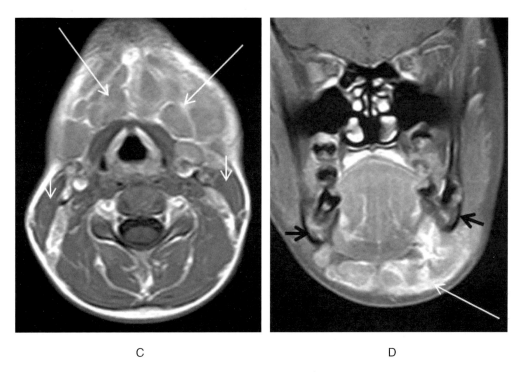

C   D

男，12岁，颈部肿物10年，无痛性增大。血常规：嗜酸性粒细胞4.7×10⁹/L，比值41%。MRI示颏下及双侧颌下间隙多发肿大的淋巴结。A. T1WI等信号；B. T2WI高信号，信号均匀；C. 横断面T1WI增强扫描；D. 冠状面T1WI增强扫描，病灶均匀强化且淋巴结周边呈线样明显强化。长白箭头示病灶，短白箭头示胸锁乳突肌，黑箭头示下颌骨

图3-6 木村病

【鉴别诊断】

与血管淋巴组织增生伴嗜酸性粒细胞浸润（angiolymphoid hyperplasia with eosinophilia，ALHE）的鉴别。①ALHE西方人多见，好发于女性，病史较短，一般数月，病变常只侵犯浅层皮肤，病变范围小，一般不侵犯淋巴结及腮腺；而木村病是东方人多见，淋巴结及腮腺受累常见；②ALHE主要是以血管增生为主，伴有淋巴细胞及嗜酸性粒细胞浸润；而木村病主要以淋巴滤泡的增生为主，伴有大量嗜酸性粒细胞浸润；③ALHE增生的血管主要为新生的毛细血管，血管内皮细胞肿胀，内皮细胞呈上皮样或组织细胞样增生，血管壁无玻璃样变；而木村病增生的血管多为薄壁血管，多只见一层扁平的内皮细胞，血管壁玻璃样变常可见；④ALHE病变组织很少见明显的纤维化；而木村病后期常出现明显纤维化。

（周正根　张水兴　刘其顺　梁龙）

第三节　甲状腺肿

结节性甲状腺肿

结节性甲状腺肿是甲状腺的常见病，分为散发性和地方性甲状腺肿，中国的内陆地区是发病率最高的地区之一，碘缺乏是最主要的病因。甲状腺肿一般无全身症状，通常是由患者自己或体检时触及而发现。

　　甲状腺肿按有无结节分为结节性甲状腺肿和弥漫性甲状腺肿，流行病学上分为地方性甲状腺肿和散发性甲状腺肿。地方性甲状腺肿患者生活在缺碘地区，甲状腺呈弥漫性或结节性肿大；早期实验室检查总T_3正常或偏高，总T_4正常或降低；缺碘严重者表现为甲状腺功能减退，总T_3、T_4降低，TSH 增高，尿碘降低，摄碘率增高，但是摄碘高峰后移，出现在24 h 后。散发性甲状腺肿发生于非地方性甲状腺肿病地区，多见于女性，尤其青春期、妊娠或哺乳期，早期多为弥漫性甲状腺肿大，后期表现为甲状腺结节（单个结节或多个结节），实验室检查总T_3、T_4和TSH多为正常，部分患者T_4正常或轻度减低，摄碘率正常或升高。

【MRI表现】

　　常表现为不对称性甲状腺肿大。甲状腺内多发结节，T2WI呈高信号为主，较大钙化可呈低信号；T1WI等或低信号常见，囊变区可呈低、等或高信号；增强扫描强化不均匀。结节边缘大部分清楚，部分边缘可模糊，但甲状腺包膜清楚（图3-7）。

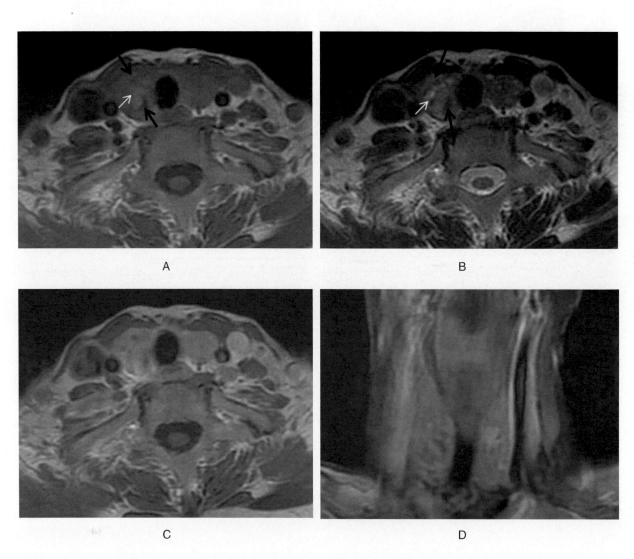

女，52岁，甲状腺肿大，右叶较明显，内见多发结节；结节信号不均。A. T1WI；B. T2WI；均呈高或低信号（分别以白箭头和黑箭头标示）；C. 横断面T1WI增强扫描；D. 冠状面T1WI增强扫描，病灶呈不均匀强化

图3-7　结节性甲状腺肿

（周正根　张水兴　刘其顺）

第四节　慢性甲状腺炎

一、慢性淋巴细胞性甲状腺炎

慢性淋巴细胞性甲状腺炎，属于自身免疫性疾病，1912 年由日本学者Hashimoto（桥本）首先报道，所以又称桥本甲状腺炎（Hashimoto's thyroiditis），是较常见的甲状腺炎，中青年女性常见，亦可发生在儿童。患者甲状腺常呈弥漫性、对称性肿大，质韧，通常无压痛。患者以甲状腺功能低下较常见；甲亢不常见。实验室检查抗甲状腺球蛋白、甲状腺过氧化物酶抗体阳性。病理特征为间质内广泛的淋巴细胞和浆细胞浸润，间质纤维化，滤泡细胞萎缩，被粉红色嗜酸性上皮细胞取代，或鳞状化生；可合并肿瘤，如甲状腺癌、淋巴瘤。

【MRI表现】

甲状腺左右对称，大小正常，或轻至中度增大。T1WI等或低信号，T2WI高信号、纤维间隔呈低信号；增强扫描呈轻至中度强化（图3-8）。

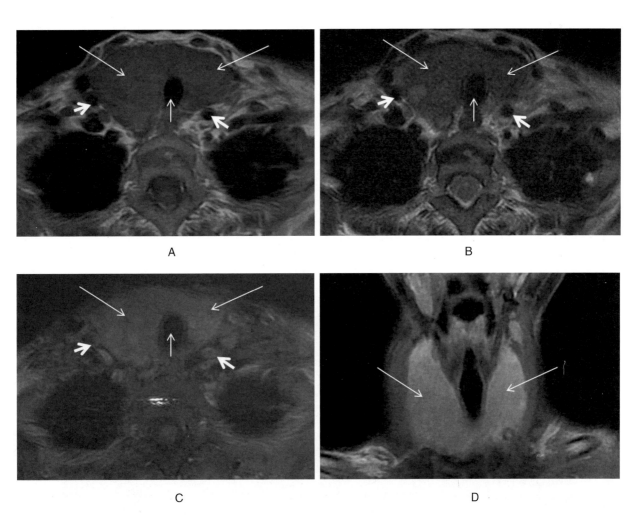

A

B

C

D

女，64岁，甲状腺肿大（长白箭头示），右叶较明显。A. T1WI偏低信号；B. T2WI偏低信号，均较均匀；C. 脂肪抑制横断面T1WI增强扫描；D. 脂肪抑制冠状面T1WI增强扫描，病灶均匀强化。气管（短细白箭头示）受压略变窄；颈总动脉（粗短白箭头示）受压移位

图3-8　桥本甲状腺炎

【鉴别诊断】

慢性淋巴细胞性甲状腺炎需与结节性甲状腺肿、甲状腺瘤、甲状腺癌和淋巴瘤鉴别。①结节性甲状腺肿：常为不对称性肿大，有分叶，结节边缘较清晰。②甲状腺腺瘤：常单发，边缘清晰。③甲状腺癌：边缘模糊；沙粒样钙化；淋巴结转移。④淋巴瘤：罕见，轻度强化；其他部位淋巴瘤证据或淋巴结肿。

二、慢性纤维性甲状腺炎

慢性纤维性甲状腺炎为罕见的甲状腺炎。1896 年由 Riedel 首先报道，因此又称 Riedel 甲状腺炎，又因病变甲状腺质地如木般坚硬，故称木样甲状腺炎。女性明显多于男性，男女比例约 1：3。

慢性纤维性甲状腺炎起病隐匿，病程长，以甲状腺肿大为主要表现。病变甲状腺呈进行性纤维化，质地硬如木、石。肿大、纤维化的甲状腺可导致不同程度的呼吸道阻塞、声音嘶哑和吞咽困难，一般没有急性炎症症状和甲状腺功能亢进症状。本病为良性自限性疾病，一般预后良好；但亦可能合并其他器官的纤维化。

【MRI 表现】

与桥本甲状腺炎相似，T1WI、T2WI 信号减低，增强扫描示强化减弱。

（周正根　张水兴　刘其顺）

第五节　甲状腺功能亢进症

通常表现为弥漫性甲状腺肿或结节性甲状腺肿，见本章第三节（图 3-9）。

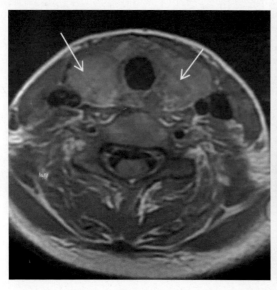
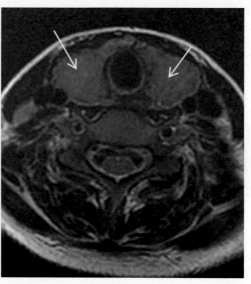

A　　　　　　　　　　　B

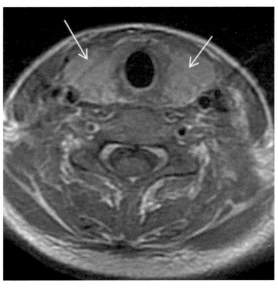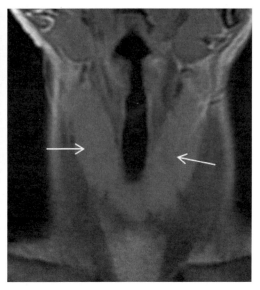

C   D

　　女，17岁，MRI表现为甲状腺弥漫性肿大，信号均匀。A. T1WI等信号；B. T2WI略高信号；C. 横断面T1WI增强扫描；D. 冠状面T1WI增强扫描，病灶均匀强化

图3-9　甲状腺功能亢进

（周正根　张水兴　刘其顺）

第六节　甲状腺腺瘤

　　甲状腺腺瘤是甲状腺滤泡上皮发生的一种常见的良性肿瘤，以20～40岁女性为多见。

　　甲状腺腺瘤多为单发，可出血、囊变、钙化及纤维化，有完整的包膜，常压迫周围组织。其恶变率约为10%。

　　甲状腺腺瘤病灶生长缓慢，多数患者无不适症状，无压痛，随吞咽动作上下移动。可引起甲亢（发生率约为20%）或发生恶变（发生率约为10%）。

　　甲状腺腺瘤大致分为非毒性腺瘤和毒性腺瘤（高功能性腺瘤）。非毒性腺瘤多见，约占甲状腺腺瘤的80%。病理组织学分为滤泡型腺瘤和乳头状腺瘤，其中滤泡型腺瘤占绝大多数。

　　【MRI表现】

　　常为单发结节，形态规则，多为圆形或椭圆形，边缘清晰，有完整包膜。瘤体小者甲状腺大小可正常，瘤体大者甲状腺有不同程度增大。结节于T2WI呈等或高信号，T1WI呈低或等信号，信号可均匀或不均匀，增强扫描明显、均匀或不均匀强化，发生囊变者环形强化。病灶之外的甲状腺信号正常。甲状腺包膜完整（图3-10）。

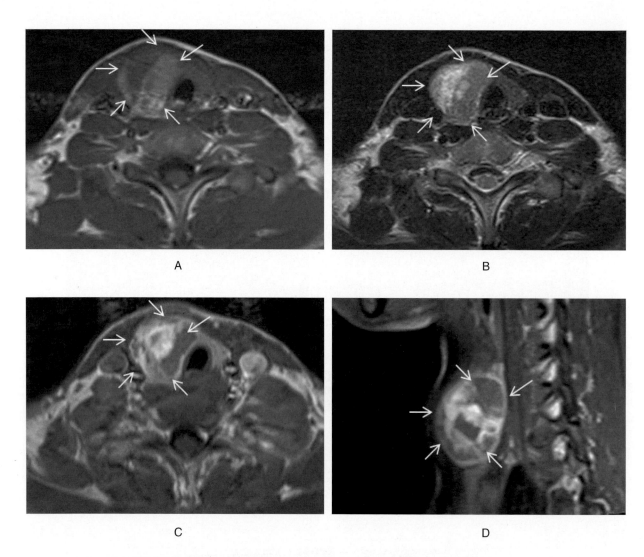

A

B

C

D

　　女，14岁，MRI表现为甲状腺右叶椭圆形结节，边界清晰。A. T1WI呈高、低混杂信号；B. T2WI呈不均匀高信号；C. 横断面T1WI增强扫描；D. 矢状面T1WI增强扫描，病灶呈不均匀强化，包膜线样强化

图3-10　甲状腺右叶滤泡性腺瘤

（周正根　张水兴　刘其顺）

第七节　甲状腺癌

　　甲状腺癌是甲状腺最常见的恶性肿瘤，病理上分为乳头状腺癌、滤泡状腺癌、髓样癌和未分化癌。以乳头状癌最常见。滤泡状腺癌和髓样癌较少见。未分化癌最少见。影像学对甲状腺癌的上述分型缺乏明显特异性。

　　甲状腺乳头状癌，为甲状腺癌中最常见类型，占甲状腺癌中60%～70%。甲状腺乳头状癌临床上好发于20～40岁，女性多于男性。一般单发，生长缓慢，恶性程度相对低，预后良好。病理大体上：

病灶形态不规则，边界清楚，可有纤维假包膜，内见沙砾体；镜下：癌细胞呈乳头状、滤泡状排列结构，间隔纤维间质；影像上病灶可呈囊实性或实性改变；囊性成分中可伴实性突起；病灶形态不规则，边界可清可不清。MRI难以显示钙化，与结节性甲状腺肿难区别。可伴淋巴结转移。

【MRI表现】

MRI上甲状腺癌常表现为不规则肿块，囊性、囊实性、混合性；病灶可囊变、出血、坏死、钙化。T1加权呈均匀或不均匀等低信号，T2加权呈不均匀高信号，囊变者T1加权为低信号，T2加权呈高信号，肿瘤出血T1及T2加权上均为高信号影，较大的钙化在T1及T2加权上均表现为低信号影。较小钙化MRI显示较差。增强扫描表现为肿瘤呈不均匀强化（图3-11）。由于MRI高组织分辨率，对甲状腺癌的定位较准确，但定性较难；只有借助肿块包膜是否完整以资鉴别，MRI上观察重点为病灶周围包膜样低信号是否完整；是否侵犯周围组织；是否突破甲状腺包膜；是否存在远处转移来作为甲状腺良恶性病变的鉴别点。

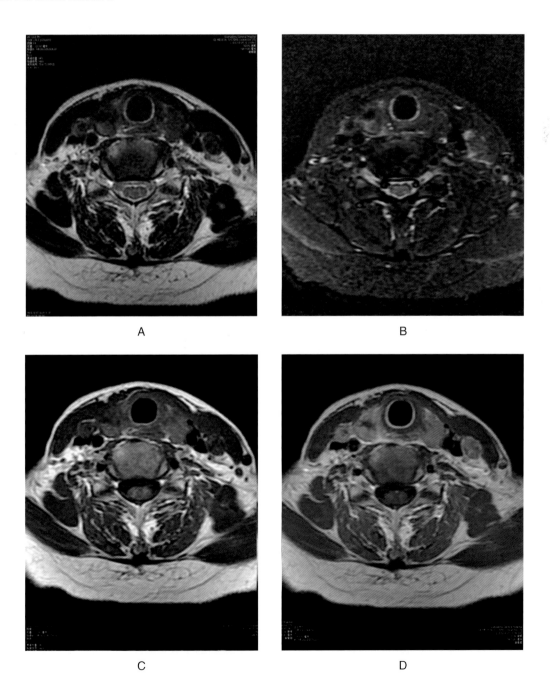

A

B

C

D

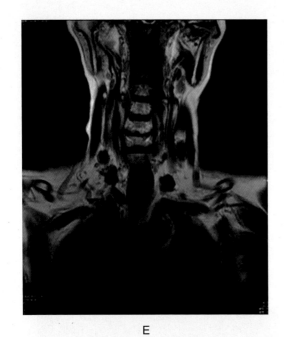
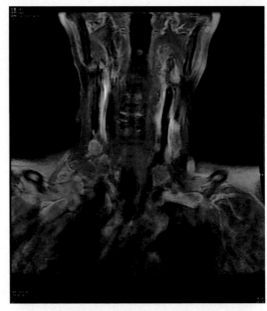

E   F

　　女，54岁，发现颈部肿物2年，肿物质地较硬，活动差，较固定。A．T2WI；B．脂肪抑制T2WI，右侧甲状腺呈略高、低混杂信号灶；C．T1WI；D．横断面T1WI增强扫描，病灶不均匀强化，双侧颈部Ⅲ区、Ⅳ区淋巴结多发转移，明显强化；E．冠状面T1WI混杂等低信号灶，边界不清，形态不整，突破甲状腺包膜，侵犯周围肌肉组织；F．脂肪抑制冠状面T1WI增强扫描

图3-11　右侧甲状腺癌

（刘其顺　张水兴　周正根）

第八节　甲状旁腺功能亢进症

　　甲状旁腺功能亢进分为原发性和继发性，此处仅讨论原发性甲状旁腺功能亢进。原发性甲状旁腺功能亢进中，大部分是由孤立性甲状旁腺腺瘤所致，部分是由甲状旁腺增生所致，极少为甲状旁腺腺癌所致。由于甲状旁腺腺瘤发病率相对较高，因此此处重点讲述甲状旁腺腺瘤的MRI表现。

　　甲状旁腺常为4个，分为上下2对，上一对位于甲状腺中部后方，下一对位于甲状腺下极后方或外方；因此甲状旁腺腺瘤也常位于上述部位，尤其是甲状腺下极的气管-食管旁沟内。由于正常甲状旁腺解剖最小径约1mm，最大径在5mm之内，在当今的MRI检查显示率约50%，因此当临床高度怀疑甲状旁腺功能亢进时，需要极为细致地观察甲状腺后部与颈长肌之间的区域是否存在一些类圆形或类三角形肿瘤；通常腺瘤呈上下径最长的长椭圆形，边界清楚，光整；肿瘤主体T1WI呈低信号，T2WI呈高信号，若病灶内含有脂肪，在T1WI、T2WI均呈高信号；另外病灶内可出血、坏死、囊变、纤维化，此时病灶内信号呈混杂信号；增强可明显强化（图3-12）。若临床发现甲状旁腺功能亢进，颈部未发现肿块，注意异位甲状旁腺腺瘤可能，异位甲状旁腺最常出现于上纵隔。

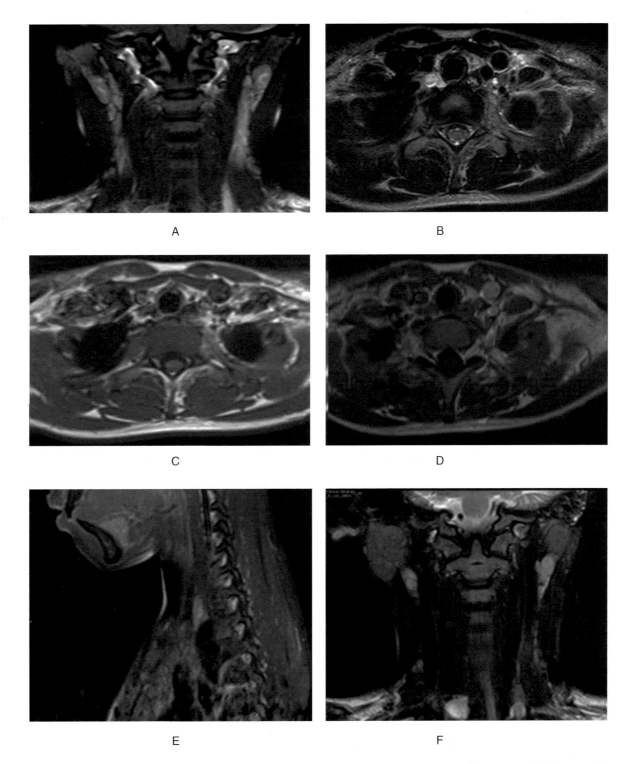

A

B

C

D

E

F

　　女，16岁，临床诊断甲状旁腺功能亢进。A. 冠状面T2WI；B. 横断面T2WI；甲状腺右后下方异常结节灶，呈高信号，脂肪抑制序列亦呈高信号；C. T1WI呈等信号；D. T1WI增强扫描；E. 脂肪抑制矢状面T1WI增强扫描；F. 冠状面脂肪抑制T1WI增强扫描，病灶均匀强化

图3-12　右侧甲状旁腺腺瘤

（刘其顺　张水兴　周正根）

第九节 颈部肿瘤

一、颈部恶性淋巴瘤

颈部是淋巴瘤的好发部位之一，因此颈部淋巴瘤发病率较高，是仅次于转移瘤的第二位颈部常见恶性肿瘤。颈部淋巴瘤可以侵及颈部淋巴结，也可以侵及实质性器官，因此有结内淋巴瘤及结外淋巴瘤之分；结内淋巴瘤为起源于颈部淋巴组织内的淋巴瘤；结外的淋巴瘤为起源于颈部器官的淋巴瘤，常见于鼻咽、咽淋巴环、扁桃体、腮腺等，伴或不伴淋巴结侵犯。结外淋巴瘤由各头颈部五官分组阐述，此处主要阐述结内淋巴瘤。

颈部结内淋巴瘤主要表现为单发或多发无痛性肿块，男性多于女性，青壮年或老年人多见，可伴有其他部位淋巴结肿大及肝、脾肿大。病理上以非霍奇金淋巴瘤居多，B细胞型肿瘤最多，其中以弥漫大B细胞型最常见。颈部淋巴瘤多表现为双侧颈部多发肿块，且与颈部淋巴结分布区域一致；可向上纵隔、锁骨上窝的淋巴结延伸。病灶铸型生长，但不融合；可包绕血管但不侵犯；由于淋巴瘤细胞排列紧密，且为乏血供肿瘤，因此T1WI呈稍等或稍低信号，T2WI呈等或稍高信号，T2WI脂肪抑制序列呈高信号，增强轻度至中度均匀强化，坏死少见，但放射治疗后的淋巴结瘤可出现坏死（图3-13、图3-14）。

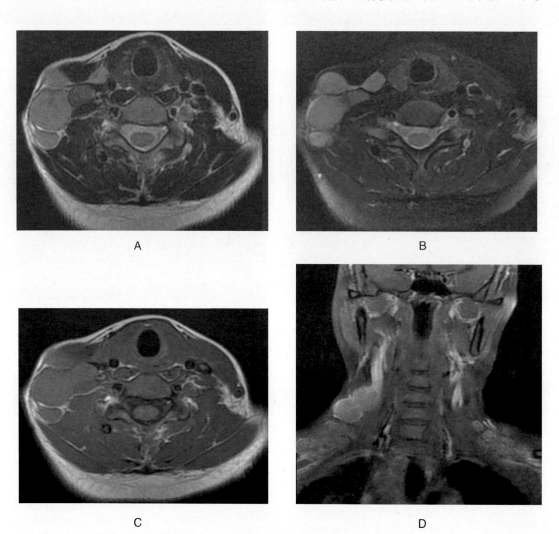

A

B

C

D

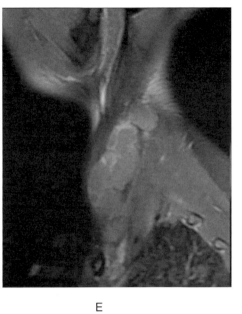

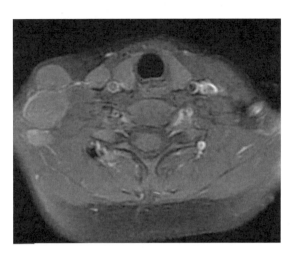

E

F

女，33岁，发现右侧颈前肿物1年半。A. T2WI呈稍高信号；B. 脂肪抑制T2WI呈高信号；C. T1WI呈等信号；D. 脂肪抑制冠状面T1WI增强扫描；E. 脂肪抑制矢状面T1WI增强扫描；F. 脂肪抑制横断面T1WI增强扫描病灶均匀强化

图3-13　经典型霍奇金淋巴瘤

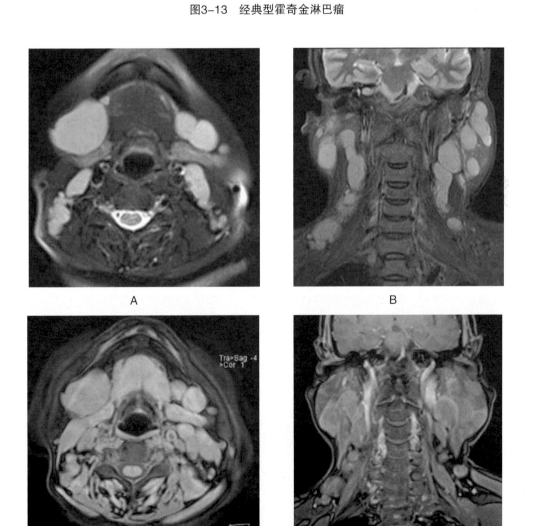

A

B

C

D

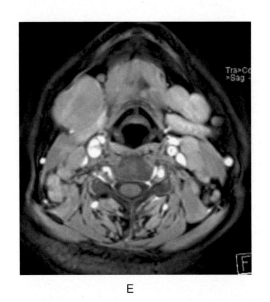

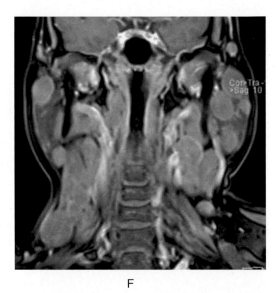

E

F

　　女，52岁，双侧颈部肿物半年。MRI示双侧颈部Ⅰ～Ⅴ区多方淋巴结肿大。A、B. 横断面及冠状面T2WI脂肪抑制序列呈高信号；C. 脂肪抑制T1WI呈等信号；D~F. 横断面及冠状面T1WI增强扫描呈轻中度均匀强化，肿大淋巴结无融合

图3-14 非霍奇金淋巴瘤

二、颈动脉体瘤

　　颈动脉体瘤是起源于颈总动脉分叉处外鞘内的颈动脉体，属于颈部副神经节细胞瘤，又称为化学感受器瘤。绝大部分属良性，极少为恶性，中老年多见，临床表现多不典型。

　　颈动脉体瘤发生于颈动脉分叉处并与其紧密相连，单发，血供极其丰富；瘤体使颈动脉分叉角开大，颈外动脉向前内移位，颈内动脉向后外移位，形成"高脚杯"征。MRI显示肿瘤信号不均匀，T1WI呈低信号为主，T2WI呈高信号为主；典型者亦可形成"盐和胡椒"征，"胡椒"为肿瘤内流空血管形成的无信号区域，"盐"为肿瘤内流速慢的血流及出血，呈高信号。MRA可显示肿瘤与颈内外动脉分叉角的关系及颈内外动脉分离征象，其中颈总动脉形成"高脚杯"征的"脚"，颇具特征性（图3-15）。

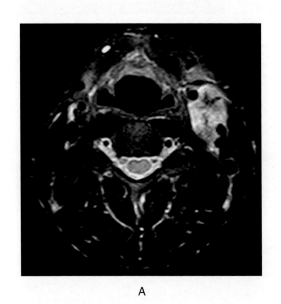

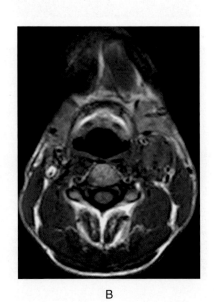

A

B

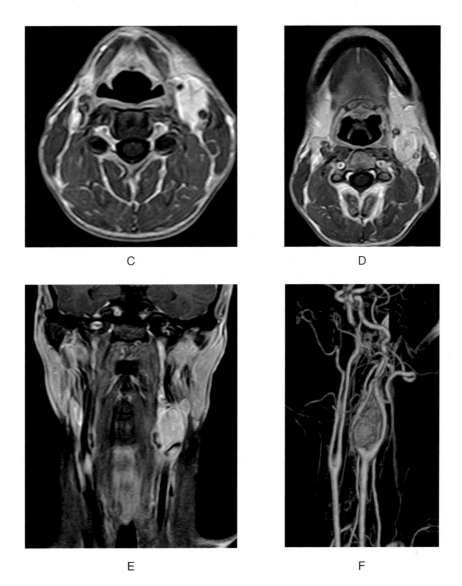

　　男，39岁，左颌下肿物一个月余。A. 脂肪抑制T2WI呈高信号，中间见低信号，呈"盐和胡椒"征；B. T1WI稍低信号；C、D. 横断面T1WI增强扫描；E. 冠状面T1WI增强扫描呈明显均匀强化；F. MRA："高脚杯"征

图3-15　颈动脉体瘤

三、颈部转移性肿瘤

　　颈部因富含淋巴结，因此成为转移瘤的好发部位，其中最常见的是鳞状细胞癌颈部淋巴结转移。临床上淋巴结转移瘤多表现为以一侧为主的淋巴结肿大，质地硬，表面不光滑，可相互融合，还可侵犯周围组织，发生粘连，淋巴结内常伴坏死、液化。

　　颈部淋巴结转移性肿瘤常多发，有原发肿瘤病史及单侧优势为其相对特征性表现。淋巴结肿大判别上以短径超过10mm为其阈值。MRI上病灶信号多为不均匀，中心坏死区域为长T1长T2信号，周围部分T1WI呈中低信号，T2WI呈中高信号。另外，转移淋巴结信号及其强化程度与原发病灶有一定相关性，转移部位具有一定的特征性：鼻咽癌淋巴结转移以ⅡB区最多见，其次是咽后淋巴结组；甲状腺癌以Ⅵ区、Ⅲ区最常见，其中甲状腺乳头状腺癌的淋巴结转移强化最显著；当淋巴结大小排列从下到上时，尤其以颈部Ⅴ区淋巴结最大时，原发病灶可能来源于胸段食管癌；舌癌颈部淋巴结转移以Ⅱ

区最多见，其次为Ⅰ区、Ⅲ区，Ⅳ区、Ⅴ区淋巴结基本不受累及；喉癌淋巴结转移多见于Ⅱ区，其次是Ⅲ区、Ⅳ区，Ⅰ区基本不受累及（图3-16）。

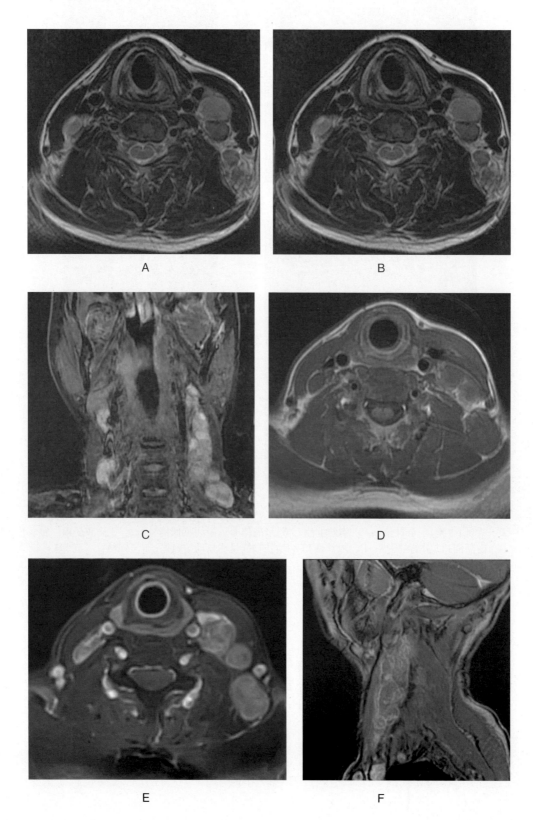

男，58岁，确诊半月。双侧颈部淋巴结肿大，左侧颈部Ⅱ区、Ⅳ区、双侧颈部Ⅱ~Ⅳ区多发淋巴结肿大。A. T2WI；B. 脂肪抑制T2WI；C. 冠状面脂肪抑制T2WI呈稍高信号；D. T1WI呈稍低信号；E. T1WI增强扫描；F. 矢状面T1WI增强扫描呈不均匀强化

图3-16 鼻咽癌

四、颈部神经鞘瘤

颈部神经鞘瘤是颈部神经源性肿瘤中最常见肿瘤，其发病率是仅次于淋巴结源性肿瘤。颈部神经鞘瘤主要为起源于IX～XII对颅神经、脊神经根、上交感神经链的神经鞘细胞。发生于颈动脉鞘间隙内最常见，也可发生于椎旁间隙、咽旁间隙。发生于颈动脉鞘间隙内者，沿神经干走行方向生长，呈上下径较长的长椭圆形，有薄层纤维包膜；发生于颈椎椎间孔处者，沿神经根方向走向，累及椎管内外，伴椎间孔扩大。病理上病变灶内中心区域为Antoni A区，富含大量紧密排列的细胞成分及一些纤维组织、脂肪组织；边缘区域为Antoni B区，主要为结构疏松的黏液样基质。

神经鞘瘤的MRI一般表现主要为：沿神经干、神经根走行方向生长的长椭圆形肿块，呈膨胀性生长，边界清楚，周围可存在薄层脂肪间隙；信号不均匀，T1WI呈中等或稍低信号为主，T2WI呈不均匀高信号或稍高信号为主；由于病灶内常伴囊变，因此增强通常呈不均匀强化；纤维包膜于T1WI及T2WI均呈低信号；发生于椎间孔附近可伴椎间孔扩大。发生于颈动脉鞘周围间隙者一般推移颈动脉及颈静脉使其移位，不发生侵犯。神经鞘瘤的特征性表现为：靶征，即T2WI病灶中心的Antoni A区呈混杂等低信号，周围的Antoni B区呈均匀高信号（图3-17、图3-18）。

需要提及的是神经鞘瘤绝大部分是良性，但也存在恶性者，侵犯邻近组织及远处转移者提示恶性可能。

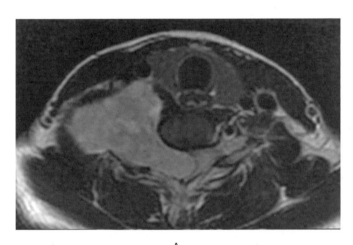

A

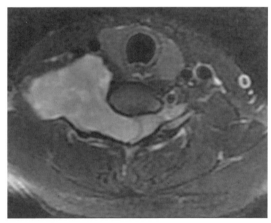

B

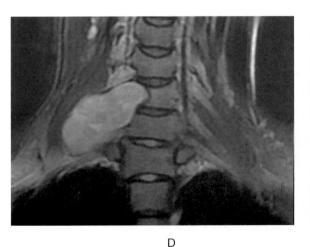

D

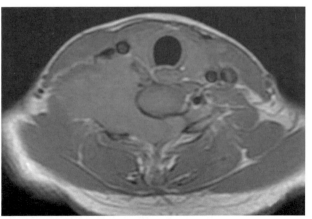

D

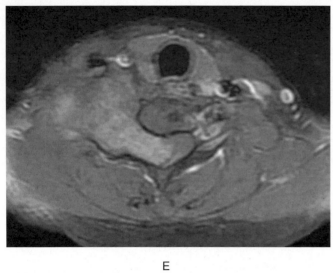

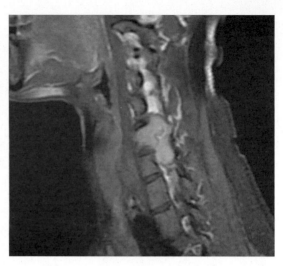

E

F

　　女，25岁，右颈部肿物3年，右侧肢体麻木2个月余。MRI示右侧椎管内硬膜外–椎间孔–椎旁间隙肿块。A．T2WI；B．脂肪抑制T2WI；C．冠状面脂肪抑制T2WI呈不均匀稍高信号，周围条片形高信号区域为Antoni B区域；D．T1WI呈稍高信号；E．T1WI增强扫描；F．矢状面T1WI增强扫描明显不均匀强化

图3-17　神经鞘瘤

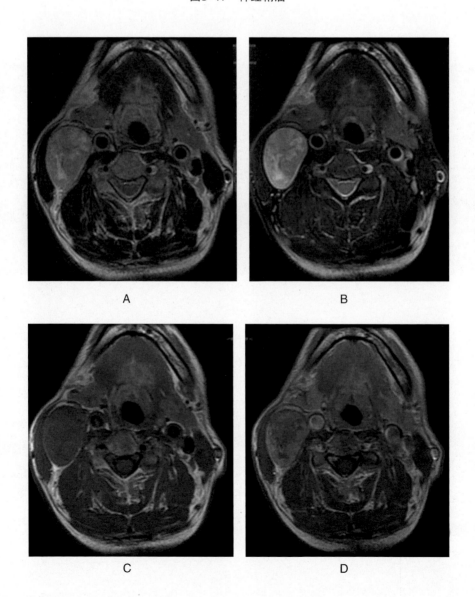

A

B

C

D

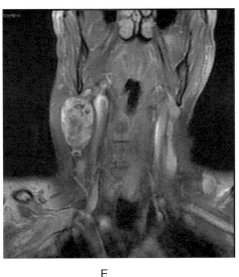
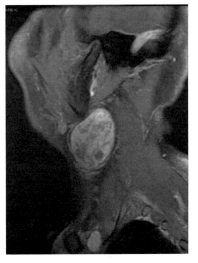

E　　　　　　　　　　　　　　　　　　F

男，55岁，右颈部肿物10年。MRI示右侧颈动脉鞘间隙孤立肿块，呈上下走行长椭圆形，边界清楚，周围见薄层脂肪间隙；信号不均匀。A. T2WI；B. 脂肪抑制T2WI呈不均匀高信号，内见多发小囊变；C. T1WI稍低信号；D. T1WI增强扫描；E. 冠状面T1WI增强扫描；F. 矢状面T1WI增强扫描不均匀强化，可见薄层低信号纤维包膜

图3-18　神经鞘瘤

五、颈静脉球瘤

颈静脉球瘤，起源于颈静脉球壁的化学感受器，属头颈部副神经节瘤的一种；因颈静脉球瘤组织病理学染色呈非嗜铬性，故又名曰非嗜铬性副神经瘤；另有副节瘤或化学感受器瘤等命名。

此肿瘤组织病理上属良性，但其生物学行为可呈恶性。镜下瘤体内见纤维血管束形成的间隔，间隔间为呈团簇状排列的肿瘤细胞。大体病理上瘤体呈实性，有包膜，血供丰富，供血动脉为颈外动脉血管分支。肿瘤可侵犯、破坏周围骨质，至颈静脉孔扩大，颈静脉孔与颈动脉管之间骨嵴破坏，侵犯中耳鼓室、岩尖、斜坡等。

肿瘤通常发现时较大，边界清楚，可沿颈静脉孔延伸至颈部，同时伴有颈静脉孔扩大，周围骨质呈侵蚀性破坏；肿瘤MRI T1WI呈等信号；T2WI呈稍高或高低混杂信号，其内间杂点状、条状及迂曲状低信号影。增强扫描明显强化，其内见点状及迂曲状流空血管形成的低信号影。与其他化学感受器瘤一样，亦可形成"盐和胡椒"征，即由低流速的血管或出血形成的高信号为"盐"，流空血管形成的点状、条状低信号影或钙化低信号为"胡椒"；"盐"和"胡椒"分布于肿瘤上。MRA可显示肿瘤供血动脉，通常为颈外动脉血管分支；MRV可显示受压的静脉窦及静脉窦血栓，通常肿瘤较大时才有阳性征象（图3-19）。

颈静脉球瘤需与非肿瘤性病变包括颈静脉孔非对称性增大、颈静脉孔高位等鉴别，是否存在实性瘤体为其鉴别要点。另需要与实性肿瘤如神经鞘瘤和脑膜瘤等鉴别。神经鞘瘤引起的颈静脉孔扩大其边缘光滑完整，病变颅内外两部分呈哑铃形，病灶较大时常伴囊变区。颈静脉孔区脑膜瘤，边界清楚，其内常见钙化，相邻骨质反应性增生硬化；肿瘤在T1WI、T2WI近似等信号，增强扫描呈明显强化。

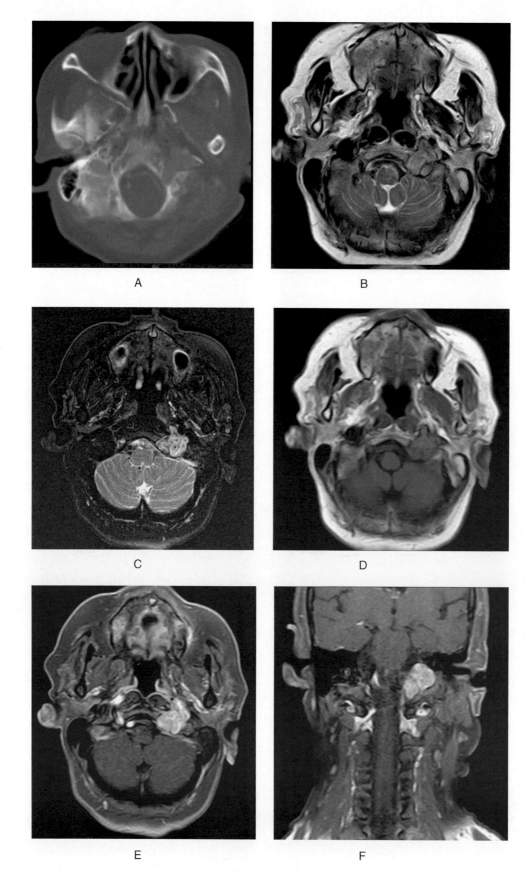

女，64岁，咽部不适，声嘶伴饮水呛咳半年，查体：左后组颅神经麻痹，左舌肌萎缩，声带麻痹，咽反射消失。
A．CT骨窗显示左侧颈静脉孔扩大，MRI显示左静脉孔区肿块；B．T2WI呈等信号；C．脂肪抑制T2WI内见多发细小流空血管；D．T1WI近似等信号；E．T1WI增强扫描；F．冠状面T1WI增强扫描呈明显强化

图3-19　病理颈静脉球瘤（无功能性）

六、颈部血管瘤

血管瘤主要为血管内皮细胞异常增殖形成的先天性良性病变，婴幼儿多见。常见于四肢及头颈部皮肤及皮下浅层、深层软组织内。

血管瘤根据其发生的部位及组织学不同分为4种类型：毛细血管瘤、海绵状血管瘤、蔓状血管瘤、混合性血管瘤。根据血流动力学特点分为高流量血管瘤和低流量血管瘤。高流量血管瘤血流速度快，有动静脉分流；低流量血管瘤流速慢，无动静脉分流。

毛细血管瘤发生位置最表浅，多见于皮肤，不侵犯入皮下。其由脂肪或纤维伴紧密排列的毛细血管丛组成，病变边界清楚，分叶状，血流少，属低流量血管瘤。由于病变表浅，MRI非优选检查，故罕见报道。

海绵状血管瘤可发生于全身各部分，包括脏器，发生于颈部者主要位于颈部肌间隙及颈部肌肉内，病理上为扩张畸形的静脉形成大小不等的血窦腔隙，形态不规则，静脉石常见，周围常伴含铁血黄素沉积。MRI上海绵状血管瘤较具特征性：不规则团块状，呈等T1长T2信号，期内间杂点状、条状流空血管信号；T2WI周围见因含铁血黄素沉积所形成的环形低信号。海绵状血管瘤属低流量血管瘤（图3-20）。

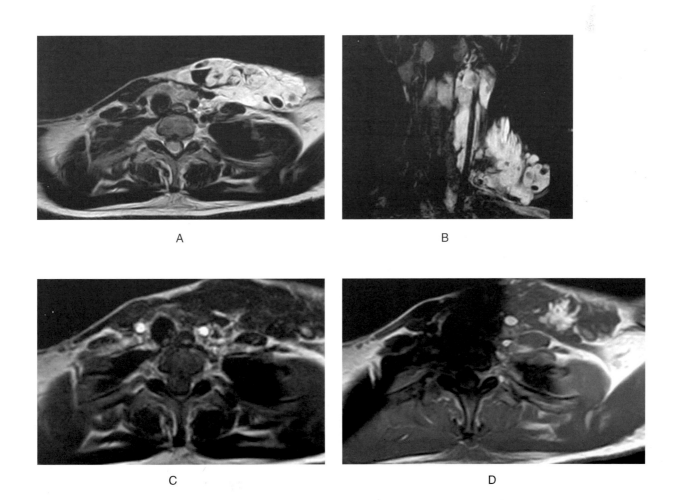

A

B

C

D

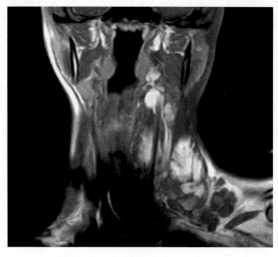

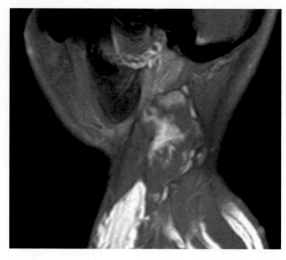

E F

女，16岁，发现左颈部肿物10余年，颈部MRI示左侧颈部Ⅰ～Ⅵ区、咽后壁、声门旁间隙肿块。T1WI呈低信号，T2WI及T2WI抑制呈显著高信号，增强明显不均匀强化。A. T2WI；B. 脂肪抑制冠状面T2WI；C. T1WI；D. 增强扫描T1WI；E、F. 冠、矢状面增强扫描T1WI

图3-20 颈部血管瘤

蔓状血管瘤较少见，主要为小动脉-小静脉畸形的血管瘤，有显著扩张的动脉与静脉吻合形成，因其外观呈蔓状而得名。蔓状血管瘤肿块较柔软，其表面皮肤往往呈紫灰色，触之有波动感，压迫可变形，病变亦可侵犯皮肤发生局部溃疡、出血、感染，经久不愈。此种血管瘤属高流量血管瘤，MRI上蔓状血管瘤呈长T1长T2信号，明显强化，其内见较多迂曲、扩张血管形成的流空血管信号。

混合型血管瘤为兼有上述三种血管瘤中两种以上者。

（刘其顺　张水兴　周正根）

参考文献

［1］ 黄宝生，陈巨坤，林红雨，等. 颈部囊性病变的CT、MRI诊断［J］. 中国临床医学影像杂志，2001，12（6）：394-396.

［2］ 任永芳，李辉，陈杰，等. 颈部淋巴结结核的影像诊断分析［J］. 临床误诊误治，2011，24（1）：54-55.

［3］ 袁小平，黄莉，黄穗乔，等. 头颈部木村病的临床特点和MRI表现［J］. 中国实用医药，2010，05（34）：25-27.

［4］ 叶叔文，吴建超，林黎明，等. 甲状腺癌的CT和MR诊断［J］. 浙江临床医学，2007，9（5）：711.

［5］ 潘凯，吴瑛，贾少微，等. 影像检查对甲状腺癌诊断与手术治疗的价值分析［J］. 中国医学影像技术，2000，16（8）：641.

［6］ 胡海菁，黄飚，李春芳，等. 颈部淋巴结病变的MRI诊断分析［J］. 中国临床医学影像杂志，2006，17（1）：9-11.

［7］ 张立华，杨宁，冯逢，等. 颈动脉体瘤的比较影像学诊断［J］. 中国医学影像技术，2008，24（1）：51-53.

［8］ 激扬，韩月东. 颈静脉球瘤的MR诊断［J］. 实用放射学杂志，2006，22（9）：1041-1044.

第四章
乳腺疾病MRI诊断

第一节　副乳病

　　副乳病又称多乳房症，是指胸部以外的乳腺原基退缩不全或残留。在胚胎时期，从腋窝到腹股沟的乳嵴线上，人有6～8对乳腺的始基，从胚胎发育第三个月开始，除胸肌前的一对外，其余开始退化。到出生前，仅胸前的一对保留。所以，副乳可见于从腋窝到腹股沟的乳嵴线上，其中以腋窝多见，其次为腹股沟及外阴。副乳临床并不少见，发病率约为2%～6%，男女均可见，以女性多见。临床常见有3种情况，包括有乳腺组织，无乳头；有乳头，无乳腺组织；有乳头，又有乳腺组织。后两者临床诊断并不困难，第一种诊断需依靠病理活检。

　　【临床表现】

　　副乳患者常因触及腋下团块，或在妊娠和哺乳期出现一侧腋下或双侧腋下胀痛而就诊。乳腺组织同正常乳腺一样受性激素的影响，呈周期性变化，故常表现为经期胀痛，经后缓解。副乳可单侧或双侧发生，其中约2/3的患者都为双侧。

　　【MRI表现】

　　临床怀疑副乳的患者常首选超声检查，但超声仅能排除淋巴结肿大，不能进一步定性，特别是不能排除是否合并乳腺癌。随着MRI检查在乳腺应用的推广，MRI在诊断副乳病中的优势已逐渐被认识。

　　副乳病乳腺组织的MRI表现与正常乳腺相似，其T1WI及T2WI信号、增强后强化程度及模式均与正常乳腺相似，一般诊断并不困难。但副乳同正常乳腺一样，亦可发生乳腺癌等乳腺疾病，故MRI检查除发现副乳外，应注意是否并发其他乳腺疾病（图4-1）。

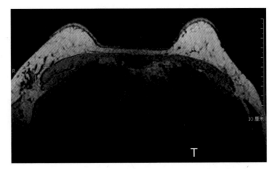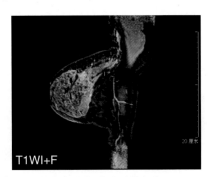

41岁，女性，右乳腺体组织延伸至右侧腋窝，腺体信号及强化与右侧乳腺腺体相似

图4-1　右侧副乳病

（颜丽芬　张水兴　贾乾君）

第二节　急性乳腺炎和乳腺脓肿

急性乳腺炎是指由乳头破裂破损及乳汁淤积不畅等引起的急性化脓性炎症。感染病菌多为金黄色葡萄球菌或链球菌，病菌由乳头破口或皲裂处侵入，也可直接侵入引起感染，且常在短期内形成脓肿。本病多见于产后2~6周哺乳期妇女，尤其是初产妇。大部分病例病程较短，预后良好，但若治疗不当或未及时治疗，也会使病程迁延发展形成慢性乳腺炎，甚至可并发全身性化脓性感染。

【临床表现】

急性乳腺炎具有较典型的临床表现，主要为患侧乳房红、肿、热、痛，皮肤变硬，病变可呈弥漫性分布或局灶性分布，以乳晕下及乳房外下象限多见。当形成脓肿后，体查可触及有波动感的痛性硬块，主要位于乳晕下、乳管内、乳腺内或乳腺后。同侧腋窝淋巴结肿大，有压痛，常在数天内化脓。另外患者还可有寒战、高热、倦怠及食欲不佳等全身中毒症状。

【MRI表现】

哺乳期妇女，结合病史及特征性临床表现，一般可以诊断，仅少数患者需要进行MRI检查。MRI检查的目的主要是确定病变累及范围，排除是否合并其他乳腺疾病，特别是炎性乳腺癌，两者的临床表现极为相似，常难以鉴别。

本病主要的MRI表现为T2WI压脂相单侧乳腺局部或弥漫性分布的高信号。病灶多为非肿块型，边界不清，沿乳腺导管呈斑片状、条絮状分布；部分也可呈肿块型分布，边界不清，信号多不均匀，中央坏死明显，边缘呈深分叶，一般无短毛刺。T1WI病灶多呈等或低信号，增强后呈中度~重度强化，时间信号增强曲线呈上升型或平台型。有文献报道43%~55%的急性乳腺炎增强早期强化峰值大于100%，但增厚后期曲线多呈平台型或轻度上升型，流出型曲线少见。另外，急性乳腺炎多有乳腺皮肤及皮下脂肪、乳腺内的水肿，皮肤增厚，增强后有强化，这点与炎性乳癌较难鉴别，但文献报道急性乳腺炎少见胸肌前-乳腺后区域的水肿（图4-2）。

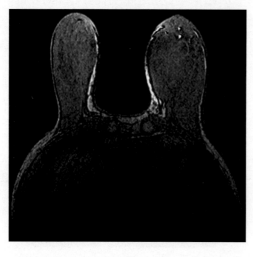

A

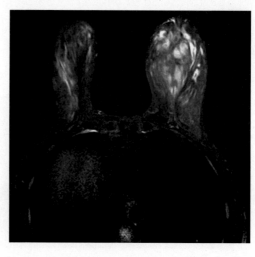

B

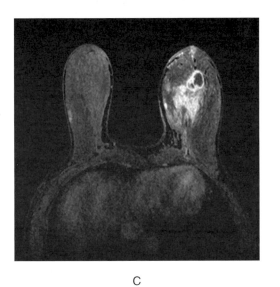
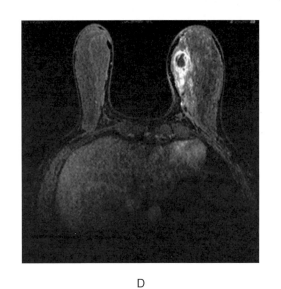

C   D

A. T1WI；B. 脂肪抑制T2WI；C、D. 脂肪抑制T1WI增强扫描

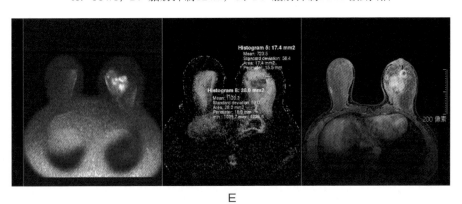

E

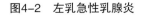

F

　　27岁，女性，MRI示左侧乳腺明显增大，腺体结构致密。T2WI脂肪抑制见左侧乳腺乳头后方及内下象限见多发类圆形、不规则形结节、肿块影，其中最大者范围约43mm×22mm，病灶边界尚清，T1WI呈等低信号，动态增强明显强化，时间-信号强度曲线呈平台型改变

图4-2　左乳急性乳腺炎

【鉴别诊断】

哺乳期妇女，结合病史及特征性临床表现，一般即可诊断。但当病程大于2周时，需排除炎性乳腺癌的可能。两者的临床表现相似，但炎性乳癌多表现为T2WI压脂高信号肿块，并可有乳腺后及胸肌水肿、周围组织侵犯，增强后曲线呈流出型等多种表现，这些有助于与急性乳腺炎鉴别。

（颜丽芬　张水兴　罗海营　陈文波）

第三节　乳腺结核

乳腺结核较少见，多见于发展中国家，国内报告仅占肺外结核的0.6%～0.9%，好发于20～40岁育龄女性，特别是多产和哺乳期妇女，因为此时是乳腺外伤的高峰期，容易合并感染。原发性乳腺结核更少见，在没有发现其他地方结核的情况下方可诊断。大部分乳腺结核是继发的，原发病灶多为肺或肠系膜淋巴结结核，感染的途径包括：①邻近组织结核直接蔓延，此时往往先出现肋骨、肋软骨、胸骨或肩关节的结核；②远处部位结核经血行或淋巴管扩散，其中经淋巴管途径是最常见的感染途径，常合并有腋窝、锁骨上、颈部和纵隔淋巴结结核。文献报道，50%～75%乳腺结核合并有腋窝淋巴结结核。

【临床表现】

乳腺结核病程长，进展缓慢，常反复不愈，临床表现也多样化。最常见表现是乳房单发或多发肿块，多位于外上象限，边界清楚，活动度较好。肿块易与皮肤粘连，肿块坏死形成脓肿后可破溃排出含有干酪样坏死物质的脓液，继而形成瘘管和窦道。如果肿块发生纤维组织增生，则可表现为乳腺硬化、乳头内陷等，此时需注意与乳腺癌鉴别。

【MRI表现】

乳腺结核常分三型。①结节型：多见于免疫功能较好或低毒感染者。结节边界清楚、光整，可有大块钙化，周围乳腺组织及Cooper's韧带增厚少见。部分患者结节内脓肿形成，此时结节常不规则，边缘可有水肿和瘢痕形成。②弥漫型：常见于免疫功能较差的患者。结核病灶沿乳腺基质扩散，早期形成片状影，晚期可出现巨大肿块，中心为干酪样坏死，边缘模糊、不规则，乳腺皮肤增厚。③硬化型：主要表现是纤维组织形成，常见于外上象限，由于Cooper's韧带受累纤维化，病灶多呈星形表现，相应乳腺组织萎缩，此点可与恶性肿瘤鉴别。

患侧乳腺大于健侧，内可见结节状或不规则的片块状异常信号影，信号不均匀，T1WI多为等或低信号，T2WI脂肪抑制由于病灶中心干酪样坏死多呈低或等信号，少部分呈高信号。

【增强扫描】

乳腺结核强化模式多样，多表现为环形强化，环壁可规则或不规则，部分呈不均匀强化或无强化。时间-信号动态增强曲线部分表现为早期强化，后期呈平台型，部分表现为持续性强化。

【鉴别诊断】

结节型乳腺结核需与乳腺癌、乳腺纤维腺瘤鉴别，乳腺结核多有原发灶，结节内出现干酪样坏死时T2WI信号有助于诊断。弥漫性乳腺结核要与乳腺炎鉴别，主要靠临床病史及体征，早期弥漫性乳腺结核多不累及皮肤，而乳腺炎多有皮肤水肿、增厚。

（颜丽芬　张水兴　贾乾君）

第四节　男性乳房发育症

男性乳房发育是指以导管及导管周围间质增生为特点的男性乳腺疾病，可发生于任何年龄，以青春期和50～80岁高龄男性多见。本病的发病机理尚不十分清楚，一般认为由内分泌紊乱所致，主要为雄激素和雌激素作用比例失调，睾酮分泌减少或作用不足而雌激素产生过多。大多数男性乳腺发育可自行消退，并不需要治疗。少数有症状者需要临床干预。

【临床表现】

男性乳房发育症的主要临床表现为单侧或双侧乳房肿大，可无痛或伴有局部胀痛。体查时多可触及乳晕下乳腺组织，呈圆盘状或弥漫性，有轻度触痛，质地稍硬，少数患者挤压乳头时可见少量白色分泌物溢出。

【MRI表现】

男性乳腺发育主要的MRI表现为乳头-乳晕后方的腺体组织，腺体呈斑片状、絮状或盘状，沿乳腺导管呈放射状分布；腺体可呈局灶分布或弥漫分布，与发病程度有关。T1WI增生腺体信号较肌肉信号低，信号多均匀，T2WI脂肪抑制信号较正常腺体信号高，增强后多呈轻度强化，少数可呈中度强化，时间-信号动态增强曲线呈线性上升型。乳头多无回缩，乳房皮肤无异常改变（图4-3）。

【鉴别诊断】

乳腺脂肪沉积常见于肥胖男性，行钼靶、超声或MRI检查即可鉴别。乳腺癌：体查时质地多较硬，常见于老年男性，具有很强的家族史。利用钼靶、MRI检查多可以鉴别，影像表现与女性乳腺癌相似。

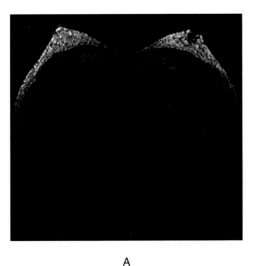 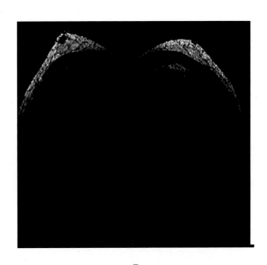

A　　　　　　　　　　　　　　　B

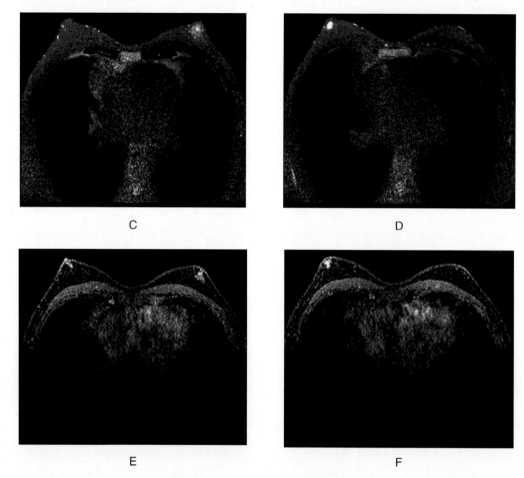

43岁，男性，MRI示双侧乳头后方可见斑片状影。A、B. T2WI呈高信号；C、D. T1WI呈等信号；E、F. 动态增强扫描呈持续性强化

图4-3　双侧乳腺发育

（颜丽芬　张水兴　罗海营）

第五节　乳腺囊性增生症

乳腺囊性增生症是女性最常见的一种非炎性、非肿瘤性病变，以乳腺导管上皮不同程度增生伴中小导管不同程度扩张为主要病理改变。本病发生主要与内分泌紊乱有关，尤其多见于卵巢功能失调者，即当雌激素水平过高，而孕激素水平相对减少时，雌激素不断的刺激乳腺腺体至腺体增生，长期反复如此，即形成乳腺囊性增生症。本病有一定的癌变率，故应提高警惕。

【临床表现】

乳腺囊性增生症可发生于青春期后任何年龄的女性，其中以30～50岁中青年女性常见。临床多以单侧或双侧乳房胀痛或乳房肿块就诊，病程较长，可为2个月至数年不等。乳房胀痛多有周期性发作的特点，即月经前期发生或加重，月经后减轻或消失。乳房肿块多表现为单侧或双侧乳腺可触及多发结节，以外上象限多见，结节大小不一，多有触痛，与周围组织界限不清，但与皮肤和深部组织无粘连，可移动，腋窝无肿大淋巴结。结节大小、质地常随月经呈周期性变化，月经前期肿块增大，质地较硬，月经后肿块缩小，质韧而不硬。少数患者还可有乳头溢液，来自于乳房囊状扩张的大、小乳管，可呈黄绿色、棕色或血性。

【MRI表现】

乳腺囊性增生症最常见的MRI表现为单侧或双侧乳腺多发点灶样、结节状或斑片状异常信号影，可呈弥漫性或局灶性分布，且多以双乳外上象限显著。病灶形态多样，大小不一（体积多较小，<5mm），边界不清楚，与周围腺体分界不清，无明显占位效应。T2WI脂肪抑制及增强扫描有利于病灶显示。T1WI病灶几乎均为等信号，难以观察。T2WI脂肪抑制病灶多表现为稍高信号，增强后呈轻度-中度强化，亦有少部分病灶可呈重度强化，时间-信号动态增强曲线为I型，强化程度多为缓慢的线性上升。另外，增强后"离心性"强化是乳腺囊性增生症一个比较具有特征性的表现，即随时间推移，乳腺内强化病灶数目逐渐增多，范围逐渐增大。

乳腺囊性增生症另一个主要MRI表现是单侧或双侧乳腺多发类圆形长T1长T2的水样信号，边界清楚，形态规则，信号均匀，增强后无强化。部分复杂囊肿T1WI可呈高或等信号，这主要与囊肿内含粘蛋白成分较多有关。囊肿可单个独立存在，或多个堆积呈簇状，亦可呈线样分布（图4-4）。

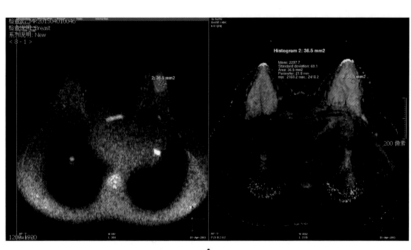

A

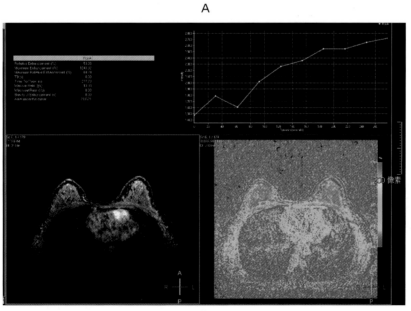

B

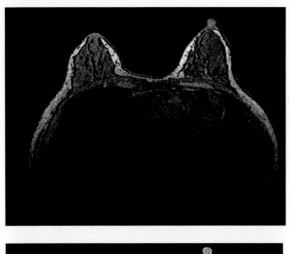
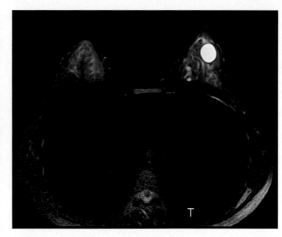

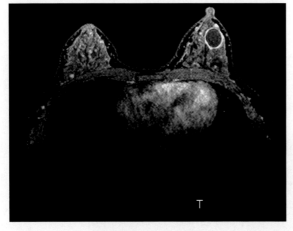

C

43岁，女性，MRI示双乳呈中量腺体型，腺体信号欠均匀，内见多发类圆形囊性信号影，T1WI呈等或稍低信号，T2WI呈高信号，边界清楚，以左乳较多，最大者位于左乳外下象限，大小17mm×19mm，增强后病灶未见明显强化。双乳内另见小点、片状等T1、长T2信号影，增强后呈稍高强化，动态增强曲线呈线型上升型

图4-4 双侧乳腺囊性增生

【鉴别诊断】

结合病史、影像表现，乳腺囊性增生症多较易诊断，但由于病灶多且弥漫，形态多样，所以需谨慎是否合并有乳腺癌。另外当囊肿形成不明显，主要为结节状增生的腺体时，需与乳腺纤维腺瘤鉴别，具体见第四章第七节。

（颜丽芬　张水兴　贾乾君　梁龙）

第六节　乳腺导管内乳头状瘤

乳腺导管内乳头状瘤是一种发生于乳腺上皮的肿瘤，以导管上皮和肌上皮细胞覆盖乳头状纤维血管核心为特征。本病多数为良性，但有一定的恶变率，文献报道6%～8%可恶变。

　　按组织发生部位、临床表现及生物学行为的不同，乳腺导管内乳头状瘤可分为两类：一类是孤立性导管内乳头状瘤，好发于35～55岁经产妇，起源于乳腺大导管上皮，多数位于乳腺中央区，肿瘤常<1cm，生长缓慢。当乳头状瘤所在导管扩张并且两端闭塞形成明显的囊样形态时，也被称为囊内乳头状瘤。目前认为该型不是癌前病变，应保守治疗，以局部切除为首选。第二类为多发性乳头状瘤，又称乳头状瘤病，多见于40岁左右妇女，表现为若干扩张的导管和囊肿内均有乳头状增生，肿瘤直径1～2cm。其癌变率较孤立性导管内乳头状瘤高，当伴有不典型增生时被归为癌前病变，是一种具有潜在恶性的肿瘤。因其病变较为广泛，应以大区段或局部广泛切除为宜。

　　【临床表现】

　　乳腺导管内乳头状瘤临床症状多不明显，多以无痛性乳头溢液就诊，是乳头溢液的最常见原因之一，其中以血性溢液多见，也可是浆液性。多数学者认为乳头溢液是由于孕激素水平低下，雌激素水平增高所致。本病肿瘤附于薄壁血管，质地柔软，极易出血。

　　少数患者可有局部疼痛及压痛，常为乳房导管扩张、导管内类脂样物质溢出及炎症所致。多数患者体查时可在乳头处、乳晕区或乳房的中心处触及肿块，直径多在1～2cm，亦有小于1cm或更大者。肿块质地较软、光滑且可活动。

　　【MRI表现】

　　目前，临床上对可疑的导管内乳头状瘤常用乳腺导管造影检查进行定位及定性。但是，随着MRI技术的发展及其在乳腺疾病诊断中的广泛应用，近几年也被应用于以乳头溢液为主要临床症状的患者的辅助检查中。

　　导管内乳头状瘤的MRI表现是多样的，最常见的表现是乳头附近导管扩张，并有明显强化结节灶。有文献将导管内乳头状瘤的MRI表现归为三类。

　　（1）腔内小肿块型乳头状瘤：T2WI乳头附近可见扩张导管，呈高信号；导管腔内可见卵圆形、边界清楚的结节，结节强化明显。T2WI结节信号常与周围腺体组织相似，较难以发现；增强后结节常强化明显，可与周围腺体区分开，多表现为早期即已强化明显，时间-信号动态增强曲线多表现为上升型，少数亦可呈平台型（图4-5）。

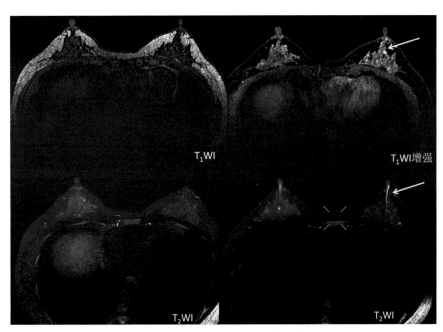

A

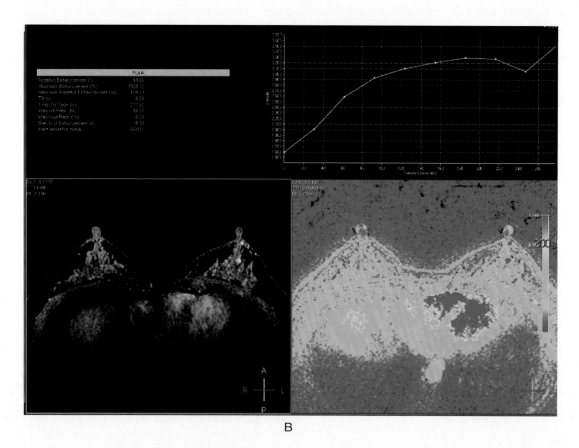

B

42岁，女性，MRI示左乳下象限约6点处13mm×8mm大小结节（白色箭头），略呈分叶状，T1WI压脂相呈等信号，T2WI压脂相呈高信号，并可见扩张的导管（白色箭头），增强后早期快速强化，动态增强曲线呈上升型

图4-5　左乳下象限导管内乳头状瘤

（2）肿瘤样乳头状瘤：T2WI压脂相肿瘤样乳头状瘤可表现为稍高信号（低于囊肿或良性纤维腺瘤）或等信号，T1WI基本都呈等信号。多数肿块边界不清，边缘不规整，毛刺少见，肿块周围导管扩张亦少见。增强扫描肿块强化多明显，时间−信号增强曲线表现可多样，但以流出型曲线多见，因此常难于乳腺癌鉴别。但有文献报道，大部分肿瘤样乳头状瘤强化时肿块中央强化明显，而乳腺癌肿块中央常坏死而无强化，此点有助于鉴别诊断。

（3）MRI阴性乳头状瘤：在T2WI压脂相及增强图像上，此型乳头状瘤常不可见，仅少数病例可发现乳头附近扩张的导管。此时，当临床仍怀疑导管内乳头状瘤时，应建议患者进行乳腺导管造影检查。

【鉴别诊断】

乳腺导管内乳头状瘤需与以下疾病相鉴别。①导管内乳头状癌：十分少见，是一种具有乳头状瘤结构基础上的恶性上皮增生，但无浸润癌表现。多见于高度扩张的导管甚至囊状结构内，肿块体积常较大，多数在2~3.5cm内，常见于老年女性，与良性乳头状瘤难以鉴别，需靠病理检查。②导管内原位癌：部分患者也可表现为乳头溢液，少数有刺痛感，但多在体检时发现钙化灶而被检出。MRI上，导管原位癌多表现为边界模糊的线状、边界清晰的短分枝状、分散的小斑片或片状均匀强化等。根据病灶形态、分布有助于鉴别。③纤维腺瘤：导管内乳头状瘤不伴导管扩张时需与纤维腺瘤鉴别。纤维腺瘤患者多不表现为乳头溢液。T2WI压脂相多表现为高信号，没有扩张导管，而导管内乳头状瘤多呈稍高或等信号，位于乳晕附近，多可见扩张导管。时间−信号动态增强曲线也有利于鉴别，纤维腺瘤曲线多呈上升型，较少出现平台型或流出型。

（颜丽芬　张水兴　罗海营　陈文波）

第七节　乳腺纤维腺瘤

乳腺纤维腺瘤是最常见的乳腺良性肿瘤，由导管腺上皮和纤维组织增生形成，文献报道本病发生与内分泌失调有关，如雌激素相对或绝对升高可引起本病。本病好发于20～35岁的年轻女性，以单发结节多见，约有20%为多发结节。由于其治疗及预后与乳腺癌截然不同，故术前正确诊断非常重要。

【临床表现】

乳腺纤维腺瘤患者多以无痛性乳房肿块为主要症状，很少伴有乳房疼痛及乳头溢液。查体时多数患者可触及光滑、可活动的肿块。

【MRI表现】

乳腺纤维腺瘤多表现为乳腺单发结节，边界清楚，可有包膜，与周围腺体分界清楚。部分瘤体边界模糊，文献报道这可能与肿瘤处于生长过程中，包膜尚未形成有关。大部分病灶边缘呈分叶状，原因在于肿瘤形成过程中由多个处于不同发展阶段的纤维瘤样结节融合而成，而这些结节的生长速度不一致。

纤维腺瘤的信号表现多样，其信号强度与瘤体内的间质黏液变性、硬化程度及细胞密度有关。T2WI上信号强度的高低提示其内部成分，T2WI信号较高者代表间质黏液变性明显，低者代表其间质成分硬化、钙化或骨化。低信号、无强化者多见于绝经后女性。肿瘤信号可不均匀，原因在于各纤维结节生长程度不同，其内黏液及纤维等成分比例不一。增强后肿瘤多呈均匀持续性强化，时间-信号强度曲线以上升型最多见，少数也可表现为流出型或平台型。增强后乳腺内可见分隔，且分隔多不强化（图4-6）。

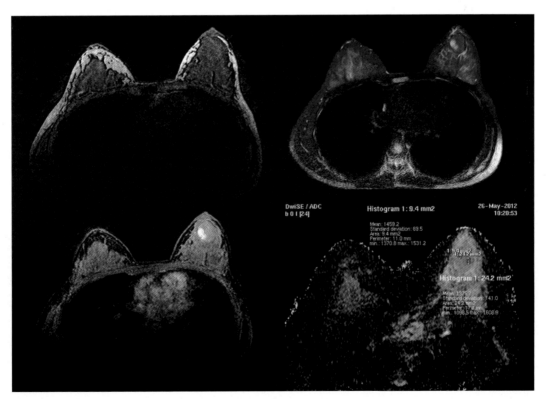

A

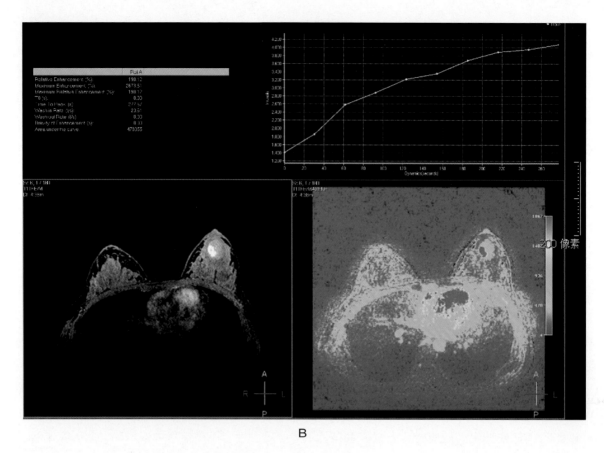

B

25岁，女性，MRI表现：左乳头后方距乳头约10mm处见一椭圆形肿块，边界清楚、光滑，周围见T2WI低信号包膜影，肿块T1WI呈等信号，T2WI呈稍低信号，内见小斑片状稍长T2信号影，增强后小斑片状长T2信号灶呈持续性强化，动态增强曲线呈上升型，其余肿块内强化不明显。DWI示病灶轻度弥散受限

图4-6 左乳纤维腺瘤

【鉴别诊断】

乳腺纤维腺瘤应与下列病变鉴别。①乳腺癌：从形态、边缘及强化特征一般较容易鉴别，但部分特殊类型的乳腺癌如黏液腺癌易与纤维腺瘤混淆。两者鉴别的要点是黏液腺癌内部分隔及包膜可强化，T2WI呈明显高信号，时间-信号增强曲线以平台型和流出型多见。②乳腺良性病变如乳腺良性增生症、乳腺内淋巴结等鉴别。结节样良性增生病灶通常体积较小（<5mm），且多数平扫与正常乳腺组织相仿，仅在增强后显示，增强后呈"离心性"强化，即随时间推移，强化数目逐渐增多，范围逐渐增大。乳腺内淋巴结，通常呈卵圆形，淋巴门处呈凹陷状改变，其内可见脂肪信号，有时可见与血管相连，而无分叶状外观或内部分隔。③叶状肿瘤：叶状肿瘤通常体积较大（>3cm），分叶更显著，有囊变、坏死、出血呈不均匀信号，内部分隔强化，周围乳腺组织水肿。

（颜丽芬　张水兴　贾乾君　梁龙）

第八节 乳腺分叶状囊肉瘤（叶状肿瘤）

乳腺叶状肿瘤（phyllodes tumors，PTs），又称为分叶状囊肉瘤（cystosarcoma phyllodes），由Johannes Muller 在1938 年首先描述并命名为分叶状囊肉瘤。之后，关于本病的命名及分类一直处于争论中。直至1982 年，WHO 提出了本病的国际标准，将本病命名为叶状肿瘤以使其规范化及具有国际可比性。

叶状肿瘤是少见的乳腺纤维上皮肿瘤，占乳腺肿瘤的0.3%～1.0%，其含有上皮和间质两种成分，组织学特征与纤维腺瘤相似，所不同的是叶状肿瘤含有叶状结构及丰富的细胞间质。本病有良性、交界性和恶性三种类型，其中以良性多见。所有患者均需手术治疗，但术后复发率高，文献报道良恶性复发率差别不大。

【临床表现】

叶状肿瘤可发生于任何年龄，12～87岁均有报道，但发病高峰是30～40岁。最常见临床表现为局部无痛性肿块，几乎所有患者都因为发现肿块而就医。也有少数病人有轻度胀痛，或因瘤体压迫致皮肤充血，甚至形成溃疡。在临床查体时一般可触及1～3cm肿块，质地可硬可软，多数为单侧发生，双侧者极少见。病程较长，大多数肿瘤生长缓慢而近期迅速增大，文献报道肿瘤生长的快慢和良恶性关系不大。少数病人可有腋窝淋巴结肿大，但通常没有转移。

【MRI表现】

叶状肿瘤最常见的MRI表现是单侧乳腺类圆形或分叶状肿块，边界清楚，直径多大于3cm。T1WI肿块多呈等信号，少部分呈低信号，信号可均匀或不均匀。由于出血，部分肿块内可见点状或层状高信号。由于肿瘤细胞较密实且胞浆丰富，间质水肿及肿瘤内出血等，几乎所有病灶T2WI均呈明显高信号，内可见低信号分隔。有文献报道，肿瘤内出血或囊变是叶状肿瘤的典型表现，且MRI表现如T2WI低信号分隔、不规则囊变、T2WI低或等信号、淤泥样强化及ADC值低有助于乳腺叶状肿瘤的病理分级，多见于恶性或交界性叶状肿瘤。增强扫描后多数肿瘤强化明显，在注射对比剂后1分钟肿瘤强化峰值达50%～75%，时间-信号增强曲线可呈上升型、平台型或流出型（图4-7）。

【鉴别诊断】

叶状肿瘤首先需要与纤维腺瘤鉴别，两者MRI表现相似，一般较难鉴别。但叶状肿瘤往往瘤体较大。

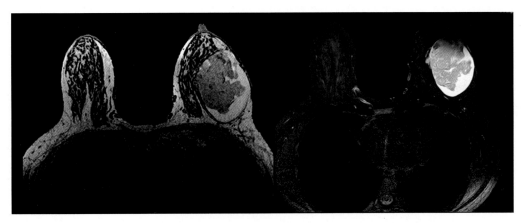

A

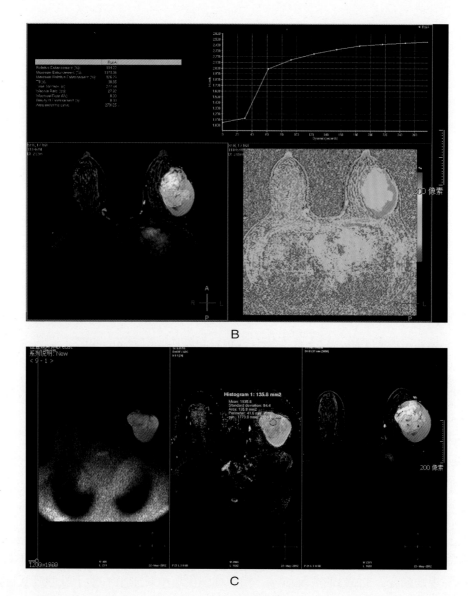

B

C

51岁，女性，MRI表现：左乳外象限70mm×80mm大小的囊实性肿块，边缘光滑；实性成分位于中央，呈分叶状改变，T1WI呈等或稍高信号，T2WI压脂相呈不均匀高信号，增强后呈较明显不均匀性强化，中心见小片状低信号，动态增强曲线呈平台型。DWI显示弥散受限，但ADC值明显>1.0×10^{-3}mm^2/s

图4-7 左乳外上象限叶状肿瘤

（颜丽芬　张水兴　罗海营　陈文波）

第九节　乳　腺　癌

　　乳腺癌是乳腺疾病中危害最大的疾病。《2012年中国肿瘤登记年报》数据显示乳腺癌已经成为中国女性常见的癌症之一，其发病率居所有女性癌症的第一位，死亡率位居第六位。乳腺癌的危害及其发展趋势受到社会经济发展、环境、生活方式的改变以及人口老龄化程度等诸多因素的影像。在过去30年，中国乃至全球女性乳腺癌的发病率和死亡率均呈持续上升的趋势。乳腺癌的五年生存率中，原位癌为100%，Ⅰ期90%以上，Ⅱ期81%～90%，Ⅲ期为39.8～45%，这表明乳腺癌的早期发现、早期诊断和早期治疗是改善预后的重要因素。目前，乳腺癌的一级预防尚无良好的方法，这使得乳腺癌的早期诊断尤为重要，而影像学检查在乳腺癌的早期发现、早期诊断和治疗中具有举足轻重的作用。

【临床表现】

乳腺癌好发于绝经前后的妇女，以40～60岁女性多见。临床多以乳腺肿块、疼痛、乳头回缩或溢血等为主要表现。乳房肿块多见于外上象限，其次是乳头、乳晕和内上象限。癌肿侵犯Cooper韧带，可使韧带收缩而失去弹性，导致皮肤凹陷，即所谓"酒窝征"；癌细胞阻塞淋巴管，引起淋巴水肿，皮肤呈"橘皮样"改变。晚期，癌细胞侵入皮肤，形成卫星结节；癌细胞侵入背部、对侧胸壁，可限制呼吸，称铠甲胸；有时皮肤破溃形成溃疡呈菜花状。乳腺癌主要经淋巴和血液途径扩散，可表现为区域性淋巴结肿大。晚期患者发生转移时可表现为转移部位的症状，如：肺转移时出现胸痛、咳嗽、咯血、气急；骨转移时出现腰背痛、病理性骨折（椎体、骨盆、股骨）；肝转移时出现肝肿大、黄疸等。

乳腺癌的病理类型多样，有浸润性导管癌、浸润性小叶癌、黏液腺癌、髓样癌以及导管原位癌等等，其中以浸润性导管癌最为常见。

【MRI表现】

MR检查对乳腺癌的诊断、术前分期及临床选择适当的治疗方案有重要的作用，其对致密型乳腺内瘤灶的检出、乳腺癌术后局部复发的观察、乳房假体后方乳腺组织内癌瘤的观测以及对多中心、多灶性病变的检出、对胸壁侵害和胸骨后、纵隔、腋窝淋巴结移动的显示要优于其他方法。

肿块是乳腺癌最常见、最基本的表现。多呈类圆形、分叶状或不规则形，多数可见轻微或明显的毛刺或浸润征象。T1WI上肿块多表现为低信号，当其周围由高信号脂肪组织围绕时，则轮廓清楚；若肿块位于腺体中央，则轮廓不清楚。在T2WI上，其信号通常不均且信号强度取决于肿瘤内部成分，成胶原纤维所占比例越大则信号强度越低，细胞和水含量高则信号强度亦高。部分乳腺癌仅在平扫时难以显示，动态增强MRI检查是乳腺癌诊断及鉴别诊断必不可少的检查步骤，不仅使病灶显示较平扫更为清楚，且可发觉平扫上未能检出的肿瘤。动态增强MRI检查，乳腺癌信号强度趋于快速明显增高且快速减低，强化方式多由边缘强化向中心渗透，呈向心样强化；时间-信号增强曲线，乳腺癌多表现为流出型曲线，表现为早期快速强化，之后迅速廓清，少部分可呈平台型或上升型。实际上MRI对比剂Gd-DTPA对乳腺肿瘤并无生物学特异性，其强化方式并不取决于良、恶性，而与肿瘤内微血管的数目及分布有关，因此，良、恶性病变在强化表现上亦存在一定的重叠，某些良性病变表现可类似恶性肿瘤的强化方式，反之亦然（图4-8）。

乳腺癌的皮肤增厚可由肿瘤经浅筋膜浅层及皮下脂肪直接侵犯所致，或由于血运增加、静脉淤血及淋巴回流障碍等原因所造成。在出现皮肤增厚的同时，可同时伴有邻近的皮质脂肪层致密、浑浊，网状交叉的索条阴影，悬韧带增厚、致密。

乳腺癌常伴发淋巴结转移，表现为淋巴结肿大，可相互融合，淋巴结门结构消失，增强强化方式与原发灶相似。

MRI对乳腺内钙化显示欠佳，常需钼靶X线检查发现。

【鉴别诊断】

乳腺癌需要纤维腺瘤等鉴别，后者多发生于40岁以下者，无明显症状，多为偶然发现，影像学表现为类圆形、边缘光整的肿块，MRI增强表现为缓慢渐进性的均匀强化或由中心向外扩散的离心样强化。

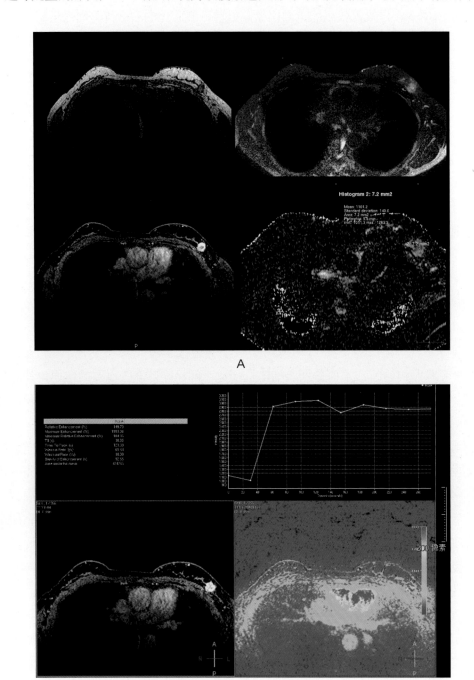

46岁，女性，MRI表现：左乳外上象限肿块，呈分叶状，边缘见毛刺，T1WI压脂相呈等信号，T2WI压脂相呈高信号，增强后呈较明显不均匀性强化，中心见小片状低信号，动态增强曲线呈平台型及轻度流出型，DWI示弥散受限

图4-8 左乳外上象限乳腺癌

（颜丽芬 张水兴 贾乾君 梁龙）

第十节　特殊类型乳腺癌

一、炎性乳腺癌

炎性乳腺癌（inflammatory breast carcinoma，IBC）是一种有特征性临床表现的乳腺癌，因其临床表现与急性乳腺炎相似而得名。IBC少见，仅占乳腺癌的1%～4%，但其恶性程度高，病程进展迅速，预后差。

IBC的组织形态学缺乏特征性，无特殊的病理类型，可出现浸润性导管癌、小叶细胞癌、髓样癌等多种病理表现，其中以浸润性导管癌多见，且大多呈弥漫性浸润，常可见淋巴管癌栓。IBC三个重要的生物学特性是血管生成、淋巴管生成及瘤栓形成。当病理上发现真皮淋巴管癌栓时，结合特征性的临床表现可诊断IBC。但是否出现真皮淋巴管癌栓并不是必要的诊断依据，文献报告仅不到61%的患者可出现真皮淋巴管癌栓。因此，IBC的诊断需要结合临床表现、影像学检查及病理学检查。

【临床表现】

IBC典型的临床表现与急性乳腺炎相似，表现为突发乳腺肿大、变硬，皮肤广泛的红、肿、热、痛，皮肤增厚，并可出现橘皮样外观。当出现特征性临床表现时，大部分患者已有淋巴结转移，也可出现远处转移。

IBC是一种临床诊断，其诊断要点是临床症状出现急，肿瘤生长迅速。2008年第一次国际炎性乳腺癌会议上，专家组制定了炎性乳腺癌的诊断标准，包括：①突发乳腺红、肿，和（或）皮肤橘皮样改变，皮温升高，可触及或不能触及乳腺肿块；②病程持续不超过6个月，通常是3~6个月；③至少1/3乳腺出现红斑；④病理活检证实为浸润性导管癌。

【MRI表现】

MRI由于组织分辨率高，能更准确的评估肿瘤累及范围，已成为诊断IBC的重要手段。

IBC可表现为肿块型或非肿块型，文献报道肿块型多见，其中以多发肿块多见。肿块体积通常较小，可呈圆形、椭圆形、分叶状或不规则形，边缘多不清楚，常可见毛刺。T1WI多呈等信号，T2WI多为低信号，也可表现为高或等信号，信号可均匀或不均匀，可出现坏死。

增强扫描大部分肿瘤早期强化明显，强化峰值>100%，少部分可呈轻度或中度强化。时间-信号增强曲线多为流出型曲线，也可表现为平台型曲线。动态增强曲线是IBC与急性乳腺炎鉴别的重要特征之一，虽然有45%的急性乳腺炎可表现为早期快速强化，但其中仅14%表现为流出型曲线。

血管淋巴管浸润是IBC的特征之一。由于淋巴管、血管受累，常可表现为一侧乳腺水肿，乳腺明显增大，T2WI呈弥漫性高信号，其中以皮肤、皮下组织及胸肌前乳腺后组织弥漫性水肿比较具有特征性。内乳淋巴结和胸肌淋巴结的输出淋巴管沿胸壁血管走形注入乳腺后部淋巴引流系统，淋巴管起自乳腺小叶后走形于胸肌筋膜表面，并沿胸壁血管穿行于胸肌和肋间肌。当淋巴管受累时，可出现胸肌前乳腺后区域广泛水肿，这是诊断IBC的重要依据之一。

皮肤广泛增厚是IBC常见表现，见于84%～92%的患者，以乳腺1/3区域以上皮肤广泛增厚比较具有特征性。文献报道皮肤增厚多由真皮淋巴管癌栓形成所致，较少是由皮肤直接受侵犯引起。增强扫描增厚的皮肤强化明显，其中，当出现"Punched-out"征象（对比剂注射1分钟后，皮肤出现快速的明显的点状强化，而周围皮肤强化缓慢，约在对比剂注射7分钟后才出现明显强化）时，提示皮肤淋巴管受侵，更有助于IBC的诊断。

Cooper韧带增厚和异常强化是IBC另一个重要的特征，约见于80%的IBC患者。Cooper韧带由纤维组织、血管及淋巴管等组成，当淋巴管受侵时可表现为Cooper韧带增厚。

IBC早期即可出现淋巴结转移，常见为腋窝和内乳淋巴结。

【鉴别诊断】

见急性乳腺炎。

二、乳头乳晕湿疹样癌

乳头乳晕湿疹样癌由James Paget于1874年首先报道，故又称为乳腺Paget病，是一种少见的特殊类型乳腺癌，约占乳腺癌的1%~3%，好发于绝经后女性，以60~70岁多见，男性亦可发生。文献报道约67%~100%伴发有乳腺导管原位癌或浸润性导管癌，故对于乳腺Paget病的患者应警惕同时有乳腺癌的存在。根据是否合并乳腺癌，Paget病可分为三型：①单纯Paget病，无合并导管原位癌；②乳头Paget病合并相应乳头-乳晕导管原位癌；③乳头Paget病合并相应乳头-乳晕导管原位癌及乳腺任何部位的导管原位癌或浸润性导管癌（至少离乳头-乳晕2cm以上）。

Paget病的组织学特征是在乳头乳腺表皮内发现Paget细胞，但本病的组织发生目前仍不清楚，主要有两种学说，一是嗜表皮导管性，本学说认为Paget细胞本质上是导管癌细胞，导管癌细胞沿着乳晕下导管基底膜浸润至乳头表皮，其依据是大部分Paget病患者合并乳腺癌，且Paget细胞和导管癌细胞的免疫表型及基因表达相同；二是细胞的原位恶性转化或退化学说，本学说认为Paget细胞是恶化的角蛋白细胞，并认为乳腺Paget病是一种独立的疾病，早期为乳腺原位癌，其依据是部分乳腺Paget病并不伴发实质内乳腺癌。

【临床表现】

乳腺Paget病多为单侧发病，几乎都从乳头开始发病，并逐渐累及整个乳晕区及周围皮肤。临床主要表现为乳头乳晕皮肤发红和湿疹样改变，乳头瘙痒、烧灼感或刺痛。反复发作后局部皮肤增厚、渗出、溃烂和结痂，乳头内陷、溃烂，甚至出现整个乳头坏死。当出现乳头-乳晕湿疹样改变并有持续性乳头瘙痒和灼烧痛时应高度怀疑此病可能。

【MRI表现】

MRI不仅能有效的评估乳头-乳晕受累情况，同时能有效地判断是否合并有乳腺实质的乳腺癌，特别是临床和钼靶表现均为阴性的隐匿性Paget病。文献报道约10%~50%的Paget病临床表现和常规检查阴性，MRI能准确评估病变是否存在及累及范围，为临床制定治疗方案提供帮助。

（1）乳头-乳晕MRI表现：Paget病的主要表现是双侧乳头-乳晕不对称性的皮肤增厚和异常强化，评估的关键是与正常侧乳腺对比。正常情况下，双侧乳头呈对称性强化，但乳头强化程度不一致，可无强化、轻度强化或明显强化，主要与血管分布相关。Paget病的主要表现是病变侧乳头-乳晕呈不对称性结节状、盘状或不规则形增厚和强化，强化程度高于对侧，时间-信号动态增强曲线平台型或流出型，以早期强化最明显。

（2）导管原位癌或导管浸润癌MRI表现：大多数Paget病合并有导管原位癌或浸润性导管癌，其不仅可发生于病变乳头-乳晕后方，且可见于整个乳腺，可与乳头-乳晕病变无明显关联。文献报道Paget病中约41%呈多灶性，34%呈多中心性，所以需要全面评估整个乳腺的情况。Paget病患者中的导管原位癌或浸润性导管表现与一般乳腺癌MRI表现一样，详见第四章第九节。

【鉴别诊断】

乳头-乳晕不规则增厚和异常强化亦可见于其他疾病，如乳头腺瘤、乳腺癌浸润至乳头等，鉴别诊断需结合临床表现、影像表现及相关检查，确诊需靠病理检查。

三、男性乳腺癌

男性乳腺癌是一种罕见的疾病，只占所有乳腺癌当中的0.6%，而且在所有男性癌症当中占不到1%。遗传因素是男性乳腺癌发生的重要原因。不管是先天因素还是后天因素所导致，雄性激素缺乏、雌性激素分泌过多的男性，都更容易罹患乳腺癌。与女性乳腺癌比较，男性乳腺癌发现时往往较为晚期，所以肿瘤会比较大，也常伴随有淋巴结的转移。

【临床症状】

男性的乳房小，当男性的乳房出现小的异物时，是很容易被发现。所以，相对于女性来说，只要平时多注意，男性的乳房发现病变时更容易提早发现问题。男性乳腺癌多表现为乳腺区结块和肿胀感，肿块常发生在乳晕周围，质地较硬，边界不清，表面往往不光滑，活动度较差。乳房皮肤凹陷，乳头内陷，偶尔伴有乳头溢血。疼痛有时候会不很明显，但如果发现乳头出现回缩，且累及皮肤，都应该提高警惕。乳腺肿瘤最大的特点就是容易转移，所以如果发现腋下淋巴结长时间肿大也要特别小心。

【MRI表现】

男性乳腺癌的MRI表现与一般乳腺癌表现相似，表现为乳腺内肿块，呈类圆形、分叶状或不规则形，多数可见轻微或明显的毛刺或浸润征象。T1WI上肿块多表现为低信号，由于男性乳腺腺体无或少，肿块周围围绕脂肪组织，轮廓清楚。在T2WI上，其信号通常不均且信号强度取决于肿瘤内部成分，成胶原纤维所占比例越大则信号强度越低，细胞和水含量高则信号强度亦高。部分乳腺癌平扫时难以显示，动态增强MRI检查是乳腺癌诊断及鉴别诊断必不可少的检查步骤，不仅使病灶显示较平扫更为清楚，且可发觉平扫上未能检出的肿瘤。动态增强MRI检查，乳腺癌信号强度趋于快速明显增高且快速减低，强化方式多由边沿强化向中心渗透，呈向心样强化；时间-信号增强曲线，乳腺癌多表现为流出型曲线，表现为早期快速强化，之后迅速廓清，少部分可呈平台型或上升型。

男性乳腺癌亦可有皮肤增厚和局限凹陷、淋巴结肿大等表现。

（颜丽芬　张水兴　周正根　刘其顺）

参考文献

［1］ 徐向红，张晓，王海彦. 炎性乳腺癌的临床及影像学特征［J］. 临床放射学杂志，2009，28（12）：1615-1617.

［2］ KALAC N, OZKAN B, BAYIZ H, et al. Breast tuberculosis［J］. Breast, 2002, 4: 346-349.

［3］ ECHEVARRIA J J, LOPEZ-RUIZ J A, MARTIN D, et al. Usefulness of MRI in detecting occult breast cancer associated with Paget's disease of the nipple-areolar complex［J］. Br J Radiol, 2004, 924: 1036-1039.

［4］ GOMBOS E C, KELEMEN K, POPPITI R J. Infiltrating carcinoma with medullary features in the male breast: imaging and pathologic findings [J]. Breast, 2004, 6: 548–549.

[5] KINOSHITA T, FUKUTOMI T, KUBOCHI K. Magnetic resonance imaging of benign phyllodes tumors of the breast [J]. Breast, 2004, 3: 232–236.

[6] LAOR T, COLLINS M H, EMERY K H, et al. MRI appearance of accessory breast tissue: a diagnostic consideration for an axillary mass in a peripubertal or pubertal girl [J]. AJR Am J Roentgenol, 2004, 6: 1779–1781.

[7] BALLEYGUIER C, VANEL D, ATHANASIOU A, et al. Breast radiological cases: training with BIRADS classification [J]. Eur J Radiol, 2005, 1: 97–106.

[8] FELLAH L, LECONTE I, WEYNAND B, et al. Breast tuberculosis imaging [J]. Fertil Steril, 2006, 2: 460–461.

[9] BALLEYGUIER C, AYADI S, VAN NGUYEN K, et al. BIRADS classification in mammography [J]. Eur J Radiol, 2007, 2: 192–194.

[10] TARDIVON A A, ATHANASIOU A, THIBAULT F, et al. Breast imaging and reporting data system (BIRADS) magnetic resonance imaging illustrated cases [J]. Eur J Radiol, 2007, 2: 216–223.

[11] KIM J W, WOO O H, YONG H S, et al. MR imaging of phyllodes tumor with intracystic growth of the breast [J]. Breast, 2008, 6: 594–595.

[12] QIAN J G, WANG X J, YU A R, et al. Surgical correction of axillary accessory breast tissue: 12 cases with emphasis on treatment option [J]. J Plast Reconstr Aesthet Surg, 2008, 8: 968–970.

[13] RENZ D M, BALTZER P A, BOTTCHER J, et al. Magnetic resonance imaging of inflammatory breast carcinoma and acute mastitis. A comparative study [J]. Eur Radiol, 2008, 11: 2370–2380.

[14] RENZ D M, BALTZER P A, BOTTCHER J, et al. Inflammatory breast carcinoma in magnetic resonance imaging: a comparison with locally advanced breast cancer [J]. Acad Radiol, 2008, 2: 209–221.

[15] SOLANKI R, CHOKSI D B, DUTTAROY D D. Accessory breast tissue presenting as a large pendulous mass in the axilla: a diagnostic dilemma [J]. N Z Med J, 2008, 1277: 76–78.

[16] SOTO C, VIZCAINO I, ISARRIA S, et al. Tuberculosis of the breast: imaging findings in two patients [J]. Radiologia, 2008, 6: 518–521.

[17] DUAN G, XU Y K, DENG H J, et al. Mammography and magnetic resonance imaging for diagnosis of the intraductal papilloma of the breast [J]. Nan Fang Yi Ke Da Xue Xue Bao, 2009, 8: 1643–1646.

[18] VERMEULEN P B, VAN GOLEN K L, DIRIX L Y. Angiogenesis, lymphangiogenesis, growth pattern, and tumor emboli in inflammatory breast cancer: a review of the current knowledge [J]. Cancer, 2010, 11: 2748–2754.

[19] CHUNG J, SON E J, KIM J A, et al. Giant phyllodes tumors of the breast: imaging findings with clinicopathological correlation in 14 cases [J]. Clin Imaging, 2011, 2: 102–107.

[20] DAWOOD S, MERAJVER S D, VIENS P, et al. International expert panel on inflammatory breast cancer: consensus statement for standardized diagnosis and treatment [J]. Ann Oncol, 2011, 3: 515–523.

[21] GIRARDI V, CARBOGNIN G, CAMERA L, et al. Inflammatory breast carcinoma and locally advanced breast carcinoma: characterisation with MR imaging [J]. Radiol Med, 2011, 1: 71–83.

[22] KURZ K D, ROY S, SALEH A, et al. MRI features of intraductal papilloma of the breast: sheep in wolf's clothing [J]. Acta Radiol, 2011, 3: 264–272.

［23］ LIM H S, JEONG S J, LEE J S, et al. Paget disease of the breast: mammographic, US, and MR imaging findings with pathologic correlation［J］. Radiographics, 2011, 7: 1973-1987.

［24］ MEERKOTTER D, SPIEGEL K, PAGE-SHIPP L S. Imaging of tuberculosis of the breast: 21 cases and a review of the literature［J］. J Med Imaging Radiat Oncol, 2011, 5: 453-460.

［25］ BOYER B, CANALE S, ARFI-ROUCHE J, et al. Variability and errors when applying the BIRADS mammography classification［J］. Eur J Radiol, 2013, 82（3）: 388-397.

［26］ TAN H, ZHANG S, LIU H, et al. Imaging findings in phyllodes tumors of the breast［J］. Eur J Radiol, 2012, 1: 62-69.

［27］ UEMATSU T. MRI findings of inflammatory breast cancer, locally advanced breast cancer, and acute mastitis: T2-weighted images can increase the specificity of inflammatory breast cancer［J］. Breast Cancer, 2012, 19（4）: 289-294.

第五章
腹壁、腹腔及肠系膜疾病MRI诊断

第一节　急性腹膜炎

　　急性腹膜炎按发病机制分为原发性和继发性两类；按累及范围分为局限性和弥漫性两类。急性原发性腹膜炎儿童及女性较多见。急性继发性腹膜炎多继发于腹腔内空腔脏器穿孔、外伤引起的腹壁或内脏破裂。除有原发病症状外，急性腹膜炎患者有共同的临床表现：腹部压痛、腹肌紧张、反跳痛为腹膜炎患者的标志性体征。腹胀加重是病情恶化的一项重要指标。

　　【MRI表现】

　　MRI对急性腹膜炎的病因诊断具有一定的帮助。急性腹膜炎一般表现为腹膜增厚，增厚的腹膜结构紊乱，在T1WI及T2WI均呈低信号，一般会引起腹腔内积液等（图5-1）。增强扫描时增厚的腹膜可见强化。

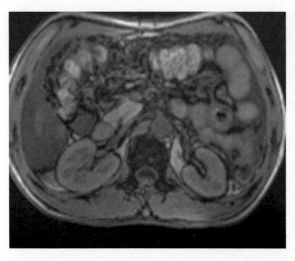

A

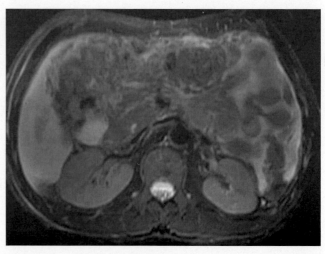

B

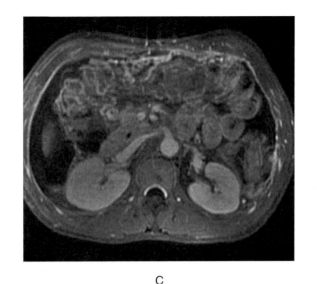

C

A. 横断面T1WI显示大网膜增厚；B. 横断面压脂T2WI示大网膜增厚，并见少量腹腔积液；C. T1WI增强扫描增厚的腹膜呈明显强化

图5-1 急性腹膜炎

【MRI诊断与鉴别诊断】

急性腹膜炎依靠其特征性临床体征诊断不难，MRI检查可以发现其原发病灶，对病因的诊断有所帮助。由于MRI检查技术的局限性，临床应用较少，需与其他影像学检查技术、实验室检查等综合评价方可确诊。急性腹膜炎需与以下疾病鉴别。

（1）腹茧症：又称硬化包裹性腹膜炎。其特点是一层较厚的蚕茧样纤维包膜将小肠部分或全部包裹，同时这层纤维包膜可继续向周围或远处蔓延，将腹腔内其他脏器包裹。影像上出现局限性或全部小肠肠襻，且被明显包膜包绕时，可以明确腹茧症的诊断。

（2）腹膜转移：一般腹膜呈结节状增厚。

（3）引起急性腹膜炎的各种病因间需要相互鉴别：结核性腹膜炎、肿瘤性腹膜炎、空腔脏器穿孔或外伤引起的腹膜炎等，结合病史、临床表现及其他影像学检查不难鉴别。

第二节 腹腔脓肿

一、膈下脓肿

脓液积聚在一侧或两侧的膈肌下与横结肠及其系膜的间隙内者，通称为膈下脓肿。可发生在一个或两个以上的间隙。脓肿一旦形成，可出现明显的全身及局部症状，以上腹痛、压痛和体温升高最常见，病灶可通过淋巴引起胸膜和肺的反应，脓肿可穿破到胸腔形成脓胸。

【MRI表现】

　　脓肿形成早期，脓腔在T1WI呈低信号，T2WI呈高信号，DWI呈高或低信号；脓肿壁不完整或无包膜，脓肿壁在T1WI呈低或等信号，T2WI呈低信号；灶周渗出，边界不清。典型脓肿期及脓肿形成后期：脓腔在T1WI呈低信号，T2WI呈高、稍高信号；脓肿壁完整或较清楚。增强扫描，脓肿壁呈明显环形强化（图5-2）。脓肿较大时，周围组织可见到清楚的压迫边缘。

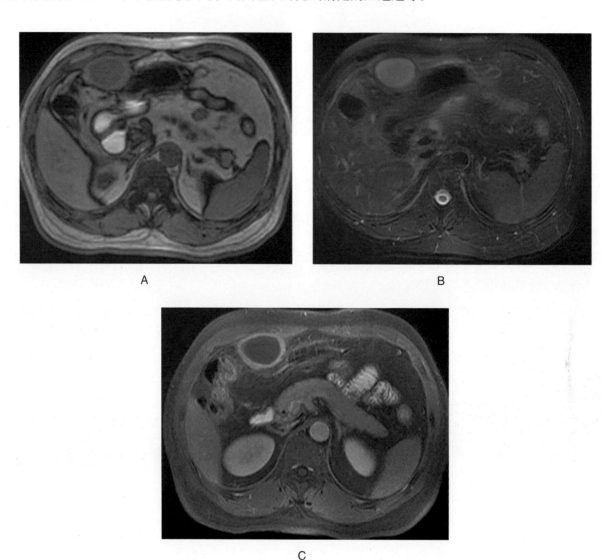

　　A. 横断面T1WI显示病灶中央低信号灶；B. 横断面压脂T2WI示病灶中央呈高信号；C. T1WI增强扫描病灶呈明显环形强化

图5-2　膈下脓肿

【MRI诊断及鉴别诊断】

　　膈下脓肿典型的脓腔、脓肿壁信号特点，不难诊断。但由于膈下脓肿MRI表现的多样性，仍需与以下疾病进行鉴别。

　　（1）膈下包裹性积液：平扫难以鉴别，但注射对比剂后，膈下脓肿壁有明显强化，膈下包裹性积液则无强化，以此可以较易区分二者。

　　（2）肝脓肿：位于肝周间隙且较大，导致肝压缩边缘不明显。

　　（3）胰腺假性囊肿：与胰腺关系密切，为胰腺内部和胰周的囊性占位，囊肿壁厚薄不均匀。

（4）膈下肝顶包虫病：多见于西北地区，并有动物接触史，若有"囊中囊""飘带征"等典型表现，则诊断不难。

二、盆腔脓肿

盆腔处于腹腔最低位，腹腔内的炎性渗出物或脓液易积聚于此而形成脓肿。包括输卵管积脓、卵巢脓肿、输卵管卵巢脓肿以及急性腹膜炎与急性盆腔结缔组织炎所致的脓肿。本病好发于育龄期妇女，尤以25~40岁多见。患者可能有分娩、流产、放置宫内节育器、不洁性生活、盆腔手术或其他下腹部手术史。疼痛多为下腹部持续性隐痛或胀痛，阵发性加剧。

【MRI表现】

表现为盆腔囊性或混合性包块，T1WI低信号，T2WI高信号，信号不均匀；包块较大，形态不规则，与周围组织粘连，边界不清，有包膜及分隔，壁可厚薄不均，且强化明显。有的囊壁上可见向内突起的结节。壁的厚薄与其形成的时间长短有关（图5-3）。

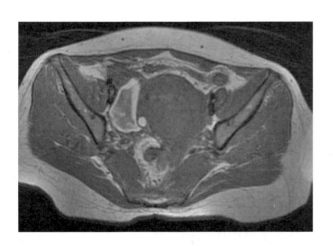
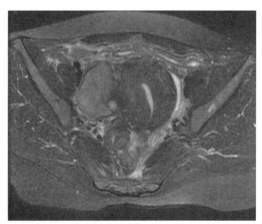

A　　　　　　　　　　　　　　　　　　　B

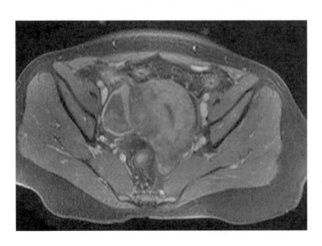

C

A. 横断面T1WI示病灶中央低信号灶；B. 横断面压脂T2WI示病灶中央呈高信号；C. T1WI增强扫描病灶呈明显环形强化

图5-3　盆腔脓肿

【MRI诊断与及鉴别诊断】

盆腔脓肿具有脓肿典型的脓腔及脓肿壁的特点，诊断不难。但仍需与以下疾病进行鉴别。

（1）巧克力囊肿：信号较复杂，大囊周围可有不同数量、不同大小的小囊并与大囊相连，可与周围结构粘连，平扫与盆腔脓肿有时难以鉴别，但增强检查可有助于鉴别。

（2）囊腺瘤：一般病灶较大，边界清楚，且除肿瘤扭转外大多无腹痛。结合病史不难诊断。

（3）卵巢恶性肿瘤：多伴有腹水，且患者年龄较大，多有消瘦病史，无盆腔炎表现。

三、肠间脓肿

肠间脓肿是发生在肠管、系膜、网膜间的脓肿，分布与腹膜间隙关系密切。其为腹膜炎的局限化，具体好发部位为网膜囊。临床表现为化脓性感染症状并腹痛、腹胀及腹部压痛或扪及包块。

【MRI表现】

早期主要表现为边界不清的团块状影，于T1WI呈低信号，T2WI呈高信号，周围腹膜增厚，周围可有水肿信号。常伴有不同程度的粘连性肠梗阻。增强扫描时脓肿壁可呈环状强化（图5-4）。

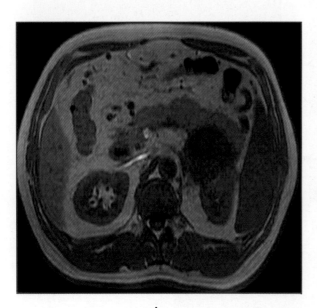 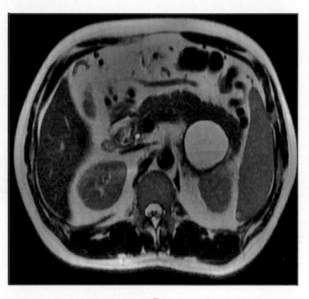

A   B

A. 横轴面T1WI示病变呈低信号；B. 横轴面T2WI示病变呈高信号

图5-4 肠间脓肿

【MRI诊断与鉴别诊断】

腹部见单个或多发T1WI低信号，T2WI高信号肿块，增强扫描时可见脓肿壁特征性环形强化表现。MRI检查可见肠壁间距增宽及局部肠襻积气。依据其特征性环形强化方式，不难诊断其为脓肿，但此病需与以下疾病进行鉴别。

（1）膈下脓肿：其脓肿部位位于膈下，周围组织呈压迫表现，肠壁间距没有明显增宽表现。

（2）盆腔脓肿：病变部位较低，位于盆腔内。

第三节 腹壁韧带样纤维瘤

腹壁韧带样纤维瘤是一种间充质来源的纤维母细胞克隆性增生性病变，该病形态上表现良性，而其生物学行为属于低度恶性，以浸润性生长和易于局部复发为特征，但不转移。位于腹壁者主要起源于腹壁的肌肉。发病高峰年龄为25~40岁，女性发病率是男性的1.8倍，而育龄期妇女的发病率明显高于其他，且多有手术史或妊娠史，好发于腹壁手术切口缘或邻近区域。

【MRI表现】

T1WI多呈等或略高信号；T2WI信号变化多样，分别表现为高信号、略高信号和低信号，大多数表现为不均匀略高信号。在各序列图像中，多数病灶内可见致密胶原纤维形成的低信号区。因复杂的病理学特点造成了肿瘤在MRI上的特征性。早期肿瘤内细胞成分丰富、胶原纤维少，T1WI呈低信号，T2WI呈高信号；而后由于胶原逐渐增多，在MRI上可因肿瘤内成分不同而引起T2WI信号的变化，表现为信号的多样性，可见条状的低信号；后期由于大量胶原增生和细胞结构减少，在T1WI及T2WI上均呈低信号（图5-5）。

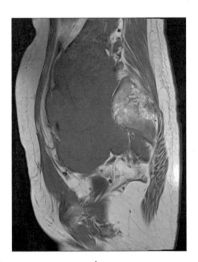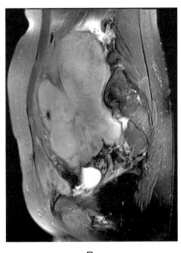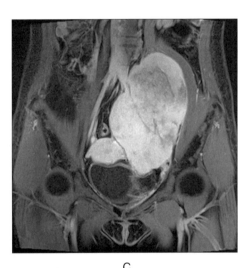

A   B   C

A. 矢状位T1WI示病变呈均匀低信号；B. 矢状面T2WI示病变呈不均匀高信号灶，内可见低信号纤维成分；C. 冠状位T1WI增强扫描呈明显不均匀强化

图5-5 腹壁韧带样纤维瘤

【MRI诊断及鉴别诊断】

MRI检查在韧带样纤维瘤的诊断中具有重要的价值。病灶境界多不清楚；T2WI呈略高信号；沿腹直肌长轴走行；强化显著、持续。在各序列图像中，多数病灶内可见致密胶原纤维形成的低信号区，其具有重要的鉴别诊断价值。但需与众多的软组织肿瘤进行鉴别。

（1）炎性病变：边缘常常渗出更显著，边缘更为模糊，可累及皮下组织，压痛较明显；炎性病变强化较本病迟，且强化多不均匀，坏死区T2WI为高信号且无强化，且抗炎治疗后炎性病变可变小，与本病不同。

（2）软组织肉瘤：生长速度较快，坏死、出血常见，肿瘤境界比韧带样型纤维瘤病清楚，T2WI信号一般较高。

（3）肌肉淋巴瘤：呈浸润性生长，信号较均匀，影像学表现与韧带样瘤极为相似，但淋巴瘤一般呈轻中度强化，强化程度不如本病显著；淋巴瘤T2WI呈等或略高信号，且淋巴瘤内无致密胶原纤维形成的低信号。

（4）腹壁切口子宫内膜异位症：其影像学表现可与切口处韧带样瘤非常相似。当症状病变与手术切口、月经周期相关时，提示子宫内膜异位；当症状不典型，病灶内部出现低信号无强化致密胶原纤维成分，则提示韧带样瘤的诊断。

（5）孤立性纤维瘤：病灶境界清楚，有包膜。

第四节　腹膜间皮瘤

腹膜间皮瘤是原发性腹膜肿瘤，主要发生于腹膜浆膜面。可分为纤维增生型和局限型两种类型。恶性间皮瘤与接触石棉有关，良性囊性间皮瘤与石棉无关。恶性间皮瘤可发生于任何年龄，多见于60~70岁，男性多于女性；良性间皮瘤常见于30~40岁，女性多于男性。较小的良性间皮瘤可无临床症状；部分以疼痛为主，腹腔肿物较明显，腹腔积液少；部分以腹胀为主，腹腔积液较明显。

【MRI表现】

T1WI病变呈中低信号，为脏器包绕的网膜和腹膜肿物，良性囊性间皮瘤表现为低信号的多囊性肿物；T2WI病变呈中等或高信号的腹壁结节改变，出血可继发液-液平面，良性囊性间皮瘤表现为中到高信号的多房囊性肿物。T1WI增强扫描增厚的腹膜和结节可见增强（图5-6）。

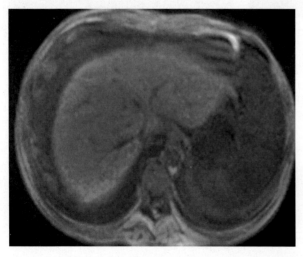

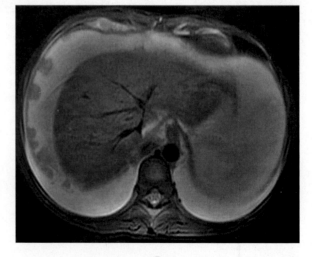

A　　　　　　　　　　　　　B

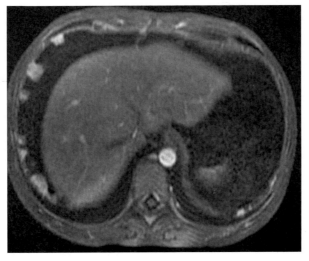

C

A. 横断面T1WI显示病灶呈多发结节状等信号；B. 横断位压脂T2WI显示低信号；C. T1WI增强扫描病灶呈明显结节状强化

图5-6 腹膜间皮瘤

【MRI诊断与鉴别诊断】

MRI信号对病变的显示缺少特异性，肿瘤需与以下疾病进行鉴别。

（1）腹膜转移性肿瘤：常伴有腹腔积液、肠系膜扭转、肠梗阻。形态可为结节状、斑片状或大的网膜肿物。

（2）腹膜假性黏液瘤：表现为低信号的腹膜肿物，种植物可使脏器浆膜表面呈扇形扭曲。

（3）淋巴瘤：伴发的多发淋巴结肿大可表现为"三明治"征，即汇合于肠系膜血管周的肠系膜结节样肿物。但没有分隔包裹的腹腔积液改变。

（4）腹膜炎症：可表现为腹膜增厚、粘连，一般没有网膜或腹膜结节，临床相关征象有利于鉴别。

第五节　腹膜假性黏液瘤

腹膜假性黏液瘤是一种以黏液外分泌性细胞在腹膜或网膜种植而导致腹腔内大量胶冻黏液腹水为特征的疾病。好发年龄为40~70岁，女性发病率为男性的2~3倍。临床常表现为腹痛、腹胀、腹部包块，腹水征常为阳性，但腹水不易抽出，或者抽出胶冻样液体。

【MRI表现】

MRI显示肝脾等实质脏器边缘"扇贝样"或"结节状"缺损，腹腔内不规则囊实性肿块；脏器周围、网膜间隙、腹腔、盆腔可见大量黏液性腹水，腹膜、大网膜、小网膜弥漫性不规则增厚呈饼状，肠管受压移位；MRI信号在T2WI上显示部分略高于腹腔实质性肿块，黏液样液体略低于一般性腹水（图5-7）。

065

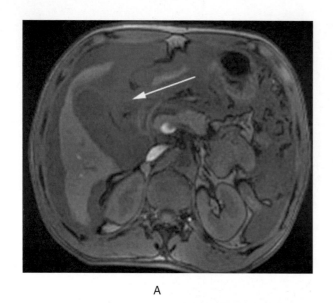

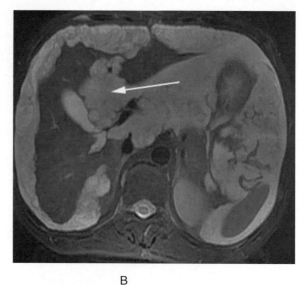

A

B

C

腹膜、大网膜、小网膜弥漫性不规则增厚呈饼状。A. 横断面T1WI显示病灶低信号；B. 脂肪抑制横断面T2WI显示高信号；C. T1WI增强扫描病灶呈明显延迟强化

图5-7　腹膜假性黏液瘤

【MRI诊断及鉴别诊断】

如发现凝胶状腹水、肝脾边缘扇贝型压迹、肠系膜的浸润性改变、实质器官内浸润性病灶以及腹膜黏液团，往往提示腹膜假性黏液瘤的可能。MRI鉴别其良恶性较为困难。良性者的"扇贝样"边缘大于5mm，钙化多见；恶性病变大网膜增厚明显，形成网饼样，"扇贝样"相对较小，腹膜后淋巴结肿大，并可伴有原发恶性肿瘤的存在。虽然MRI对腹膜假性黏液瘤有一定的特征性表现，但腹部征象重叠性较多，需与以下疾病进行鉴别。

（1）一般腹水：MRI信号在T2W1上呈明显高信号，肠管向前壁呈漂浮状，其内一般不见分隔，也无囊实性肿块影，肝脾边缘不出现"扇贝样"或"结节状"压迹。腹膜假性黏液瘤一般有壁，其内有细小分隔，肠管受压多向中央聚拢，不向腹前壁呈漂浮状。

（2）结核性腹膜炎：腹部有揉面感、压痛、包块较局限，腹腔内无囊实性肿块影，肝脾边缘不出现"扇贝样"或"结节状"压迹。

第六节　肠系膜肿瘤

肠系膜原发肿瘤罕见，常为间质起源。肠系膜肿瘤可发生在小肠系膜、横结肠、乙状结肠等系膜任何部位。

一、肠系膜囊肿（淋巴管瘤）

肠系膜囊肿为肠系膜血管起源的良性肿瘤，可显示淋巴管分化。多发生于空回肠系膜根部，病因不明。通常为偶然发现的无症状腹部肿块，但是可以出现慢性腹痛或并发症，如扭转、破裂、出血或胃肠道梗阻所致的急性疼痛。

肠系膜淋巴管瘤属于肠系膜囊肿的一种，是由中胚叶层发生的肿瘤性囊肿。可发生于任何年龄，通常为单发性，少数可为多发性。肠系膜淋巴管瘤多发生在空肠或回肠上段系膜中，靠近肠管的系膜缘，少部分位于结肠系膜，很少累及肠壁，一般不发生恶变，患者可毫无症状，或偶可发腹部肿块。

【MRI表现】

囊肿多为单囊，薄壁，可以有分隔，囊内含浆液、黏液，偶有出血。囊内容物的成分决定了MRI表现，单纯囊肿在T1WI呈圆形低信号，T2WI为高信号，边界清楚。当囊内有出血以及含蛋白成分较多时，在T1WI为高信号，T2WI为不均匀高信号，增强后见囊壁及其分隔强化。乳糜性囊肿可有特征性的脂液平面，T1WI高信号提示脂肪成分存在（图5-8）。

淋巴管瘤多表现为病变形态不规则，边界不清，可见血管包绕征。典型MRI表现为T1WI与肌肉相似或稍高信号，T2WI为高于脂肪的信号，囊内分隔呈等信号，若囊内出血或合并感染则MRI信号表现不一。囊性淋巴管瘤病变内可见液-液平面，分房大，分隔细、薄，增强扫描呈轻度强化或无强化（图5-9）。

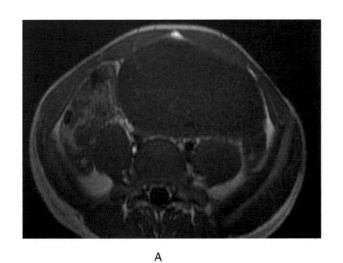
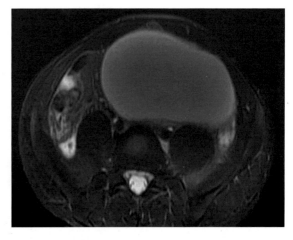

A　　　　　　　　　　　　　　　　　　　　B

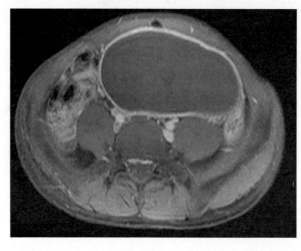

C

A．横断面T1WI示病灶呈均匀低信号；B．脂肪抑制横断面T2WI示均匀高信号；C．T1WI增强扫描延迟病灶未见强化，囊壁菲薄、均匀强化

图5-8　肠系膜囊肿

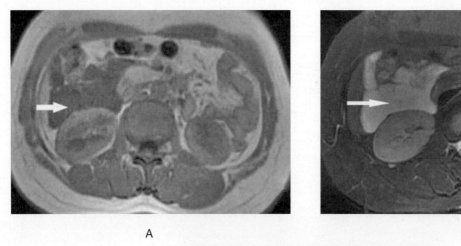

A

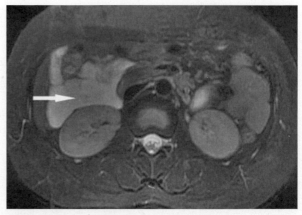

B

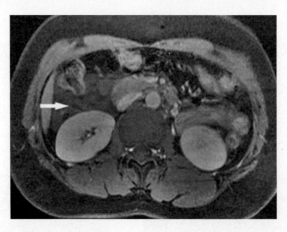

C

A．横断面T1WI平扫示病灶呈均匀低信号；B．脂肪抑制横断面T2WI平扫示高均匀信号，内见线状略低信号分隔；C．横断面T1WI增强扫描延迟期分隔呈轻度线状强化

图5-9　肠系膜淋巴管瘤

【MRI诊断及鉴别诊断】

位于空回肠部位肠系膜的囊性病变一般考虑此病，但是MRI检查缺乏特异性，腹部囊性病变较多，易误诊。需与以下疾病进行鉴别。

（1）卵巢源性囊性肿瘤：肿瘤单房或多房，多有分隔或壁结节，囊壁厚薄不均，信号不均匀，增强后壁结节、分隔强化。病变起源于卵巢，肠管受压向上移位。

（2）囊性畸胎瘤、实性肿瘤囊性变：囊性畸胎瘤以囊性成分为主，可见骨骼、牙齿，囊壁钙化等，一般不难鉴别。实性肿瘤少见情况下部分或大部分囊变，多有分隔或壁结节，囊壁厚薄不均，增强后壁结节强化。

（3）腹部实质性脏器囊肿：鉴别的关键是定位。

（4）肠重复畸形：表现为肠形、单房、均匀厚壁肿块，常无分隔。走形与所在的肠管方向一致，与肠管关系紧密，强化不明显。常伴有脊柱畸形。

（5）肠系膜硬纤维瘤：瘤体一般较大，MRI表现上形态较多样化，边界清晰或不规则，由于含有大量纤维组织，在T1WI及T2WI均呈低信号，一般仅有轻度强化或无强化。

（6）脂肪瘤：当怀疑为脂肪瘤时，可采用脂肪抑制序列进行扫描，以明确诊断。

二、肠系膜硬纤维瘤

肠系膜硬纤维瘤是一种无包膜的局部侵袭纤维瘤病。常为散发，多见于Gardner综合征，尤其是曾进行腹部手术的患者。

【MRI表现】

硬纤维瘤边界清楚，但常不规则，可蔓延至肠系膜脂肪，反映了它的侵袭性特点。少数情况下可出现"旋涡状"表现。在T1WI相对于肌肉呈低或等信号，T2WI信号多样，反映它的细胞和纤维成分含量。T2WI高信号及增强后明显均匀或不均匀强化，提示肿瘤细胞成分较多，意味着肿瘤生长迅速。

三、脂肪瘤样肿瘤

良性脂肪瘤主要由脂肪构成，具有特殊的信号特征。肌脂瘤罕见，含有脂肪和软组织，类似于脂肪肉瘤。黏液性脂肪肉瘤增强后可有网状强化。圆细胞型和多形型脂肪肉瘤，没有脂肪成分，表现为无特异性的软组织信号。

【MRI诊断及鉴别诊断】

凡中下腹腔肿块，压迫胰腺、主动脉、下腔静脉，肠管后移，而不侵犯邻近器官，不能确定起源于哪个脏器并能与腹膜后分开，周围与肠管完全或部分包绕而肠管本身正常者，肿块附近肠系膜增厚，脂肪信号增高，血管增粗模糊或消失（模糊肠系膜征），肠系膜上动静脉完全或部分被包绕（夹心饼征）者，多可提示或确诊肠系膜肿瘤。仍需与来源于肠管、腹膜后、子宫、附件的肿瘤进行鉴别；亦需排除肠系膜非肿瘤性病变。

（1）硬化性肠系膜炎：是一种原因不明的主要累及肠系膜根部的非特异性炎性病变。当病变以纤维化为主时可表现为肠系膜病变收缩呈软组织信号肿块状，边界清晰或不清，不易与原发性肠系膜肿瘤鉴别，但硬化性肠系膜炎临床过程为缓慢、良性的过程，与原发性肠系膜肿瘤不同。

（2）来源于肠道肿瘤：原发性肠系膜肿瘤一般可见肠管推移、聚拢、固定等表现，而肠腔并无异常改变。

（3）腹膜后肿瘤：位于肠系膜根部的原发性肠系膜肿瘤或体积较大者易误诊为腹膜后肿瘤，腹膜后肿瘤常与腹膜后组织器官如肾、输尿管等分界不清或推压这些结构，且常引起腹主动脉、下腔静脉及肠系膜血管受压前移，而原发性肠系膜肿瘤多使这些结构后移，如果肿块包绕肠系膜血管则肠系膜肿瘤的可能性更大。

（4）妇科肿瘤：体格检查要注意肿瘤的侧方移动情况，卵巢肿瘤可以推入盆腔，不易向上推移，而肠系膜肿瘤一般都有较大的活动度，特别是顺肠系膜根部走行方向移动度较大。原发性肠系膜肿瘤与肠管关系密切，邻近肠管常见受压、移位、拉长、肠壁僵硬等表现，肿块常始于上腹一侧逐渐向下变小，而卵巢肿瘤与肠襻无关，肿块始自下腹一侧逐渐向上增大。

第七节 腹 膜 癌

原发性腹膜癌发病率低，原发于腹膜，但卵巢正常或仅有小病灶，是临床表现似晚期卵巢癌的一种特殊疾病类型。癌组织常弥漫性生长，早期无明显症状，晚期多以腹胀、腹痛、食欲差、消瘦、大小便异常为主要临床表现，缺乏特异性。发病年龄较晚且多为绝经后妇女。男性也可偶然发生。

【MRI表现】

癌细胞在腹膜上扩散表现为腹膜结节与肿块、腹膜线样增厚、"污垢状"网膜改变和"饼状"网膜，这些征象是原发性腹膜癌的直接征象。T1WI脂肪抑制MRI增强扫描见腹膜结节强化明显，在低信号腹腔积液背景下显示更加清楚。当肿瘤细胞在腹膜上形成的腹膜结节体积过于微小，MRI则难以清楚显示结节病灶，此时可仅表现为腹膜线样增厚与腹腔积液。

【MRI诊断与鉴别诊断】

MRI表现"污垢状"网膜改变和"饼状"网膜，有强化的腹膜结节，要考虑本病的可能。但由于征象缺乏特异性，此病需要与其他疾病进行鉴别。

（1）卵巢癌腹膜转移：主要看双侧卵巢内有无肿瘤浸润。

（2）弥漫性腹膜间皮瘤：男性多见，且多有长期石棉粉尘接触史。

（3）腹膜结核：壁层腹膜显示有增强、轻度增厚，但表面光滑，无结节。

第八节 腹膜结核

腹膜结核常是一种弥漫性疾病，多继发于肺结核或其他形式的腹部结核，且与淋巴结结核并存。作为全身疾病的一部分，腹膜结核患者大多都伴有腹水及明显的结核中毒症状。多见于20~40岁妇女，80%~90%为育龄妇女。

【MRI表现】

腹膜结核主要表现为多种征象的综合，包括较大范围腹水、腹膜、大网膜、小网膜增厚积液、腹膜钙化及肠系膜根部淋巴结肿大，增厚的腹膜较均匀，部分病变合并腹腔及其他部位结核。钙化在MRI各序列上均呈低信号。增强扫描时，增厚的腹膜及增大的淋巴结可见强化（图5-10）。

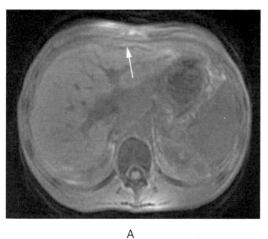
A

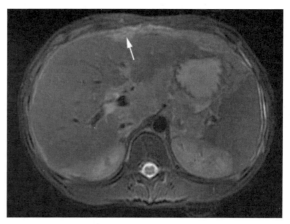
B

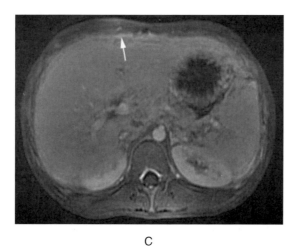
C

A. 横断面T1WI平扫示腹膜普遍增厚，腹膜后多发淋巴结肿大；B. 脂肪抑制横断面T2WI示腹膜呈稍高信号；C. 横断面T1WI增强扫描示腹膜明显强化，淋巴结环形强化

图5-10 腹膜结核

【MRI诊断及鉴别诊断】

腹膜钙化对腹膜结核的诊断较具特征性，腹腔、盆腔内发现其他部位结核病灶可帮助诊断。本病需与以下病变进行鉴别。

原发性腹膜癌及腹膜转移癌：腹膜结节状增厚多见于癌性病变；腹膜结核增厚的腹膜多较光滑，如发现低信号的腹膜钙化，多提示为腹膜结核。

第九节　腹膜后肿瘤

原发性腹膜后肿瘤是指原发于腹膜后脂肪、淋巴、肌肉、神经及残留胚胎组织，不包括来自腹膜后器官如肾、肾上腺、胰腺等的肿瘤（表5-1）。临床上较少见，发生率占全身肿瘤的0.07%~0.20%。起源于后腹膜间充质细胞、神经源性细胞或胚胎残余。由于腹膜后间隙的存在，只有当肿瘤长到相当大小时才会压迫影响邻近脏器，因此，原发性腹膜后肿瘤通常在发现时已相当大。

表5-1　原发性腹膜后肿瘤的病理分类

组织来源	良　性	恶　性
间叶组织	脂肪瘤，纤维瘤，平滑肌瘤，横纹肌瘤，血管瘤，血管外皮瘤，淋巴管瘤，间叶瘤	脂肪肉瘤，纤维肉瘤，纤维组织细胞肉瘤，平滑肌肉瘤，横纹肌肉瘤，血管内皮肉瘤，血管外皮肉瘤，恶性淋巴管瘤，间叶肉瘤
淋巴组织	假性淋巴瘤	恶性淋巴瘤
神经组织	神经鞘瘤，神经纤维瘤，神经节细胞瘤，异位嗜铬细胞瘤，非嗜铬性副神经节瘤	恶性神经鞘瘤，神经纤维肉瘤，神经母细胞瘤，恶性嗜铬细胞瘤，恶性非嗜铬性副神经节癌
生殖细胞源性	囊性畸胎瘤	恶性畸胎瘤，内胚窦瘤，绒毛膜上皮细胞癌
组织来源不明	囊肿腺瘤	未分化癌，异位组织癌，未分化肉瘤

一、脂肪瘤及脂肪肉瘤

腹膜后肿瘤以脂肪肉瘤发病率最高，男性多见，平均发病年龄为60~70岁。肿瘤发现时多较大。根据所含不同的细胞内脂肪和黏液基质的量分为脂肪性、黏液性和多形性3个类型，取决于主要成分。大多数为低度恶性、分化较好，多形性肿瘤多为高度恶性，分化较差。黏液瘤是最常见类型，通常为中度恶性。

【MRI表现】

脂肪瘤MRI信号很有特征，在各种序列中，病变信号与腹部皮下脂肪信号一致，T1WI为高信号，T2WI为中等略高信号，信号均匀，边界清晰，偶尔可见低信号分隔。

脂肪肉瘤表现为边界不清的浸润性病变，通常含有脂肪和软组织成分。分化良好的脂肪肉瘤，在SE序列上表现为与成熟脂肪相似的信号特征，即T1WI为高信号，T2WI为高信号或等信号，在脂肪抑制图像上信号被抑制。因脂肪肉瘤内多伴有其他成分，在脂肪信号内可见有低信号的分隔，增强后脂肪肉瘤可强化。黏液性脂肪肉瘤中黏液成分在MRI上的信号强度与水相似，静脉注射对比剂后，黏液区表现为逐渐的网格样强化（图5-11）。

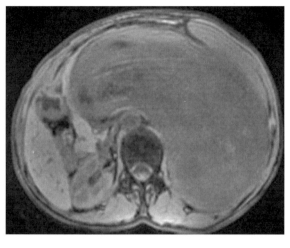
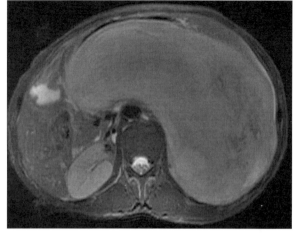

A   B

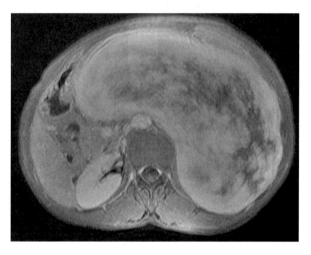

C

　A. 横断面T1WI平扫示腹膜后巨大软组织灶，边界清楚，呈不均匀略高信号；B. 脂肪抑制横断面T2WI平扫以高信号为主，其内见斑片状低信号；C. 横断面T1WI增强扫描不均匀明显强化

图5-11　腹膜后硬化性脂肪肉瘤

【MRI诊断及鉴别诊断】

　　根据肿瘤内含有的脂肪成分及分化程度的不同，MRI诊断脂肪肉瘤有一定的特异性。MRI可区分脂肪性和黏液性脂肪肉瘤中的低恶度的硬化的软组织成分，及多形性和圆细胞性脂肪肉瘤中的高恶度的软组织成分。此病需与以下疾病进行鉴别。

　　（1）复杂性囊肿：黏液成分较多的脂肪肉瘤需与其相鉴别，在平扫时二者表现相似，但增强后病变表现出更多的实性特点，它们通常边界清楚、含有钙化，大多数不含能被显示的脂肪。

　　（2）成熟畸胎瘤：可以含有局灶性的成熟脂肪。典型者可以通过所含的脂液平面和钙化，与脂肪瘤和脂肪肉瘤进行鉴别。但少数情况下，脂肪瘤和脂肪肉瘤中也可有这些表现。

　　（3）肾上腺髓样脂肪瘤：起源于肾上腺可鉴别。

　　（4）肾血管平滑肌肉瘤：起源于肾脏，通常可见增粗的血管。少数情况下，血管平滑肌肉瘤可起源于肾周脂肪，与肾脏周围的脂肪肉瘤很难鉴别。

　　（5）其他：腹膜后或盆腔内的脂肪弥漫性增多，也可见于Cushing病、盆腔脂肪过多症、脂肪性淋巴结增大和某些特发病。脂肪的对称性分布和无包膜的特点，有助于与脂肪瘤进行鉴别。

073

二、平滑肌肉瘤

在原发性后腹膜肿瘤中位居第二，女性多见，多发于中老年人。大多呈侵袭性生长。临床表现多无特异性，出现症状时瘤体多已巨大。一般表现为腹部不适、腹部肿块、腹痛、体重下降、恶心呕吐或下肢水肿。

【MRI表现】

MRI上的信号表现非常不均匀。多表现为T1WI上为高低混杂信号，T2WI上高等混杂信号。多为富血管肿瘤，因此，增强后呈明显不均匀强化，常见低信号无强化的坏死出现。当坏死区有出血时，MRI常较敏感，可见T1WI上呈高信号，T2WI呈低信号环（图5-12）。

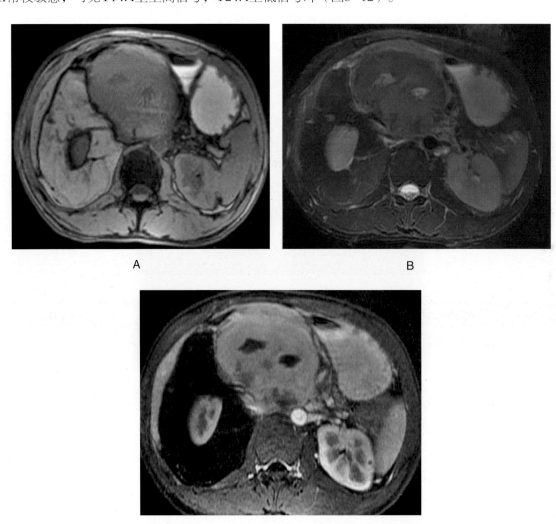

A. 横断面T1WI腹膜后见巨大类圆形软组织灶，边界清楚，与肌肉相比呈等信号，其内见斑点状低信号；B. 脂肪抑制横断面T2WI平扫呈等信号，其内见高信号影；C. 横断面T1WI增强扫描呈不均匀明显强化，中心见斑点状无强化区

图5-12　腹膜后平滑肌肉瘤

【MRI诊断及鉴别诊断】

平滑肌肉瘤无特异性MRI组织学特征，诊断时需与其他腹膜后恶性肿瘤相鉴别。

（1）脂肪肉瘤：以脂肪信号为主的不均匀肿块。

（2）恶性纤维组织细胞瘤：常见钙化。

（3）血管外皮细胞瘤：可见丰富血管网。

（4）副神经节瘤：常有儿茶酚胺过量分泌症状。

三、腹膜后淋巴瘤

淋巴瘤的首发部位大多数为浅表淋巴结，原发于腹膜后淋巴结者只占0.6%。

【MRI表现】

主要表现为各个孤立或融合成团的结节或肿物，可包绕、推移邻近的大血管，由于淋巴瘤的侵犯范围常比较广泛，对淋巴瘤患者作MRI扫描时，扫描范围应自膈顶至耻骨联合，如果发现膈脚后有肿大淋巴结时，要继续向上扫描以观察纵隔淋巴结是否有病变（图5-13）。伴发的多发淋巴结肿大可表现为"三明治"征，即汇合于肠系膜血管周的肠系膜结节样肿物。

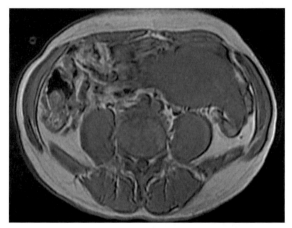 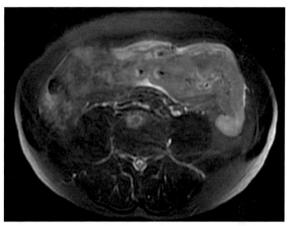

A   B

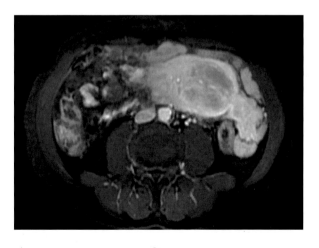

C

A. 横轴面T1WI平扫示腹膜后多发淋巴结肿大、融合，形态不规则，边界清楚，呈均匀等信号；B. 横轴面T2WI平扫呈均匀高信号；C. 横轴面T1WI增强扫描呈明显均匀强化

图5-13 腹膜后淋巴瘤

四、巨细胞增生症

巨细胞增生症又称Castleman病，为一种罕见的淋巴组织增生肿物，病因不明，分为透明血管型（80%~90%）及浆细胞型（10%~20%）两种亚型。发病部位以纵隔最为多见（70%），腹膜后及盆腔占4%。30岁以下的中、青年多见。透明血管型无明显临床症状，浆细胞型可有发热、贫血等临床表现。

【MRI表现】

MRI平扫无明显特征性，但在肿物内及周围见无信号的供血血管为其特征性表现，增强扫描也可见明显强化（图5-14）。

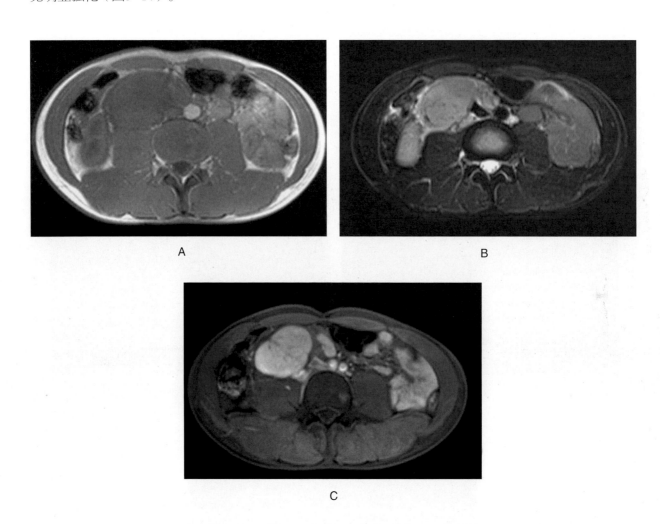

A. 横轴面T1WI平扫示腹膜后类圆形软组织灶，边界清楚，呈均匀等信号；B. 横轴面T2WI示呈不均匀高信号，内见点状低信号灶；C. 横轴面T1WI增强扫描呈明显均匀强化，内见点条状低强化灶

图5-14　腹膜后巨细胞增生症

五、神经母细胞瘤

神经母细胞瘤是婴儿最常见的来源于神经嵴的实质性肿瘤，主要发生在4~5岁以下，病变大部分发生于肾上腺，也可发生于肠、腹、盆腔。婴儿常伴腹部包块、高血压、眼球震颤及腹痛等。

【MRI表现】

肿瘤呈长T1、长T2信号改变，与肾脏信号相仿。信号可均匀一致或不规则，后者提示有出血、坏死或明显钙化灶。MRI可显示肿瘤与周围血管关系、肾脏移位、椎管内受侵、骨髓转移等征象。

六、神经鞘瘤和神经纤维瘤

神经鞘瘤和神经纤维瘤通常位于肾上腺和脊柱旁区的主动脉旁器，与交感神经节分布一致。大多数临床表现为肿物或疼痛，但它们也可分泌某些物质，包括儿茶酚胺、血管活性肽或促雄性激素，可产生不同的全身症状。

【MRI表现】

神经鞘瘤T1WI信号高低不定，多为稍低或等信号，信号较均匀；T2WI为不甚均匀高信号，有时中心可见更高信号，与神经鞘瘤的囊变坏死有关；增强后多有明显强化（图5-15）。

神经纤维瘤通常为双侧性，T1WI较肌肉组织信号略高，T2WI为高信号。

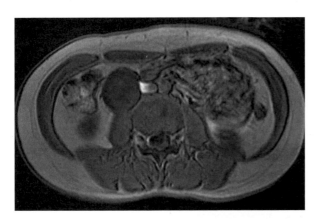
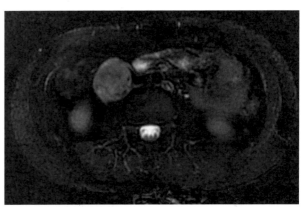

A B

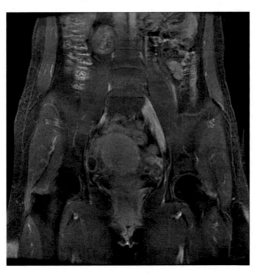

C

A. 横轴面T1WI平扫示肿块呈类圆形均匀低信号；B. 横轴面T2WI平扫呈不均匀高信号，内见点片状低信号灶；C. 冠状面T1WI增强扫描呈明显不均匀强化，内见斑片状略低强化灶

图5-15 神经鞘瘤伴出血及囊性变

七、原发性生殖细胞瘤

一般认为，性腺外的生殖细胞瘤是起源于胚胎发育时期异位的原始生殖细胞，或隐匿性性腺原发肿瘤的转移瘤。大多数性腺外的生殖细胞瘤发生于中线区，纵隔是最常见的部位，其次是腹膜后腔。无论良性还是恶性，在儿童期无明显性别差异；但在成人，良性肿瘤无性别差异，而90%的性腺外恶性生殖细胞瘤发生于男性。

【MRI表现】

MRI上，成熟的畸胎瘤通常表现为边界清楚的囊实性肿物，含有脂肪、液体及钙化，脂肪通常有几种形式：固态脂肪、皮脂和与毛发混合的脂肪，因此MRI的信号可表现各异。如出现脂液平面，则高度提示畸胎瘤。恶性生殖细胞瘤表现为大的、分叶状肿物，含有混杂信号成分。可有坏死或陈旧性出血表现（图5-16）。

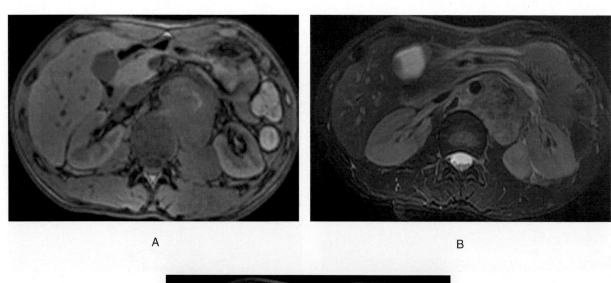

A   B

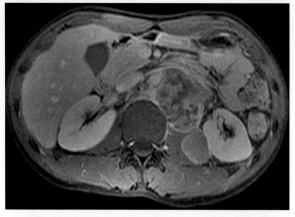

C

A. 横断面T1WI平扫示左侧腹膜后腹主动脉周围软组织灶，呈不均匀等信号，内见条片状高信号灶；B. 脂肪抑制横断面T2WI平扫呈以高信号为主的混杂信号灶，其内见低信号影，C. 横断面T1WI增强扫描呈不均匀明显强化，内见多发斑片状低强化灶

图5-16　腹膜后恶性生殖胚胎瘤

八、恶性纤维组织细胞瘤

恶性纤维组织细胞瘤好发于中老年，男性稍多。发生率在原发性腹膜后肿瘤中居第三位。临床常有肿物或疼痛症状。

【MRI表现】

T1WI为略低信号，T2WI呈高信号，T1WI和T2WI信号多不均匀，增强后有明显强化。约有1/4的恶性纤维组织细胞瘤内含有钙化，但MRI不敏感。

【MRI诊断及鉴别诊断】

腹膜后原发性肿瘤虽然少见，但种类繁多，来源复杂，影像学表现多种多样，缺少特异性，且由于腹膜后腔解剖结构的特殊性，使得肿瘤的定位与定性均有一定困难。

一般腹膜后肿瘤多推压腹膜后脏器致使肾脏向前移位及肾轴旋转，主动脉及腔静脉移位较明显，胰腺亦常受压前移，根据腹膜后器官的移位情况有助于对腹膜后肿瘤的定位。另外，从肿瘤在腹膜后生长的部位、血供丰富程度，MRI上的一些信号特征，有助于诊断。

（1）神经源性肿瘤偏向于沿中线脊柱生长，双侧发生较多，尤其是神经纤维瘤。

（2）增强后有显著强化表现的，以平滑肌肉瘤、神经鞘瘤、异位嗜铬细胞瘤多见。平滑肌肉瘤多有大片坏死区；神经鞘瘤囊变较多，信号较均匀。

（3）脂肪肉瘤具有侵袭性生长方式，常可深入各组织间隔，是其特征；脂肪肉瘤的分化程度是决定MRI上信号变化的关键，对一些低分化的脂肪肉瘤，见到条索状或局灶性脂肪信号有助于诊断。

（4）神经母细胞瘤多见于婴幼儿患者。

（5）MRI对钙化不敏感，因此对于伴有钙化的一些肿瘤，如恶性纤维组织细胞瘤、神经母细胞瘤等发现钙化的机会较低，有时需与CT相结合，以做出诊断。

（6）腹腔内及腹膜后淋巴瘤一般多为信号均匀的肿块，这一点在后腹膜肿块的鉴别诊断上较有帮助。

（陈静静　郑圆圆　郝大鹏）

参考文献

［1］ 卢延，夏文龙，林应铭，等. 肠系膜淋巴瘤（附14例报道）［J］. 临床放射学杂志，1988，7（5、6）：265-266.

［2］ 邢墨儒，黄莛庭. 肠系膜囊肿［J］. 普外临床，1996，11（1）：57-59.

［3］ 石木兰. 腹膜后间隙肿瘤的影像诊断［J］. 中国医学计算机成像杂志，1999，5（4）：272-277.

［4］ 张秀平，蔡长生，张嘉丽，等. 肠系膜肿瘤与卵巢肿瘤的鉴别诊断［J］. 中国医学影像技术，2001，17（9）：892-893.

［5］ 邱德正，雷益，陈志刚，等. 急性胰腺炎的MRI诊断［J］. 实用放射学杂志，2005，21（2）：147-149.

［6］ 娄越亮，王雁飞. 原发性腹膜癌的诊断与治疗进展［J］. 中国肿瘤临床，2005，32（4）：236-240.

［7］ 刘青云. 女性盆腔脓肿39例临床分析［J］. 实用医技杂志，2005，12（9）：2628-2629.

［8］ 廖昕，程勇，牛艳坤，等. 腹膜假性粘液瘤的临床病理与影像表现分析［J］. 放射学实践，2006，21（4）：380-383.

［9］ 胡爱妹，周林江．女性盆腔脓肿的MRI表现（附8例分析）［J］．医学影像杂志，2007，17（10）：1034，1053.

［10］ 张玉珍，李玉华，张忠阳，等．胎儿腹部囊性病变的MRI诊断与鉴别［J］．临床放射学杂志，2008，27（5）：672-674.

［11］ 邱乾德，许崇永，相世峰．腹膜假性黏液瘤MR诊断（附17例报告）［J］．医学影像杂志，2008，18（4）：380-383.

［12］ 李明华，赵俊功．X线平片及CT检查在急性弥漫性腹膜炎中的诊断价值［J］．中国实用外科杂志，2009，29（6）：463-466.

［13］ 张敏，陈岩，陈海铃，等．腹部淋巴管瘤的CT及MR表现［J］．临床放射学杂志，2009，28（8）：1164-1166.

［14］ 王琦，李高宏．原发性肠系膜肿瘤的CT诊断［J］．医学影像学杂志，2009，19（1）：67-70.

［15］ 韦骏，马强华，叶建军，等．磁共振DWI结合常规MRI对腹盆腔脓肿的诊断价值［J］．放射学实践，2009，24（4）：418-421.

［16］ 董馨，靳心昱，张洁．多层螺旋CT术前诊断腹茧症的可靠性分析（附4例报告）［J］．中国临床医学影像杂志，2010，21（8）：607-608.

［17］ 王华，王伯胤，文阳．膈下脓肿CT特征及其临床表现［J］．浙江实用医学，2010，15（2）：143-145.

［18］ 王末，汪秀玲．韧带样纤维瘤的影像学表现［J］．CT理论与应用研究，2011，20（4）：551-557.

［19］ 马立恒，张朝晖，陈应明，等．淋巴管瘤的磁共振成像诊断［J］．中国医学计算机成像杂志，2011，17（2）：155-159.

［20］ 袁明远，江治民，包相华，等．腹膜结核的CT表现对比分析及其鉴别诊断［J］．放射学实践，2011，26（8）：869-871.

［21］ 杜恒峰，姚微微，刘品霓，等．腹壁韧带样瘤的CT与MRI征象分析［J］．中国CT和MRI杂志，2012，10（6）：79-81.

［22］ 周翠屏，廖丹玲，朱文半，等．原发性肠系膜肿瘤的CT表现［J］．临床放射学杂志，2012，31（8）：1131-1134.

［23］ 曹开明，郝楠馨，王葳，等．原发性腹膜癌的CT、MRI表现［J］．临床放射学杂志，2012，29（12）：1629-1632.

［24］ 向东洲，王康太，李丽．小儿结肠系膜淋巴管瘤5例临床分析［J］．中国普外基础与临床杂志，2013，20（5）：550-552.

［25］ CHOYKE P L, HAYES W S. SeterbennI. A primary extragonadal germ cell tumors of the retroperitoneum: Differentiation of primary and secondary tumors［J］. Radiographics, 1993, 13: 1365- 1375.

［26］ BECHTOLD R E, CHEN M M, LOGGIE B W, et al. CT appearance of disseminated peritoneal adenomucinosis［J］. Abdom Imaging, 2001, 26: 406- 410.

［27］ VANHOENACKER F M, DE BACKER A I, OP DE B B, et al. Imaging of gastrointestinal and abnormal tuberculosis［J］. Eur Radiol, 2004, 14（3）: 103-115.

［28］ MENDENHALL W M, ZLOTECKI R A, MONI C G, et a1. Aggressive fibromatosis［J］. American Journal of Clinical Oncology, 2005, 28（2）: 211-215.

［29］ DE BACKER A L, MORTELE K J, DE KEULENAER B L, et al. CT and MR imaging of gastrointestinal tuberculosis［J］. JBR－BTR，2006，89（4）：190－194.

［30］HAUTH E A，JAEGER H J，LIBERA H，et al. Magnetic resonance imaging of the ovaries of healthy
women：determination of normal values［J］. Acta Radiol，2006，47：986.

［31］KREUZBERG B，KOUDELOVA J，FERDA J，et al. Diagnostic problems of abdominal desmoid tumors in
various location［J］. Eur J Radiol，2007，62（2）：180－185.

［32］LEVY A D，AMIZ J，SHAW J C，et al. primary peritoneal tumors imaging features with pathologic
correlation［J］. Radiographics，2008，28：583.

［33］BHUYAN P，MAHAPATRA S，MAHAPATRA S，et al. Extraovarian primary peritoneal papillary serous
carcinoma［J］. Arch Gynecol Obstet，2010，281：561.

［34］SALAS S，DUFRESNE A，BUI B，et al. Prognostic factors influencing progression－free survival
determined from a series of sporadic desmoid tumors：a wait－and－see policy according to tumor presentation
［J］. Journal of Clinical Oncology，2011，29（26）：3553－3558.

［35］SINHA A，HANSMANN A，BHANDARI S，et al. Imaging assessment of desmoid tumors in familial
adenomatous polyposis：is state－of－the－art 1.5T MRIbetter than 64－MDCT［J］. The British Journal of
Radiology，2012，85：254－261.

第六章
胃十二指肠疾病MRI诊断

第一节　胃　癌

　　胃癌是源自胃黏膜上皮的恶性肿瘤，是我国最常见的恶性肿瘤之一。胃癌可发生于任何年龄，但以40~60岁多见。胃癌可发生于胃的任何部位，但多见于胃窦部，尤其是胃小弯侧，临床一般根据癌组织浸润深度分为早期胃癌和进展期胃癌（中、晚期胃癌）。早期胃癌多无症状或仅有轻微症状。当临床症状明显时，病变已属晚期。影像学检查有助于胃癌的检出及诊断，确诊需病理活检。MRI对胃癌的临床分期和治疗方案有重要意义。

　　【MRI表现】

　　进展期胃癌主要表现为局限性或弥漫性胃壁增厚，黏膜面凸凹不平；腔内肿块；腔内溃疡；浆膜面毛糙或明显结节状外凸，周围脂肪层信号异常，提示癌肿已穿透浆膜；癌肿与邻近脏器间脂肪层消失，提示邻近器官受侵；MRI平扫病灶在T1WI呈中等或稍低信号，在T2WI呈中高信号，增强扫描病灶明显强化。MRI还可以显示淋巴结转移和远处转移的情况（图6-1至图6-3）。

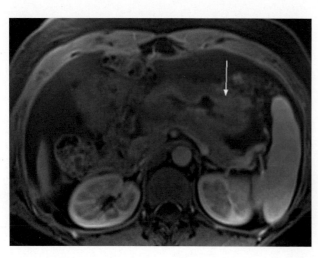

A

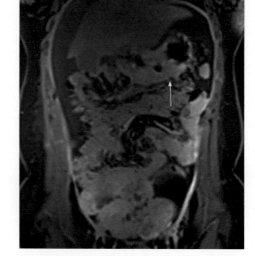

B

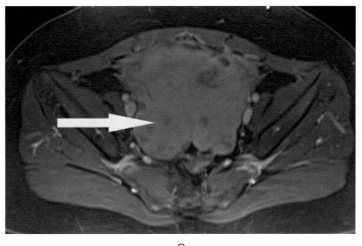

C

　　女，37岁，上腹部不适3个月余。A．横断面T1WI增强扫描示胃壁明显增厚，形成软组织肿块，增强后明显强化（箭头）；B．冠状位T1WI增强扫描示胃壁明显增厚（箭头）；C．横断面T1WI增强扫描示盆腔双侧卵巢种植转移，增强后明显强化（箭头）

图6-1　胃中低分化腺癌

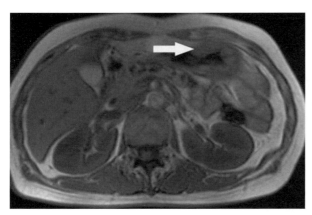

A

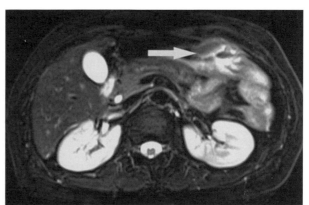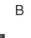

B

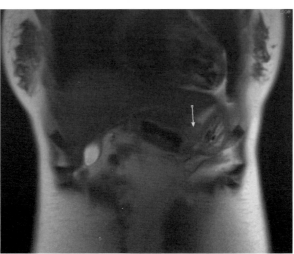

C

　　女，45岁，腹痛伴阵发性绞痛来诊。A．横断面T1WI平扫示胃体下部胃壁增厚，呈稍低信号（箭头）；B．脂肪抑制横断面T2WI平扫示病灶呈稍高信号（箭头）；C．冠状面T1WI示病灶呈稍低信号

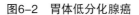

图6-2　胃体低分化腺癌

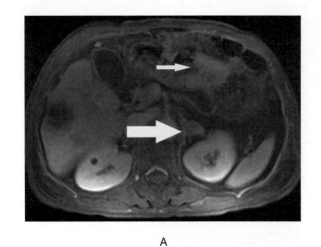

A

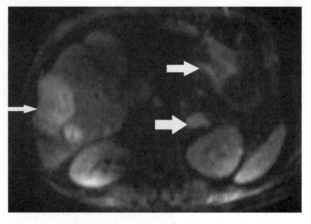

B

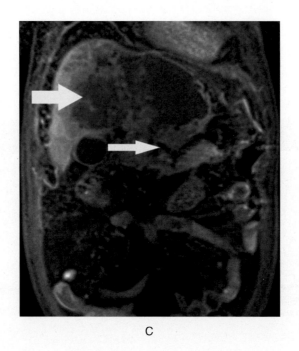

C

男，75岁，上腹痛3个月余来诊。A. 横断面T1WI增强扫描示胃壁明显增厚，形成软组织肿块，增强后明显强化（细箭头），左侧肾上腺转移瘤，呈不均匀性强化（粗箭头）；B. DWI显示胃壁增厚，左侧肾上腺转移瘤，肝脏转移瘤，均呈高信号（箭头）；C. 冠状面T1WI增强扫描示胃壁增厚，明显强化（细箭头），肝脏转移瘤，呈环形强化（粗箭头）

图6-3 胃低分化腺癌

【MRI诊断与鉴别诊断】

进展期胃癌主要表现为局限性或弥漫性胃壁增厚，黏膜面凸凹不平，需与以下疾病鉴别。

（1）胃溃疡：胃溃疡和溃疡型胃癌常易混淆，应精心鉴别，必要时胃镜活检，待病理确诊。

（2）胃恶性淋巴瘤：胃癌与胃恶性淋巴瘤鉴别很困难，但鉴别诊断有一定的重要性。胃恶性淋巴瘤发病的平均年龄较胃癌早些，病程较长而全身情况较好，肿瘤的平均体积一般比胃癌大，幽门梗阻和贫血现象都比较少见，影像表现为黏膜下肿瘤特征，表面较胃癌光滑，但最后常需病理确诊。

（3）胃息肉：与隆起型胃癌有相似之处，但其病程长，发展缓慢、表面光滑、多有蒂或亚蒂，但须注意息肉癌变之可能，应通过组织活检判断。

第二节 胃原发性淋巴瘤

　　胃淋巴瘤是仅次于胃癌的第二位高发胃肿瘤，指原发于胃而起源于黏膜下层淋巴组织的恶性肿瘤。几乎均为非霍奇金淋巴瘤，可分为胃黏膜相关淋巴组织淋巴瘤、弥漫大B细胞淋巴瘤、套细胞淋巴瘤、滤泡型淋巴瘤、T细胞淋巴瘤等。常见的临床表现有上腹痛、恶心、呕吐、厌食、上消化道出血及上腹部扪及肿块。

【MRI表现】

　　胃淋巴瘤常累及胃窦、胃体、胃底，通常以胃体、胃窦部多见，幽门很少受累。表现为胃壁局限性或弥漫性增厚。可合并腹腔、腹膜后淋巴结肿大。常在黏膜下层沿胃壁长轴生长，再向腔内、腔外侵犯，胃壁的不规则增厚使胃壁内、外缘均不整齐，内缘受侵使胃腔变形、变小。增厚的胃壁信号均匀，坏死、囊变少见，增强后强化一致。一般不直接侵犯周围组织、器官（图6-4）。

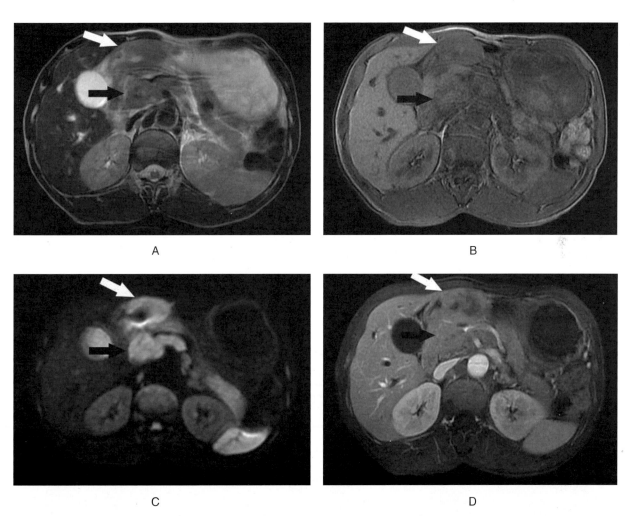

　　男，60岁，间断性上腹痛10天来诊。A．横断面T2WI示胃窦部狭窄并胃壁明显增厚，局部形成软组织肿块（白箭头），呈均匀稍高信号，与邻近器官、组织分界清晰，腹腔干旁见肿大淋巴结（黑箭头），与胃窦部肿物信号相似；B．横断面T1WI平扫肿物（白箭头）及腹腔干旁肿大淋巴结（黑箭头）呈等信号；C．DWI肿物（白箭头）及腹腔干旁肿大淋巴结（黑箭头）呈明显高信号；D．脂肪抑制T1WI增强扫描肿物（白箭头）呈轻度均匀强化，腹腔干旁肿大淋巴结（黑箭头）包绕腹腔干，中度强化，未见坏死

图6-4 胃非霍奇金淋巴瘤

【MRI诊断与鉴别诊断】

胃淋巴瘤表现为胃壁局限性或弥漫性增厚，很少引起梗阻，增厚的胃壁信号常均匀，形成较大肿块时可形成溃疡或坏死，可合并周围或腹膜后淋巴结肿大，肿大的淋巴结信号均匀，一般不发生坏死，增强扫描呈轻度均匀强化。需要与以下疾病鉴别：

（1）胃癌：胃癌多为胃壁局限性增厚并形成软组织肿块，信号不均匀，常合并溃疡及坏死，强化较淋巴瘤明显，与淋巴瘤相比更倾向于浸润周围组织器官，如胰腺、肝脏及周围组织，在有明显外侵的情况下，则倾向于胃癌的诊断。胃癌合并的转移性淋巴结常发生坏死、融合，边界不清，信号不均匀。

（2）胃间质瘤：按生长方式分为3型：胃内型、胃外型、胃壁型，多呈圆形或类圆形，信号均匀，边界清晰，直径多小于5cm，增强扫描动脉期呈轻度或中度强化，门脉期呈延迟强化。恶性者可侵犯胃周组织，易血行转移，常转移至肝脏，其次是肺。

（蒋新华　吕衍春）

第三节　贲　门　癌

贲门是一个特殊的解剖部位，是食管通向胃的开口，组织学上食管的鳞状上皮与胃的柱状上皮在此截然分界，其远方0.5~4cm的一圈环形区内有不规则分布的贲门腺体，或呈管状，或呈分支状。贲门癌是发生在胃贲门部，也就是食管胃交界线下约2cm范围内的腺癌，它是胃癌的特殊类型，应和食管下段癌区分。但是它又与其他部位的胃癌不同，具有自己的解剖学组织学特性和临床表现，独特的诊断和治疗方法以及较差的外科治疗效果。

【MRI表现】

由于贲门结构特殊，MR在判断病灶浸润胃壁深度和邻近脏器直接侵犯等方面有较高的准确性。MRI还可以显示淋巴结转移和远处转移的情况，如肝脏转移、大网膜及盆腔的种植转移等（图6-5至图6-7）。

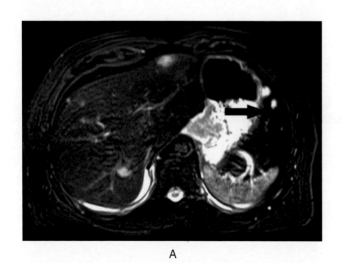

A

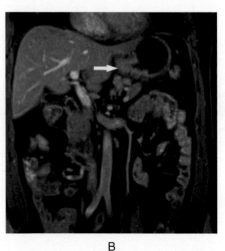

B

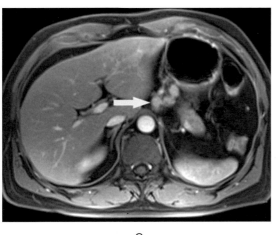
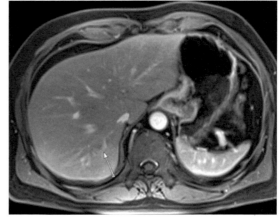

C

D

男，49岁，进食后梗阻感6个月来诊。A. 横断面T2WI示贲门部胃壁明显增厚并狭窄，形成软组织肿块，呈高信号，胃大弯侧肿大淋巴结，呈高信号（箭头）；B. 冠状面T1WI增强扫描示贲门部胃壁明显强化（箭头）；C. 横断面T1WI增强扫描示胃周围肿大的淋巴结明显强化（箭头）；D. TWI增强扫描肝脏转移瘤，增强后环形强化（细箭头）

图6-5 贲门中分化腺癌

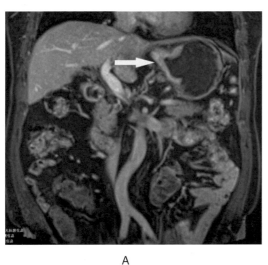
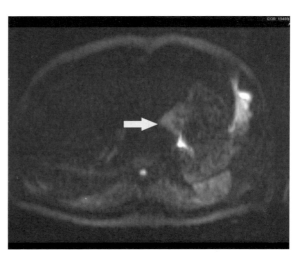

A

B

男，64岁，进食吞咽困难半年余来诊。A. 冠状面T1WI增强扫描示贲门部胃壁增厚并狭窄，增强后明显强化（箭头）；B. DWI示贲门胃底胃壁增厚，呈稍高信号（箭头）

图6-6 贲门胃底黏液腺癌

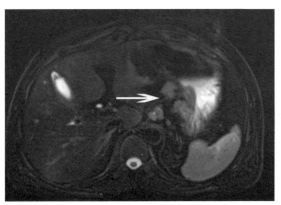
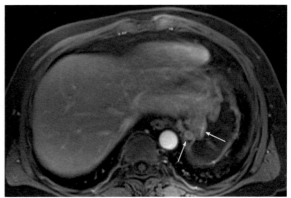

A

B

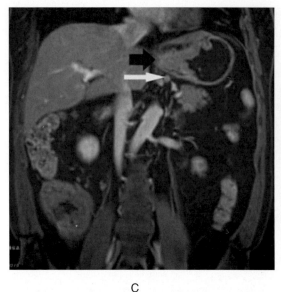

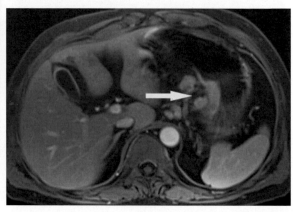

C   D

男，47岁，上腹痛4个月余来诊。A．横断面T2WI示贲门胃壁明显增厚并狭窄，形成软组织肿块，呈高信号，小网膜囊多发淋巴结肿大，呈稍高信号（箭头）；B．横断面T1WI增强扫描示贲门部胃壁明显强化，贲门旁肿大淋巴结强化，呈高信号；C．冠状面T1WI增强扫描示胃壁增厚（黑箭头），胃周围淋巴结肿大转移（白箭头）；D．横断面T1WI增强扫描示病变累及胃体部伴胃左淋巴结肿大，明显强化（箭头）

图6-7　贲门低分化腺癌，并小网膜囊淋巴结转移

【MRI诊断与鉴别诊断】

贲门癌的鉴别诊断包括贲门失弛缓症、食管下段慢性炎症导致的狭窄，以及贲门部消化性溃疡等。

（1）贲门失弛缓症：病人年轻、吞咽困难病史长，但仍能保持中等的健康状况。X线食管造影可见对称光滑的贲门上方漏斗形狭窄，及其近侧段食管高度扩张。

（2）下段食管炎：常伴随有裂孔疝及胃液反流，患者有长期烧心反酸史，体态多矮胖，炎症时间长引发瘢痕狭窄，出现吞咽障碍。食管镜检查可见炎症肉芽和瘢痕，肉眼观察有时与癌不易区分，反复多点活检如一直为阴性结果即可确诊。

（3）消化性溃疡：上腹部不适，轻度食后饱胀，消化不良，或心窝部隐痛等，都易与贲门癌相混淆。且消化道溃疡出血与贲门癌出血难以鉴别，胃镜活检确诊率较高。

（崔春艳　吕衍春）

第四节　十二指肠憩室

十二指肠介于胃和空肠之间，成人长度约为20～25cm，管径为4～5cm。可分为球部、降部、水平部、升部四部，位置深，较为固定。

在消化道憩室中，十二指肠是常见好发部位，十二指肠憩室是指肠壁局部病理性囊袋样膨出，分为先天性、原发性、继发性三种类型。病因可为先天性发育异常、肠壁薄弱受压或周围炎症牵拉所致。根据憩室突出方向与十二指肠腔的关系，又可分为腔内型憩室和腔外型憩室。临床常见的为腔外憩室，而腔内憩室罕见。十二指肠憩室任何年龄均可发生.以50~60岁为多见。单发多见，多发性很少。原发性憩室的70%位于十二指肠的降部，20%的憩室位于十二指肠的水平部，10%位于升部，壶腹憩室少见。继发性憩室则多在十二指肠的球部。约85%憩室位于十二指肠降部内侧壁，其中绝大部分又位于十二指肠乳头附近。绝大多数患者无特异症状及体征，难以及时诊断，多以上腹症状，少数因轻度黄疸就诊。

【MRI表现】

可见十二指肠局部囊袋状突起，因内容物不同可呈长T1、长T2信号或混杂信号。多位于降部内侧壁，可继发肝内外胆管扩张及胰管扩张（图6-8、图6-9）。行MRCP检查有助于诊断。

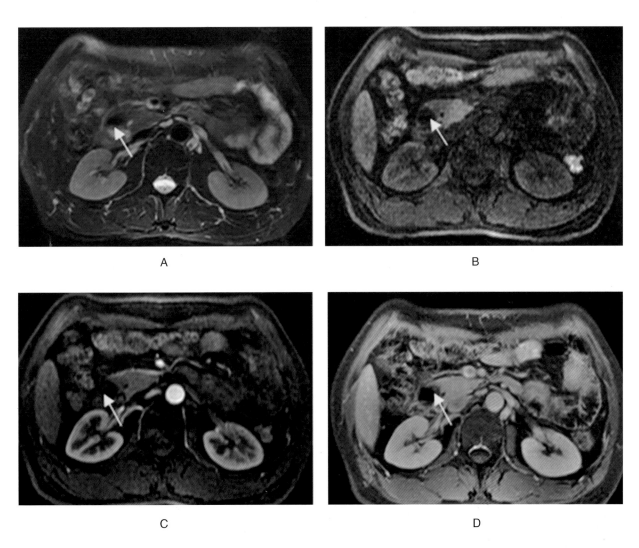

A

B

C

D

A．横断面T2WI平扫示十二指肠降段局部囊袋影，边界较清，内可见气液平面；B．横断面T1WI呈低信号；C．T1WI增强扫描动脉期；D．T1WI增强扫描静脉期示病灶未见强化

图6-8 十二指肠降段憩室

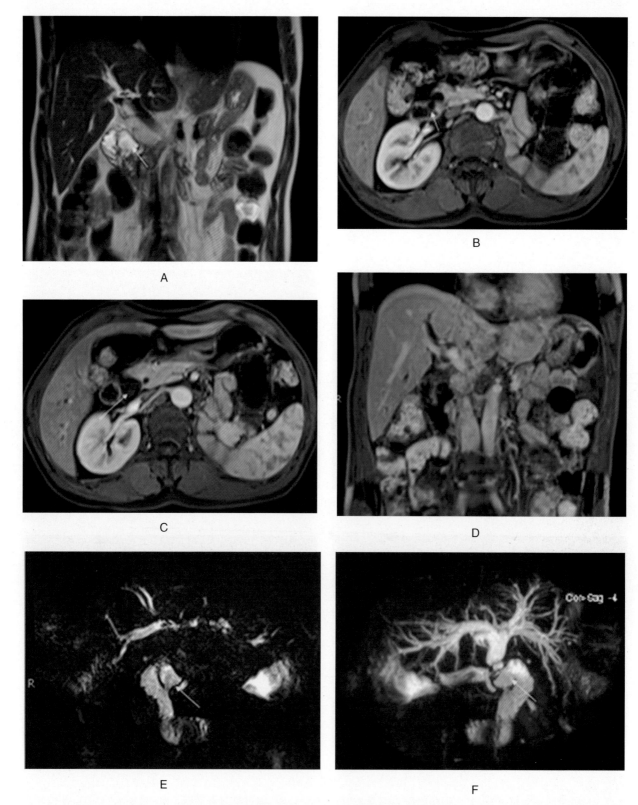

A．冠状面T2WI可见十二指肠局部囊袋状高信号；B、C．横断面T1WI增强扫描；D．冠状面T1WI增强扫描未见强化；E、F．为MRCP图像，可见憩室位于十二指肠降部

图6-9　十二指肠降段憩室

（梁龙　张水兴　陈文波）

第五节　十二指肠癌

十二指肠癌好发于50～70岁，男性稍多于女性。原发性十二指肠癌早期可无明显症状或仅表现为非特异性症状，如腹痛、上腹不适。伴随病变进展，癌肿因沿肠壁蔓延、浸润致肠腔狭窄，此时患者常出现上腹饱胀、呕吐、体重下降等症状。癌肿若累及十二指肠乳头部可出现阻塞性黄疸。十二指肠癌在多发生于降部乳头周围，约占60%，其次为壶腹下段，球部最少见。

【MRI表现】

十二指肠癌表现为突入腔内的不规则或息肉样肿块，伴有局部肠壁增厚，增强扫描肿块有较明显强化，肿块沿肠壁周径方向的浸润可引起管腔狭窄，表现为十二指肠壁的局限性非对称性环周增厚，狭窄前段肠腔可扩张。肿瘤侵犯周围脂肪组织、胰腺，表现为胰腺体积增大，与十二指肠间的高信号脂肪间隙消失。十二指肠乳头部癌MRCP表现为乳头部充盈缺损，胆管、胰管明显扩张（图6-10至图6-12）。

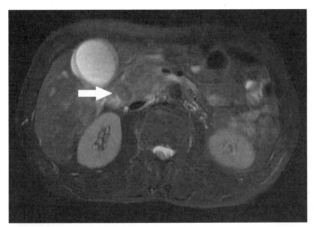

A

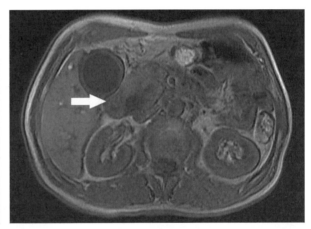

B

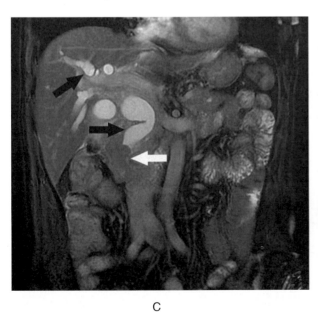

C

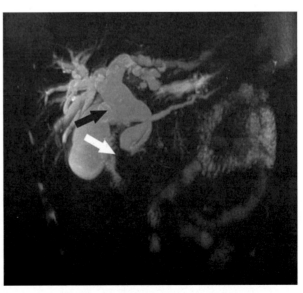

D

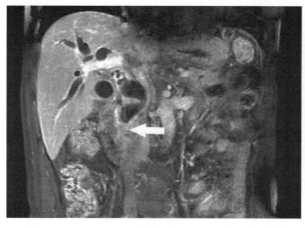

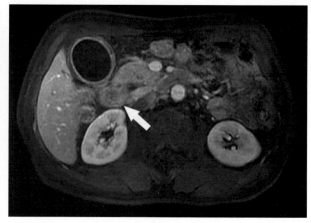

E

F

　　男，62岁，间断性上腹痛10天来诊。A. 脂肪抑制横断面T2WI平扫十二指肠降段肿物（白箭头）呈等信号，局部肠腔明显狭窄；B. 横断面T1WI平扫肿物（白箭头）呈稍低信号；C. 脂肪抑制冠状面T2WI平扫十二指肠降段乳头部肿物呈等信号，胆总管下段形成充盈缺损（白箭头），肝内外胆管（黑箭头）明显扩张；D. MRCP示胆总管下段内充盈缺损（白箭头），胆总管、肝总管及肝内胆管（黑箭头）明显扩张，胰管轻度扩张；E. 脂肪抑制冠状面T1WI增强扫描；F. 脂肪抑制横断面T1WI增强扫描肿物呈中度不均匀强化，边界不清

图6-10　十二指肠中分化腺癌

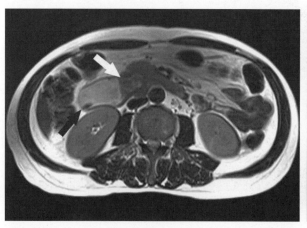

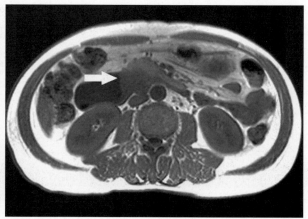

A

B

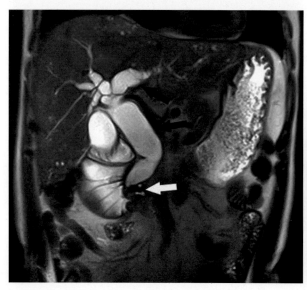

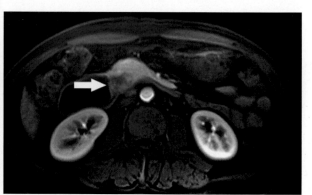

C

D

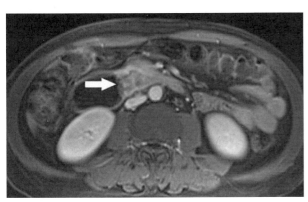

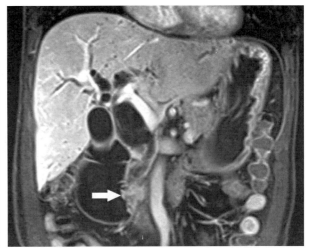

E   F

　　男，59岁，身目黄染15天来诊。A. 横断面T2WI平扫示十二指肠降段乳头部肿物（白箭头）呈稍高信号，信号不均匀，边界不清，十二指肠肠腔扩张（黑箭头）；B. 横断面T1WI平扫示肿物（白箭头）呈稍低信号；C. 冠状面T2WI平扫示十二指肠降段乳头部肿物（白箭头）呈等信号，胆总管、肝总管及肝内胆管（黑箭头）明显扩张；D. 脂肪抑制T1WI增强扫描动脉期肿物（白箭头）呈轻度不均匀强化；E. 脂肪抑制横断面T1WI增强扫描门脉期 F. 脂肪抑制冠状面T1WI增强扫描门脉期肿物（白箭头）呈不均匀明显强化

图6-11 十二指肠低分化腺癌

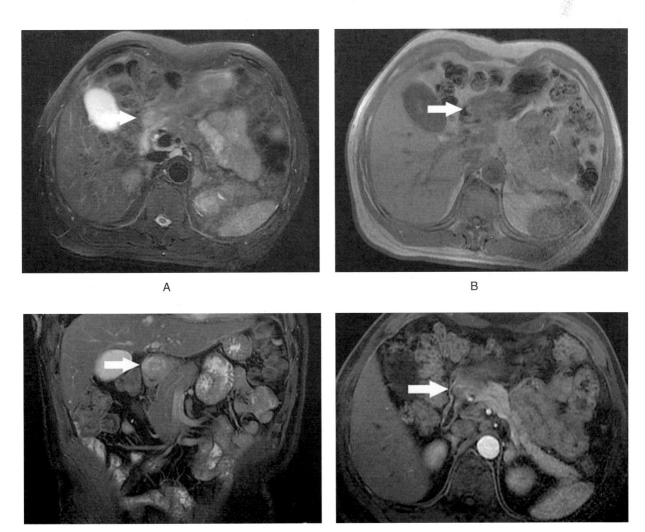

A   B

C   D

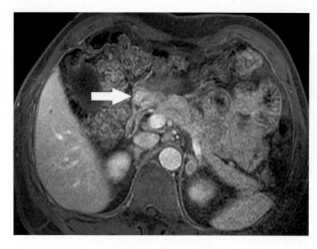
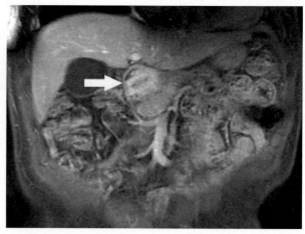

E   F

男，62岁，上腹部不适4个月来诊。A. 脂肪抑制横断面T2WI平扫示十二指球部肿物（白箭头）呈高信号，局部肠腔明显狭窄；B. 横断面T1WI平扫示肿物（白箭头）呈等信号；C. 脂肪抑制冠状面T2WI平扫十二指肠球部肿物（白箭头）填满肠腔，呈高信号；D. 脂肪抑制T1WI增强扫描动脉期肿物（白箭头）呈轻度强化；E. 脂肪抑制T1WI增强扫描门脉期示肿物（白箭头）呈不均匀明显强化，边缘不光整；F. 脂肪抑制冠状面T1WI增强扫描门脉期示肿物（白箭头）呈明显强化

图6-12　十二指肠球部低分化腺癌

【MRI诊断与鉴别诊断】

十二指肠癌表现为局部肠壁不规则增厚并形成软组织肿块突向肠腔内，信号不均匀，增强扫描呈不均匀明显强化，局部肠腔变窄，十二指肠乳头部肿瘤可导致胆总管、胰管、肝总管及肝内胆管明显扩张。需要与以下疾病鉴别。

（1）十二指肠淋巴瘤：表现为肠壁弥漫性增厚，增厚的肠壁信号均匀，局部肠腔无狭窄，不引起梗阻，常合并肠系膜淋巴结肿大。

（2）十二指肠平滑肌瘤：表现为向腔内或腔外生长的圆形或类圆形软组织肿块，体积较小，边界清楚，信号均匀，邻近肠壁无增厚，不侵犯周围组织。

（3）胰头癌：胰头癌侵犯十二指肠表现为十二指肠壁凹凸不平，多有胰腺体尾部萎缩，增强扫描肿块呈轻度强化。

（蒋新华　吕衍春）

参考文献

[1] 晏欣君，江敏. 十二指肠憩室的综合影像表现与临床分析 [J]. 江西医学，2010，45（12）：1244-1245.

[2] 王豪杰，曾小伟. 十二指肠乳头旁憩室综合征的影像学诊断价值 [J]. 中国临床医学影像杂志，2008，19（8）：599-601.

第七章
小肠疾病MRI诊断

第一节　小肠梅克尔憩室

梅克尔憩室，又称作回肠远端憩室，是一种先天性消化道畸形，在胚胎发育过程中，由于卵黄管退化不全所形成的回肠远端的憩室形成。本病发病率2%~3%，男性多见，大多数无临床症状。本病常合并其他畸形，如脐膨出、异位胰腺及先天性心脏病等。当合并消化性溃疡、肠扭转、炎症时，可引起相应症状。小肠憩室分真性憩室和假性憩室，真性憩室累及肠壁全层，假性憩室仅仅累及黏膜层及黏膜下层，黏膜通过肌层某个薄弱点向外突出形成。

【MRI表现】

梅克尔憩室表现为囊袋状或棒槌状突向肠腔外，其盲部可扩张，呈哑铃状，长短不一，壁较薄，轮廓光滑。当憩室内充满液体时，表现为突出肠壁外的异常信号袋状影（图7-1）。

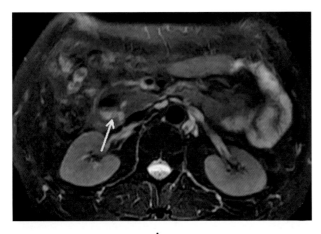

A

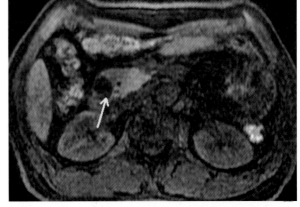

B

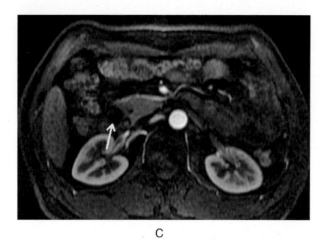

C

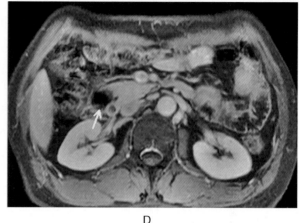

D

A. 脂肪抑制横断面T2WI平扫示十二指肠降部囊袋状含气影，内见气液平，边界较清；B. 脂肪抑制横断面T1WI平扫示病灶呈低信号灶；C. 脂肪抑制横断面T1WI增强扫描动脉期；D. 脂肪抑制横断面T1WI增强扫描门脉期示十二指肠降部病灶囊壁轻度强化

图7-1　小肠梅克尔憩室

（郭牟莹　张水兴　陈文波）

第二节　克 罗 恩 病

小肠克罗恩病又称为肉芽肿性肠炎或者节段性肠炎，病因未明。病变多位于回肠末端和邻近结肠，好发于近回盲瓣15～25cm的末段回肠，病变呈节段性或跳跃性分布。临床症状主要有腹痛、腹泻、腹部包块。本病具有复发倾向，较严重者，可迁延不愈，预后不良。

【MRI表现】

克罗恩病在MRI上表现为早期的肠壁炎性水肿，肠壁增厚，肠腔充盈良好，肠壁厚度大于4mm，当炎症累计肠管浆膜层，周围脂肪间隙及肠系膜模糊，T1WI压脂信号增高，肠管结构显示不清。还可表现为以肠系膜侧为主的肠壁增厚，肠管周围大量蜂窝织炎、脓肿形成。增强扫描肠壁呈明显双层或多层强化（图7-2）。

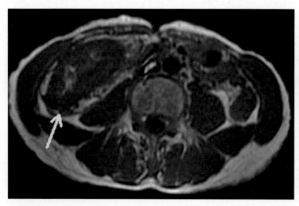

A

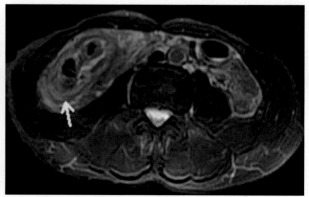

B

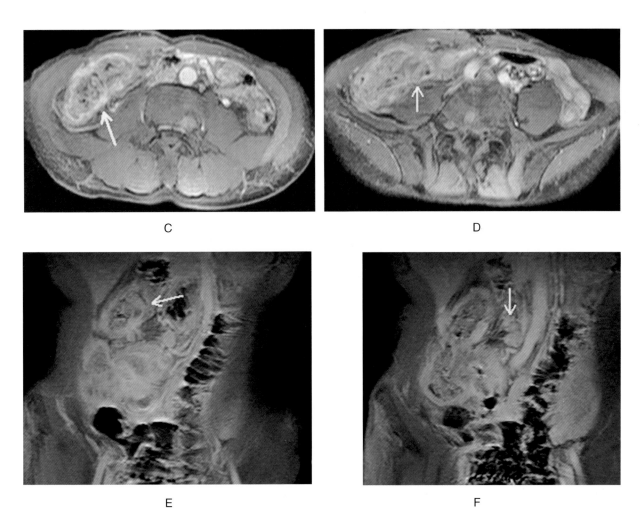

A. 横断面T1WI平扫示回盲部肠管明显不均匀增厚，与腰大肌相比呈均匀低信号；B. 脂肪抑制横断面T2WI平扫示肠壁与腰大肌相比，呈稍高信号；C、D. 脂肪抑制横断面T1WI增强扫描示肠壁呈双层状明显异常强化，肠壁内可见多发小结节影，小结节明显强化；E、F. 脂肪抑制冠状面T1WI增强扫描示病灶以系膜侧肠壁显著，肠系膜周围淋巴结明显肿大

图7-2 克罗恩病

（郭年莹 张水兴 梁龙）

第三节 肠 结 核

肠结核是临床上除肺外结核较为常见的结核病，由于结核菌侵犯肠道而引起的慢性非特异性炎症，好发于青壮年，常常合并腹膜结核和肠系膜淋巴结结核。临床上常为慢性起病，长期低热，腹痛、腹泻、消瘦、乏力等。根据病理肠结核分为溃疡型肠结核和增值型肠结核，二者同时发生称混合型肠结核。

【MRI表现】

溃疡型肠结核早期累及肠管，可出现肠管局部黏膜增粗、紊乱，后期肠壁纤维组织增生及疤痕挛缩，受累回肠末端、盲肠及回盲瓣肠腔变窄、变形、缩短，呈"一字征"。增值型肠结核主要表现为肠腔狭窄及缩短变形，并多发息肉形成（图7-3）。

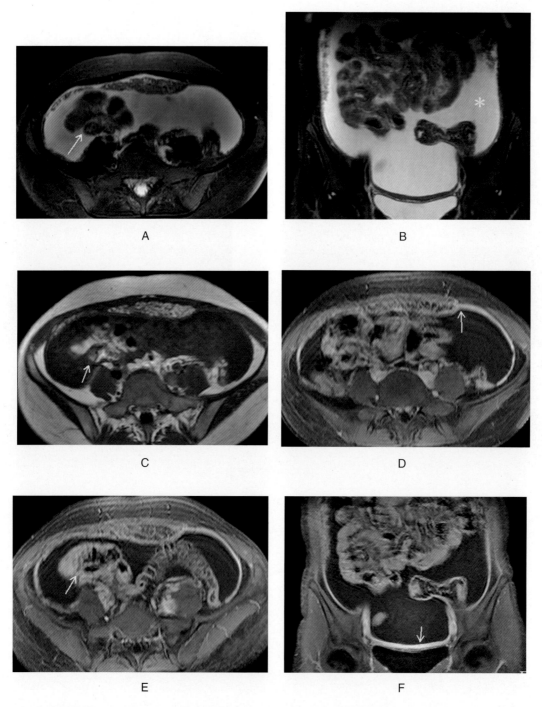

A. 脂肪抑制横断面T2WI平扫；B. 脂肪抑制冠状面T2WI平扫示回盲部管壁增厚，管腔狭窄，盆腔内见大量液体，呈高信号；C. 横断面T1WI平扫回盲部肠管增厚，呈低信号；D、E. 脂肪抑制横断面T1WI增强扫描；F. 脂肪抑制冠状面T1WI增强扫描示回盲部肠壁明显强化，腹膜及肠系膜明显增厚、强化，盆腔见大量水样信号影

图7-3　出血坏死性肠炎

（郭牟莹　张水兴　陈文波）

第四节 原发性小肠肿瘤——小肠腺癌

小肠腺癌是来自小肠黏膜的恶性肿瘤，多位于十二指肠乳头部周围、空肠和回肠，是最常见的原发性小肠恶性肿瘤之一。小肠腺癌的病因尚不清楚，通常发病年龄为50～70岁，男性较女性稍常见。腺瘤是常见的癌前疾病，其中家族性腺瘤性息肉病（FAP）癌变最为多见。临床表现多与肿瘤所在部位有关，常见表现有腹痛、消化道出血、肠梗阻，亦可有体重下降、恶心、呕吐、贫血、发热、黄疸等表现。

【MRI表现】

肠壁明显增厚及突向肠腔内的软组织肿块影形成，肠腔环形狭窄，T1WI上呈等低信号，T2WI上呈略高信号，中心坏死在T1WI上呈低信号，T2WI上呈明显高信号，增强扫描后病灶呈均匀或不均匀强化，中心坏死灶不强化。（图7-4）

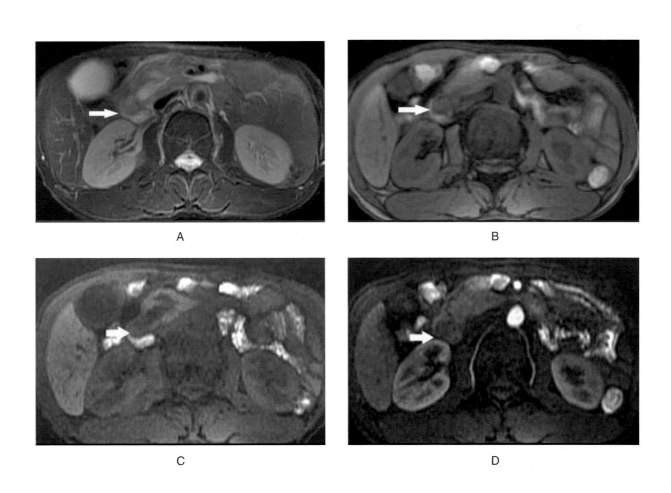

A

B

C

D

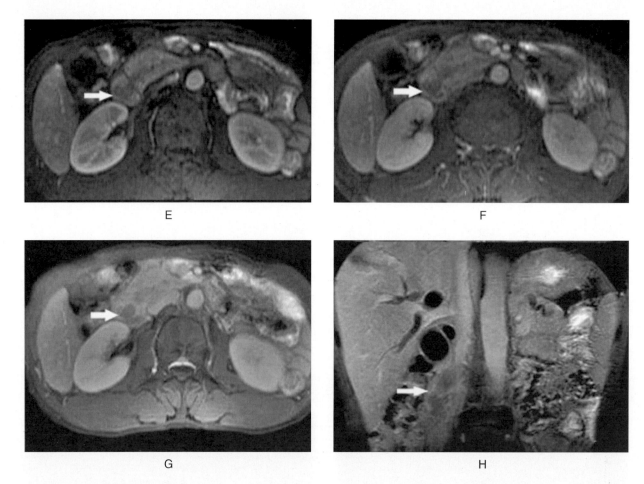

A. 脂肪抑制横断面T2WI平扫示十二指肠降段见结节灶向腔内突出（白箭头），宽基底与肠壁相连，信号均匀，呈稍高信号；B. 横断面T1WI平扫示病灶呈等信号；C. 横断面LAVA平扫示病灶呈均匀低信号；D-F. 横断面LAVA动态增强扫描示病灶呈轻度不均匀强化；G. 为横断面LAVA延迟扫描，病灶边缘轻度延迟强化，中心坏死未见强化；H. 冠状面T1WI增强扫描示病灶轻度环形强化，内部不强化，肝内胆管及胆总管明显扩张

图7-4　小肠腺癌

【MRI诊断与鉴别诊断】

小肠腺癌具有典型影像学表现，如肠壁明显增厚及突向肠腔内的软组织肿块影形成，肠腔环形狭窄，T1WI上呈等低信号，T2WI上呈略高信号；中心坏死在T1WI上呈低信号，T2WI上呈明显高信号，增强扫描后病灶呈均匀或不均匀强化，中心坏死灶不强化。需考虑与以下疾病鉴别。

（1）小肠淋巴瘤：淋巴瘤的肠壁能保持一定的扩张度和柔软度，很少引起肠腔狭窄和梗阻，常特征性表现为受累肠管腔呈动脉瘤样扩张，累及肠壁可明显增厚，病灶边界较光滑，肠周脂肪层常存在。小肠腺癌好发于近端小肠，管壁形态僵硬，管腔易呈向心性狭窄，边缘多不规则，向周围呈浸润性生长。

（2）小肠恶性间质瘤：小肠恶性间质瘤病灶密度不均匀，中央多见坏死囊变，且以向腔外生长为多，增强后肿瘤实质部分明显强化，病变常侵犯周围脏器及组织，但淋巴结转移罕见。小肠腺癌显示肿瘤浸润的增厚肠壁伴有突入肠腔的软组织肿块，增强显示病灶轻中度强化，管腔狭窄，病变向周围呈浸润性生长，常见肠周、肠系膜及后腹膜淋巴结转移。

（周健　吕衍春）

第五节 小 肠 梗 阻

一、粘连性肠梗阻

小肠梗阻是临床上较为常见的一种急腹症。

粘连性肠梗阻是指肠粘连或腹腔束带所致的肠梗阻，小肠、结肠都可发生，以小肠粘连多见。粘连性肠梗阻是肠梗阻最常见的原因，占肠梗阻的32%~44%。粘连性肠梗阻多为单纯性肠梗阻，少数可为绞窄性肠梗阻。

【MRI表现】

影像表现主要是梗阻部位肠壁光滑，局部肠管扩张，黏膜呈弹簧状。也可表现为肠管塌陷、纠集、粘连（图7-5）。

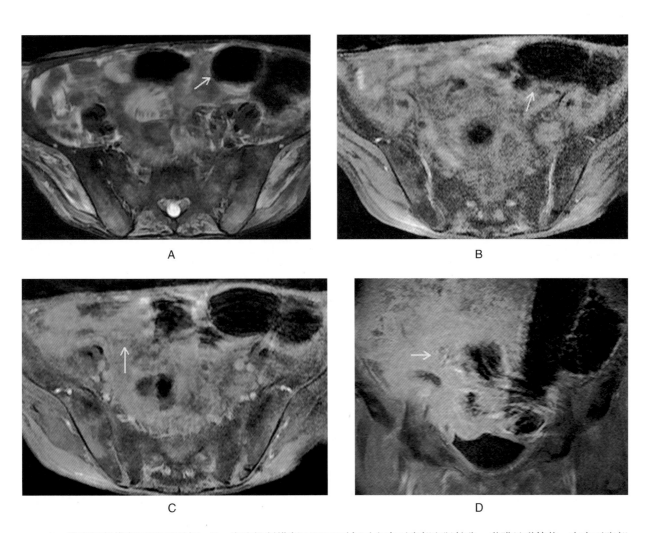

A. 脂肪抑制横断面T2WI平扫；B. 脂肪抑制横断面T1WI平扫示左中下腹部空肠扩张，黏膜呈弹簧状，右中下腹部肠管塌陷、纠集、粘连；C. 脂肪抑制横断面T1WI增强扫描；D. 脂肪抑制冠状面T1WI增强扫描右中下腹部肠管增厚、强化

图7-5 粘连性肠梗阻

二、肠扭转

肠扭转是肠梗阻常见原因，是一种严重的急腹症。以小肠最为多见，其次是乙状结肠。肠扭转的死亡率较高。

【MRI表现】

当肠管紧紧环绕聚集，可形成"漩涡征"，由肠管紧紧缠绕肠系膜上动脉形成，局部肠管缺氧水肿、增厚。另外"鸟喙征"也是肠扭转一典型征像（图7-6）。

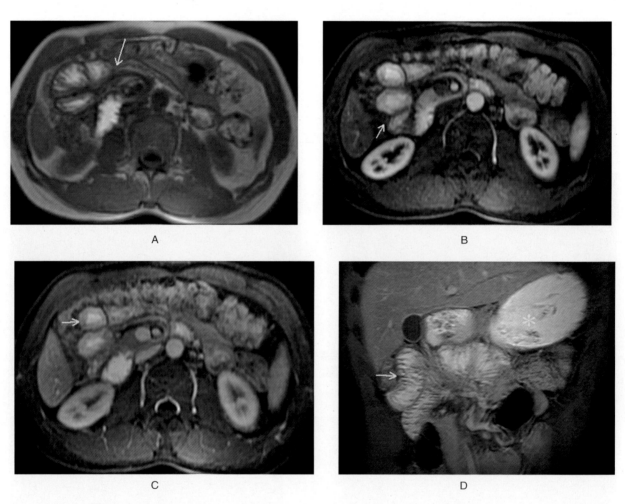

A. 横断面T1WI平扫示空肠位置异常，肠系膜血管及肠系膜逆时针旋转，呈"漩涡征"；B、C. 脂肪抑制横断面T1WI增强扫描动脉期、静脉期可见肠系膜血管位置相对正常；肠壁增厚、水肿；D. 脂肪抑制冠状位T1WI增强扫描可见空肠位置异常，胃腔明显扩张积液

图7-6 肠扭转

（郭年莹　张水兴　梁龙）

第六节 肠套叠

肠套叠是指一段肠管套入其相连的远端或近端的肠管腔内，其发生常与肠管解剖特点、病理因素以及肠能失调、蠕动异常有关。套叠局部肠壁反折共分为3层：由内到外分别称内筒、中筒和外筒。内筒与中筒合称套入部，外筒又称套鞘。中筒与内筒的反折部称套叠头部（即套入部前端）；中筒与外筒的反折部称套叠颈部；颈部之后的近端肠段为尾部；头部与尾部之间为体部，体部的长短取决于套入的深度。

【直接征象】

①靶征，也可称"同心圆征"，是套叠肠管长轴与扫描层面垂直或接近垂直时的表现。表现为鞘部、反折壁及套入部肠管（即外筒、中筒和内筒）3层结构的解剖关系呈类似同心圆的改变。②肾形征，是套叠肠管长轴与扫描层面斜切时的表现。套鞘呈弧形围绕套入部，外形犹如肾脏轮廓，而套叠颈部的肠管、肠系膜状若肾蒂。③彗星尾征，为套叠尾部多见的征象，多与肾形征相伴出现。因肠系膜脂肪及血管牵拉、聚拢卷入套入部，表现为肿块呈椭圆形或香蕉状，附以线状血管影及低密度脂肪影，似彗尾。此征与肾形征多见于小肠型肠套叠，可能与小肠系膜的特点有关。④双肠管征，是套叠肠管长轴与扫描层面平行或接近平行时的表现。此征对肠套叠诊断的特异性较高（图7-7）。

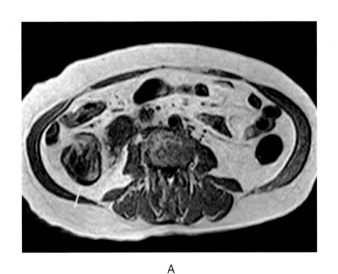

A

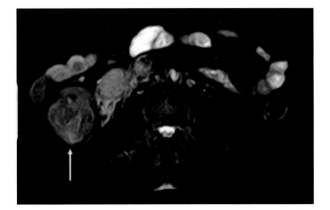

B

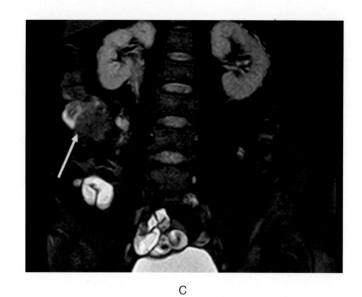

C

A. 横断面T1WI平扫示回肠末端-盲肠肠腔扩张，可见彗星尾征（如箭头）；B. 脂肪抑制横断面T2WI平扫；C. 脂肪抑制冠状面T2WI平扫可见结肠盲肠稍扩张，其内可见混杂脂肪信号，与回肠末端相连，呈慧尾状

图7-7　肠套叠

（陈文波　张水兴　梁龙）

第七节　肠系膜上静脉血栓形成

肠系膜上静脉血栓形成临床少见，腹痛可持续性或阵发性，也可为持续性腹痛伴阵发性加剧，数天甚或1周以上才以肠坏死的症状为主要表现，如突然发生持续剧烈的腹痛、呕吐、腹胀、腹泻、血性便及休克等。本病多发生在肝硬化并脾功能亢进而行脾切除手术后的患者，大多在手术后2~5年内发病。

血栓形成堵塞静脉后，使静脉回流受阻，一方面动脉血供仍然持续，但有时静脉反流滞留可引起动脉痉挛和血栓形成，难以确定原发病灶在动脉还是静脉。病变早期，肠管因动脉血供存在可以暂不出现缺血表现，而仅仅表现为静脉淤血。同时，缺氧导致肠黏膜屏障破坏，细菌移位内毒素及肠道无氧代谢产物进入血液循环，引起低血容量休克和感染性休克。

【MRI表现】

可见肠系膜上静脉增粗-狭窄相连，肠系膜呈边缘欠清影，伴小肠壁和肠系膜水肿增厚的模糊影、门静脉积气、拇指印征、腹腔积液等间接征象。静脉注射对比剂增强扫描可直接显示肠系膜上静脉内对比剂充盈或缺损，血栓周围静脉壁环形强化呈"靶征"，是肠系膜上静脉血栓形成的特异性表现（图7-8）。

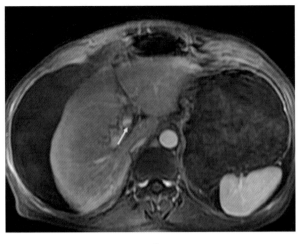
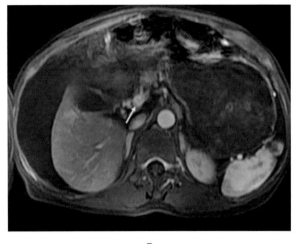

A　　　　　　　　　　　　　　　　　　B

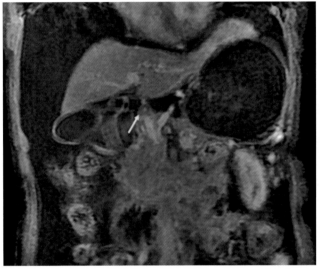

C

　　A、B. 横断面T1WI增强扫描可见门静脉起始段及肠系膜上静脉明显增粗，内见充盈缺损，无明显强化，周围结构欠清；C. 冠状面T1WI增强扫描可见肠系膜上静脉内对比剂充盈缺损，血栓周围静脉壁环形强化呈"靶征"

图7-8　肠系膜上静脉血栓

第八节　先天性肠疾病

先天性肠旋转不良

　　先天性肠旋转不良是指胎儿在胎内发育过程中，中肠（即十二指肠至横结肠中部）旋转异常，使肠道位置发生变异及肠系膜附着异常。本病是新生儿时期常见的外科疾病之一，延误诊断有时会造成肠坏死的严重后果。在肠旋转不良病例中，大部分患儿因十二指肠受压发生不完全性梗阻，约 2/3 的患儿同时发生肠扭转，也有约 1/3 的患儿同时有空肠第一段屈曲和膜状组织牵缠。在胚胎发育过程中，中肠近段（十二指肠、空肠段）和远段（盲肠、升结肠段）并不同时旋转。因此肠旋转不良可以累及近段和（或）远段，但以两段同时累及最多见。肠旋转不良的基本病理改变主要有：①十二指肠空肠段位置异常；②盲肠位置异常；③十二指肠或空肠上段被索带压迫或粘连；④小肠系膜根部变窄或中肠扭转等。

【MRI表现】

可见肠系膜上动脉与静脉发生错位，肠管、肠系膜及系膜血管以肠系膜上动脉为轴心螺旋样扭曲旋转，形成的"漩涡征"是肠旋转不良的特异性影像表现（图7-9）。

鉴别诊断方面，需注意与十二指肠闭锁、十二指肠淤积等能导致十二指肠梗阻的病变鉴别。

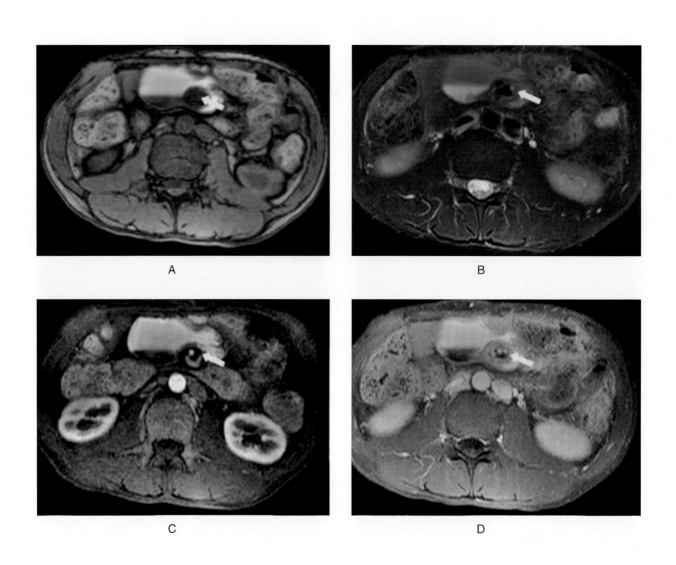

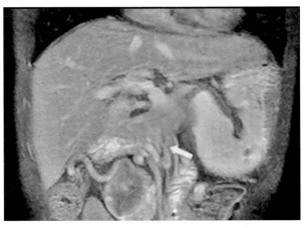
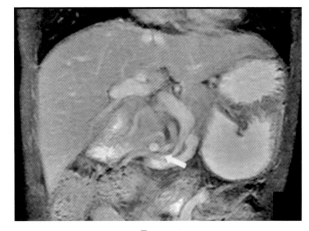

E　　　　　　　　　　　　　　　　　　　　F

　　A．横断面T1WI平扫；B．脂肪抑制横断面T2WI平扫可见肠系膜血管顺时针旋转，呈旋涡状，其内呈流空信号影；C．脂肪抑制横断面T1WI增强扫描动脉期，可见肠系膜动脉明显强化、旋转；D．脂肪抑制横断面T1WI增强扫描静脉期可见肠系膜血管互相转位；E、F．脂肪抑制冠状面T1WI增强扫描可见血管旋转。

图7-9　先天性肠旋转不良

（陈文波　张水兴　梁龙）

参考文献

［1］　唐永华，缪飞，陈克敏，等．小肠腺癌的MSCT诊断［J］．中国医学计算机成像杂志，2008，14：314-319.

［2］　马万辉，王斌．20例成人肠套叠螺旋CT征象分析［J］．临床放射学杂志，2006，25（8）：746-749.

［3］　卢增新，王伯胤，冯国灿，等．螺旋CT对成人小肠套叠的诊断及临床价值［J］．医学影像学杂志，2009，19（5）：584-586.

［4］　杨皓伟，李国平，帕米尔，等．婴儿肠旋转不良影像学检查的探讨［J］．放射学实践，2007，22（11）：1221-1223.

第八章
阑尾疾病MRI诊断

第一节　慢性阑尾炎

　　阑尾起于盲肠根部，其形态呈条形管状或蚯蚓状，一般情况下阑尾长5～10cm，直径0.5～0.7cm，管壁光滑柔软，阑尾位置包括回肠前位、盲肠后位、盆位、盲肠外侧位、盲肠下位、回肠后位等。阑尾炎是外科最常见的疾病，尤其是慢性阑尾炎，也是最易误诊的疾病。慢性阑尾炎是指管壁纤维结缔组织增生、阑尾扭曲与周围组织粘连、管腔狭窄闭塞等急性炎症消退后遗留的病变。在诊断过程中要排除其他一切可能引起患者右下腹疼痛的疾病。如右半结肠肿瘤、阑尾黏液腺癌、炎症性肠病、肠结核、女性附件炎、输尿管结石等疾病。慢性阑尾炎患者的管腔多发生自行卷曲，大量纤维将其包裹，阑尾病变部位内可有粪石或其他异物。

　　【MRI表现】

　　MRI上可见阑尾形态不自然、卷曲、折叠、粗细不均，有部分管腔狭窄，条索状的远端管腔闭塞，部分患者阑尾腔可见粪石填塞，阑尾与周围组织粘连。长轴切面阑尾呈条形盲管状或蚯蚓状或腊肠状，短轴切面似同心圆或靶心状（图8-1）。

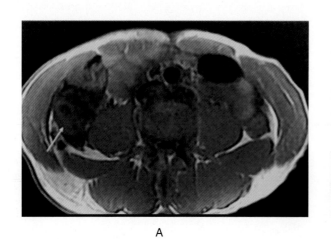

A

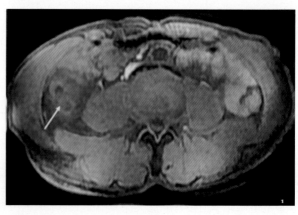

B

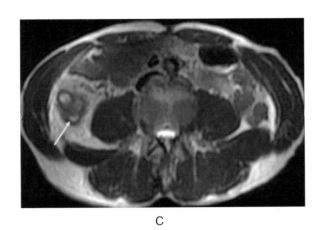
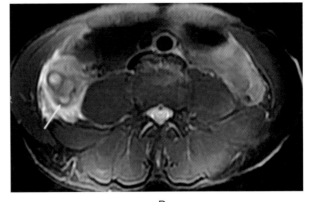

C   D

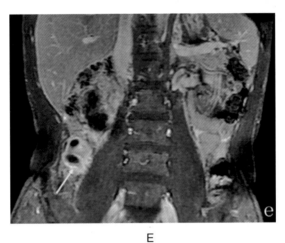

E

A．横断面T1WI平扫；B．脂肪抑制横断面T1WI平扫可见右下腹部异常低信号包块影，病灶边界不清，周围脂肪间隙模糊；B．横断面T2WI平扫；C．横断面T2WI平扫；D．脂肪抑制横断面T2WI平扫可见阑尾明显增粗，呈混杂稍高信号，周围脂肪间隙模糊；E．脂肪抑制冠状面T1WI增强扫描示阑尾管腔增粗，壁增厚，呈明显不均匀性强化

图8-1 慢性阑尾炎

（陈文波　张水兴　梁龙）

第二节　阑尾腺癌及阑尾黏液囊肿

阑尾腺癌非常少见，不足所有胃肠道肿瘤的5%，中位发病年龄为50岁左右，右下腹痛或右下腹包块是该病的主要临床表现，也可表现为消瘦、乏力、腹水、食欲下降等恶性肿瘤的消耗症状。阑尾腺癌有黏膜型和结肠型两种类型：①黏膜型又称囊腺癌，起源于囊腺瘤，多为分化良好的细胞，与卵巢囊腺癌很相似，容易破裂和腹腔播散，导致腹膜假性黏液瘤，术后容易复发。②结肠型是息肉状或溃疡状肿瘤，起源于管状或管状绒毛状腺瘤，与结肠的腺癌相似，沿淋巴道和血道转移。

阑尾黏液囊肿是指阑尾出口梗阻，导致阑尾腔扩张并黏液聚集所形成的囊性占位病变。本病症状不典型或无明显临床症状，根据病理学可划分为4个组织学类型：①潴留性囊肿，②黏膜增生，③囊腺瘤，④囊腺癌。前两种又称为单纯性囊肿，后两种属于阑尾黏液素分泌肿瘤。

【MRI表现】

MRI不仅能观察阑尾腺癌的病变信号特征，还能清晰显示病灶与周围器官的解剖关系，准确定位，特征表现为阑尾区肾形或腊肠样囊性占位，囊腔内液性部分呈均匀长T1WI长T2WI信号，边界清晰；基底部囊壁不规则增厚，呈等T1WI稍长T2WI信号，部分可出现突向腔内的乳头状结节；增强扫描囊壁呈明显环状强化，结节亦同样强化，囊腔液性部分不强化（图8-2）。

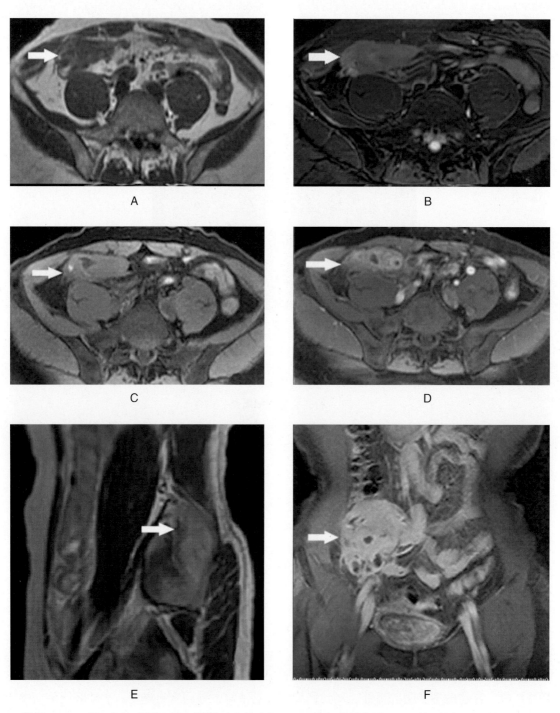

A. 横断面T1WI平扫示右下腹部回盲区肿块（白箭头），呈不均匀等低信号；B. 脂肪抑制T2WI平扫示右下腹肿块呈不均匀高信号；C. 脂肪抑制横断面T1WI平扫；D. T1WI压脂增强扫描示肿瘤明显不均匀强化，实性部分可见强化，囊性部分未见强化；E. 矢状面T2WI平扫示呈不均匀高信号，边界尚清晰；F. 冠状面T1WI增强扫描，肿瘤呈明显不均匀强化

图8-2 阑尾腺癌（结肠型）

【MRI诊断与鉴别诊断】

原发性阑尾腺癌是非常少见的阑尾恶性肿瘤，约占所有阑尾切除术后病理的0.05%～0.2%和所有阑尾恶性肿瘤的6%。阑尾腺癌经常表现为急性阑尾炎或明显的腹部肿块，有时候完全没有症状，经常需要依靠手术后病理才能诊断，需考虑与以下疾病鉴别。

（1）阑尾类癌：阑尾类癌约71%发生在阑尾尖端部，22%发生在体部，肿瘤体积较小，70%～90%直径<1.0cm，且仅有0.3%的患者出现类癌综合征，很少发生转移。当发生肝转移时，常会产生5-羟色胺和速激肽，导致类癌综合征。

（2）右侧卵巢囊肿、右侧输卵管积水、肠系膜囊肿和阑尾周围脓肿：右侧卵巢囊肿和右侧输卵管积水与子宫关系密切，影像学检查发现右下腹阑尾部位囊性病变压迫盲肠，伴囊壁钙化，且没有阑尾切除史的患者应高度怀疑阑尾黏液囊肿，对合并腹腔脏器周围分隔状腹水应考虑到腹膜假性黏液瘤可能。阑尾周围脓肿多有明显的急性阑尾炎症状，囊壁较厚与周围组织粘连明显，增强后脓肿壁强化明显。

（周健　吕衍春）

参考文献

［1］ 钱振，张金平. 阑尾黏液腺癌MRI表现1例［J］. 中国医学影像技术，2011，27（11）：2197.

［2］ 潘卫东，薛华丹，秦明伟，等. 阑尾黏液囊肿临床及病理表现与影像学特点分析［J］. 中华医学杂志，2005，85（33）：2354-2357.

［3］ 董学峰，马振海，赵永福. 原发性阑尾恶性肿瘤8例［J］. 世界华人消化杂志，2012，20（28）：2746-2750.

［4］ BEHERA P K，RATH P K，PANDA R，et al. Primary appendiceal mucinous adenocarcinoma［J］. Indian J Surg，2011，73（2）：146-148.

第九章
结直肠疾病MRI诊断

第一节 结肠扭转

结肠扭转是结肠梗阻的常见原因，好发于乙状结肠、横结肠，其次是盲肠。慢性结肠扭转常见于年轻女性，急性肠扭转多见于中老年患者。扭转的肠襻容易发生血运障碍，导致肠缺血、坏死甚至穿孔，从而形成绞窄性肠梗阻，病死率较高，因此其早期诊断及临床干预是十分必要的。临床症状多为饱餐后突发腹痛、呕吐，体检可触及腹部局限性包块，结合特征的影像学表现，多可做出明确诊断。

【MRI表现】

结肠扭转通常发病急骤，因此其首选检查为腹部X线平片，但是对于慢性结肠扭转或急性发病的缓解期，MRI检查能清晰地显示发生扭转的肠段位置及其范围，增强扫描病变肠壁可见明显强化，并可显示病变肠段的血供情况。

【MRI诊断与鉴别诊断】

（1）结肠癌：结肠癌也可导致结肠梗阻，从而产生与结肠扭转相似的影像学表现，但MRI上可观察到结肠肿块，并且临床上一般不会出现突发的腹痛。

（2）结肠套叠：亦可表现为梗阻的征象，但结肠套叠多发于幼儿，且多伴有果酱样大便。

第二节 结肠、直肠息肉

结肠、直肠息肉是下消化道系统常见病，为隆起于结肠黏膜上皮表面的带蒂或不带蒂的局限性病变。组织学上可以分为肿瘤性息肉（即腺瘤）和非肿瘤性息肉，其中非肿瘤性息肉又包括炎症性息肉、错构瘤性息肉和增生性息肉等。结直肠腺瘤好发于40岁以上人群，并且直系亲属的发病率远高于正常人。通常带蒂息肉能很好地在MRI上发现，较小的不带蒂息肉则诊断困难，需要结合临床和肠镜以明确诊断。

【MRI表现】

典型的带蒂息肉在MRI上表现为条带状等T1稍长T2信号与肠壁相连，增强扫描可见强化（图9-1

至图9-3）。

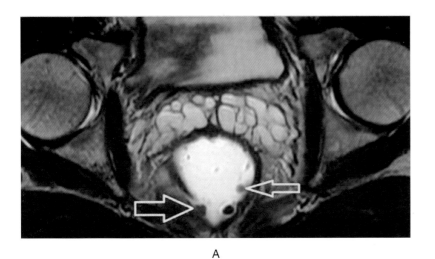

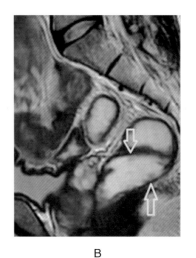

A   B

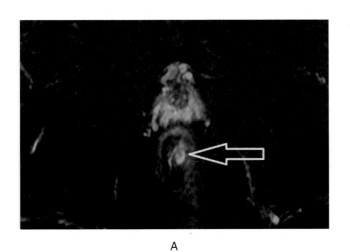

（此处C图位于A、B下方中央）

C

　　男，31岁，经肛门注入超声耦合剂后。A. 横断面T2WI平扫；B. 矢状面T2WI平扫示乙状结肠及直肠前后壁多发小结节灶，呈略高信号灶，局部与肠腔相连；C. 脂肪抑制横断面T1WI增强扫描肠壁小结节灶呈中等强化

图9-1　结直肠多发息肉

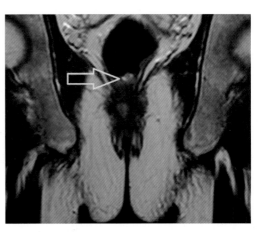

A   B

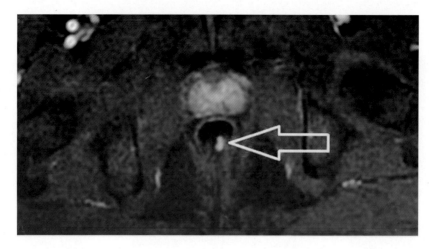

C

　　女，27岁，经肛门注入超声耦合剂后。A．横断面T2WI平扫；B．矢状位T2WI平扫示乙状结肠-直肠前后壁多发小结节状突起，与肠壁相连，呈略高信号灶；C．脂肪抑制横断面T1WI增强扫描示上述病灶呈中高度强化

图9-2　直肠癌病史

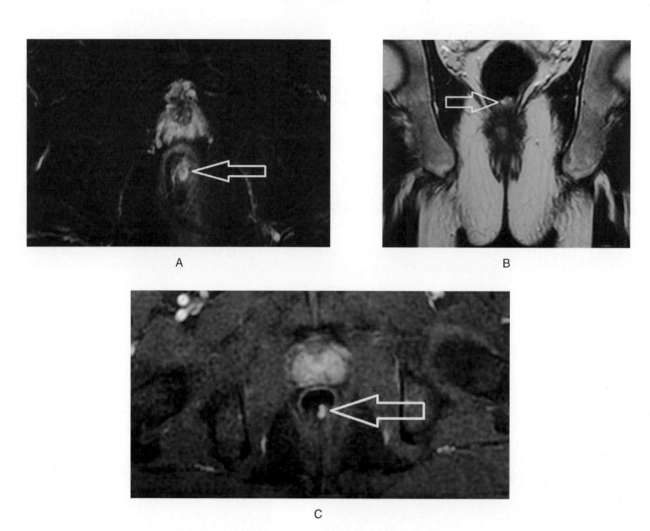

　　男，48岁，A．脂肪抑制横断面T2WI平扫示直肠左侧类圆形稍高信号影；B．冠状面T2WI平扫示息肉位于直肠下段左侧部，呈不均匀高信号灶；C．脂肪抑制横断面T1WI增强扫描示上述结节灶明显强化

图9-3　便血2周

【MRI诊断与鉴别诊断】

结直肠带蒂息肉在MRI上诊断并不困难，肠腔残留的粪石常会干扰诊断，因此最重要的是检查前清洁肠道，经肛门注入超声耦合剂后，能更好地充盈肠腔，并且耦合剂在T2WI上为高信号，能够人为地形成很好的对比。

第三节　家族性结肠腺瘤病

本病为常染色体显性遗传疾病，具有明显的家族倾向，多在青少年起病，平均年龄约为15岁，通常整个大肠有数百至数千个腺瘤性息肉，并且具有较高的癌变可能。临床上主要表现为大便带血和黏液，伴大便次数增多，同时伴有消瘦、贫血等全身症状。

【MRI表现】

MRI可发现结肠弥漫性小结节，呈宽基底或带蒂与肠腔相连，表现为长T1稍长T2信号，增强扫描可见中度强化，结合病史及家族史多可做出明确诊断。

第四节　结　肠　癌

结肠癌是常见的消化道恶性肿瘤，发病率及死亡率仅次于食管癌和胃癌，多发生于中年男性，40～50岁为高发年龄段，好发于乙状结肠。结肠癌在病理上多为腺癌，也可以为黏液癌、类癌或腺鳞癌。常见的临床症状有便血、腹泻、腹部肿块等。通过肠镜及病理检验，结合MRI典型的表现，通常能够做出明确诊断，MRI能够对结肠癌做出明确TNM分期，从而可以极大地指导临床。

【MRI表现】

MRI上多表现为结肠肠壁不规则增厚，可呈软组织样突入肠腔，平扫多呈等低T1稍高T2信号，增强扫描可见明显强化（图9-4至图9-6）。

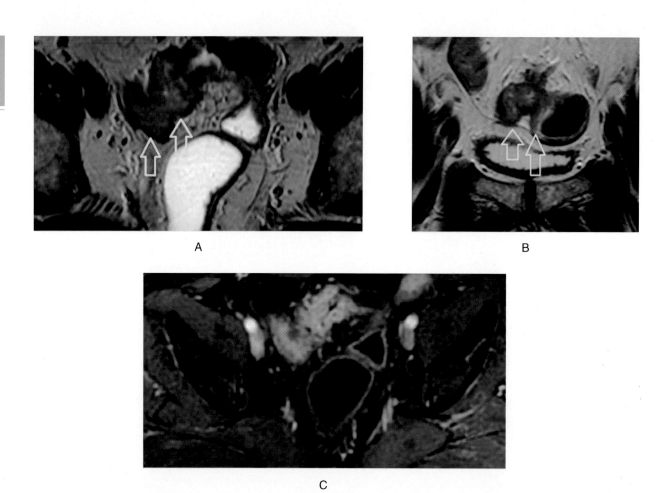

A

B

C

　　男，61岁，大便带血1年余，大便变细1个月余，经肛门注入超声耦合剂后。A. 横断面T2WI平扫；B. 冠状面T2WI平扫示乙状结肠肠壁不规则增厚，呈稍高信号，累及浆膜层；C. 横断面LAVA动态增强扫描示瘤灶明显强化

图9-4　乙状结肠癌（MRI分期：T3N0）

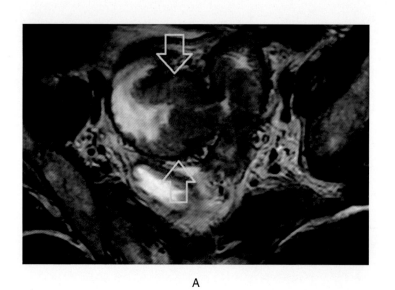

A

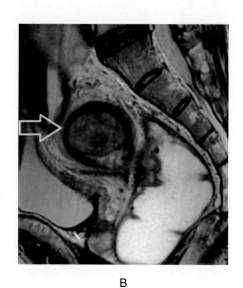

B

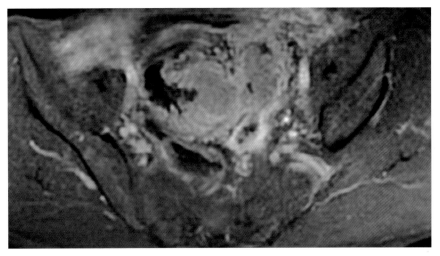

C

男，65岁，腹痛、血便伴大便不尽感2个月余，经肛门注入超声耦合剂后。A. 横断面T2WI平扫；B. 矢状位T2WI平扫示乙状结肠局部肠壁明显不规则增厚，呈软组织样突入肠腔，左侧精囊腺受累，病灶呈略高信号（左图）；C. 横断面LAVA动态增强扫描示瘤灶明显强化

图9-5　乙状结肠癌（MRI分期：T4bN0）

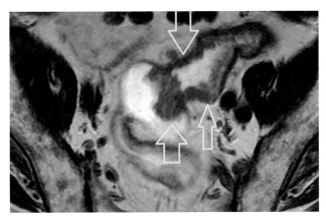

A

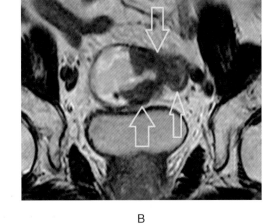

B

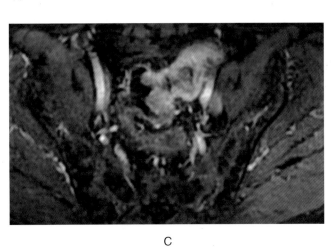

C

男，77岁，左下腹痛伴黏液血便2周，经肛门注入超声耦合剂后。A. 横断面T2WI平扫；B. 冠状面T2WI平扫示乙状结肠肠壁不规则增厚，累及浆膜层，呈均匀较高信号；C. 横断面LAVA动态增强扫描示瘤灶呈不均匀强化

图9-6　乙状结肠癌（MRI分期：T3N1a）

【MRI诊断与鉴别诊断】

结肠癌的MRI诊断并不困难，主要需要鉴别的是原发于结肠外的肿瘤侵犯结肠，比如与胰腺癌浸润横结肠相鉴别，因此明确原发癌的部位也是很重要的。

第五节　直肠脱垂

直肠脱垂属于盆底功能障碍性疾病，是指直肠黏膜部分或全层向下移位。目前病因尚不明确，各年龄段均可发病，一般病史较长，早期可表现为排粪时有肿块自肛门脱出，可自行回纳，随着病情的发展，需要用手回纳或不能回纳，且伴排便下坠感和不尽感。治疗主要包括手术治疗和非手术治疗，主要根据发病年龄及病情的严重程度而定。

【MRI表现】

MR排粪造影可以清楚地显示直肠脱垂的部位及程度。

【MRI诊断与鉴别诊断】

随着MR排粪造影的应用与普及，直肠脱垂基本上可以做出明确诊断。

第六节　直肠癌

随着人们生活水平的提高及饮食结构的改变，直肠癌在我国的发病率逐年上升，其死亡率在所有恶性肿瘤中高居前五位。由于多方面的因素影响，多数直肠癌患者确诊时已是中晚期，因此早期诊断、早期治疗是非常必要的。MRI有较高的软组织分辨率，能够发现很小的癌灶，并能做出准确的TNM分期，对直肠癌的诊断价值非常大。

【MRI表现】

直肠癌在MRI上主要表现为肠壁呈肿块样增厚，通常在扫描前经肛门灌入一些超声耦合剂，T2WI图像中肿块与高信号的耦合剂对比明显，因此可以清楚地勾勒出肿块的轮廓，DWI上为高信号，LAVA动态增强扫描可见明显强化（图9-7、图9-8）。

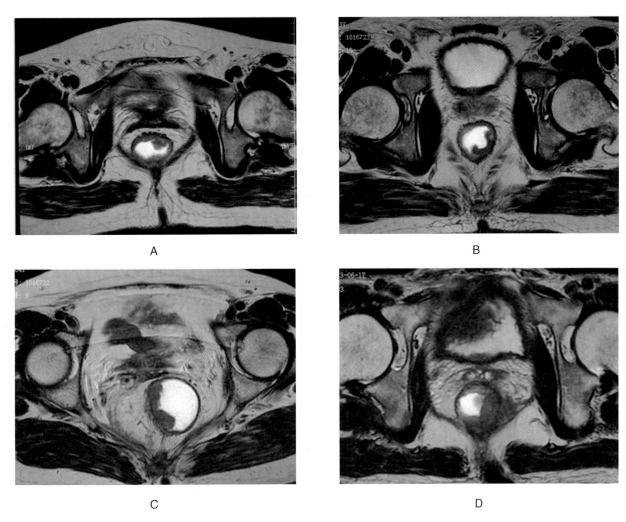

A、B、C、D均为横断面T2WI平扫，从左到右分别为直肠癌的T1、T2、T3和T4期

图9-7　直肠癌

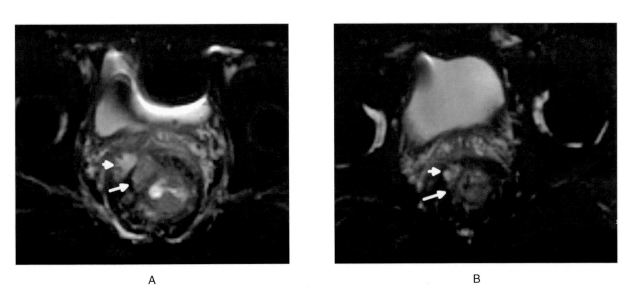

A．脂肪抑制横断面T2WI平扫示直肠壁明显不均匀增厚，直肠系膜内见小结节灶，呈略高信号；B．脂肪抑制横断面T2WI平扫新辅助治疗后一个月后，肿瘤体积明显缩小，新辅助治疗后信号减低，提示肿瘤细胞被杀伤后水扩散受限减轻

图9-8　直肠癌疗效评估

【MRI诊断与鉴别诊断】

直肠癌在MRI上有典型的表现，当癌灶较小时不易发现，因此需要结合肠镜及病理检查结果才能做出最终的诊断。

第七节 其他结肠、直肠疾病

直肠原发性恶性黑色素瘤罕见，发病率不到全部恶性黑色素瘤的1%。其特征性的MR表现：T2WI低信号，T1WI高信号，增强有一定程度强化。对于无黑色素性黑色素瘤MRI表现无明显特征，诊断困难（图9-9）。

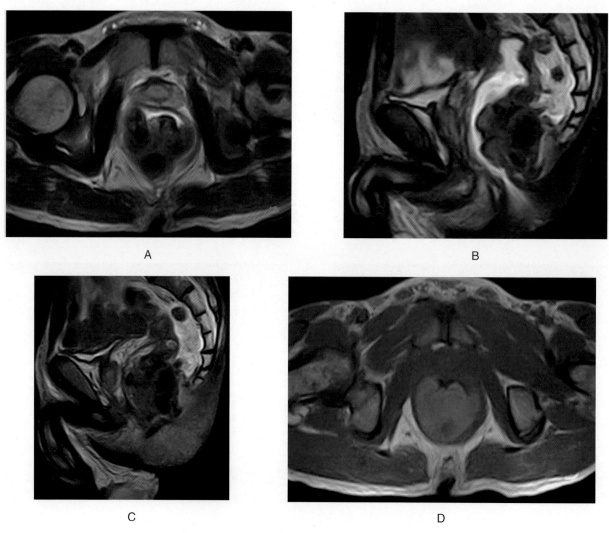

A. 横断面T2WI平扫；B、C. 矢状位T2WI平扫示直肠下段结节灶，位于直肠后壁，骶前筋膜没有受累，呈低信号；D. 横断面示T1WI平扫示直肠后壁结节呈低信号灶

图9-9 直肠恶性黑色素瘤

（刘得超 周智洋 张波）

第十章
肛管疾病的MRI诊断

第一节 肛 瘘

　　肛瘘是肛管与皮肤之间的异常通道，通常由内口、瘘管和外口构成，其发病原因多为肛腺感染，且多好发于青壮年男性，这可能是因为其齿状线水平的肛腺较多。肛瘘可由感染、克罗恩病、结核、外伤、手术及肛管恶性肿瘤等原因引起。磁共振具有软组织分辨力高、多方位成像的优点，能够精确的描述肛管正常解剖结构及肛周的结构，准确显示内口位置，瘘管分支及瘘管与肛管肌肉的关系（图10-1图至图10-3）。

　　【MRI表现】

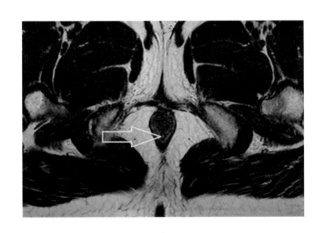

A

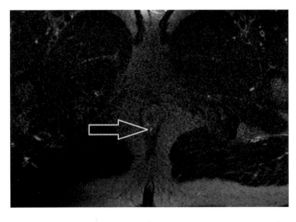

B

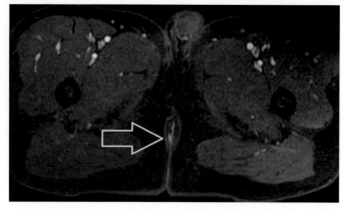

C

男，40岁，肛周结节伴肿痛。A．横断面T2WI平扫示肛管后方括约肌间隙内条状稍高信号影；B．脂肪抑制横断面T2WI平扫稍高信号；C．横断面LAVA动态增强扫描呈明显强化

图10-1　低位单纯性括约肌间型肛瘘（内口位于截石位6点、距离肛缘约2.4cm）

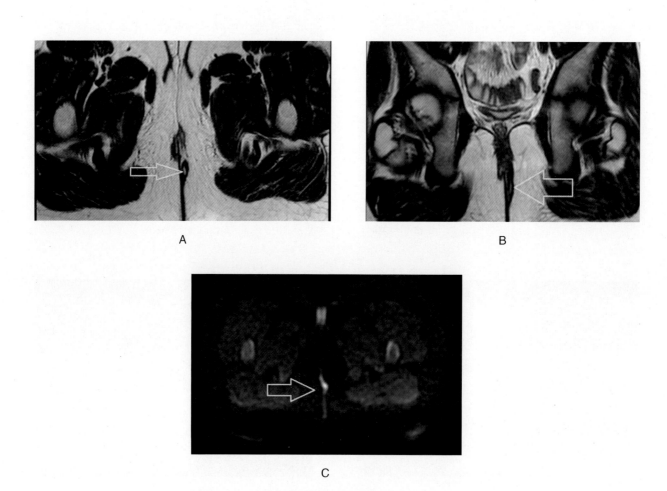

男，11岁，反复肛周流脓渗液1年余。A．横断面T2WI平扫示肛管左后括约肌间条状高信号影；B．冠状面T2WI平扫清晰地显示瘘管走行于左侧肛周皮下；C．DWI示病灶呈明显高信号

图10-2　左后-单纯性-括约肌间型肛瘘（内口位于截石位4~5点，距离肛缘约2.5cm）

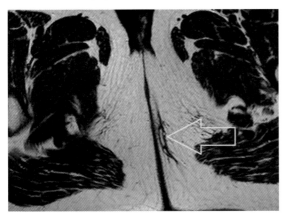
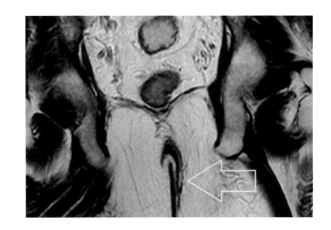

A

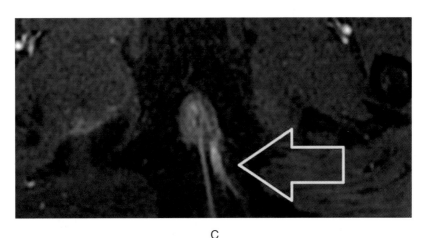

C

男，44岁，反复肛周胀痛、流脓2个月。A. 横断面T2WI平扫；B. 冠状面T2WI平扫示肛管左后瘘管，穿行于左侧坐骨直肠窝，呈低信号灶；C. 横断面LAVA动态增强扫描示病灶明显强化

图10-3 高位单纯性经括约肌型肛瘘（内口位于截石位6点，距离肛缘约3.0cm）

【MRI诊断与鉴别诊断】

典型的瘘管在MRI上呈条带状长T1长（或稍长）T2信号，DWI多为高信号，增强扫描可见明显强化，根据这些特异性的表现多可做出明确诊断。主要和肛周脓肿相鉴别，脓肿在增强扫描图像上呈明显环形强化。同时需要注意的是，通过对比轴位、矢状位和冠状位图像，要对瘘管的走行进行详细的描述，然后根据瘘管与括约肌间的关系做出正确的分型。

第二节　直肠肛门周围脓肿

直肠肛门周围脓肿是指发生于直肠肛门附近的急性化脓性感染，以肛周皮下脓肿最为常见，可由感染、手术操作不当等原因引起。患者多以肛周肿痛流脓、可触及硬结就诊，盲目的手术通常会使脓肿迁延不愈，或向肛周皮肤或肛管直肠腔处破溃形成肛瘘，因此对脓肿的定位及侵犯范围的确定非常重要，MRI具有较高的软组织分辨率，能清楚地描述脓肿的大小及其与周围组织的关系，同时根据增强扫描上呈明显的环行强化，多能做出明确诊断（图10-4至图10-6）。

【MRI表现】

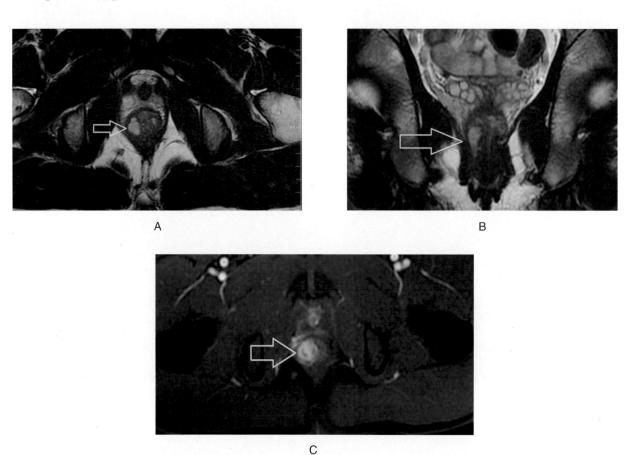

男，26岁，大便次数增多1年余，肛门疼痛流脓3周。A. T2WI示直肠远端右侧壁黏膜下类圆形高信号影；B. 增强扫描见明显环形强化；C. T2WI冠状位显示脓肿位于右侧高位括约肌间隙

图10-4　直肠肛门周围脓肿例一

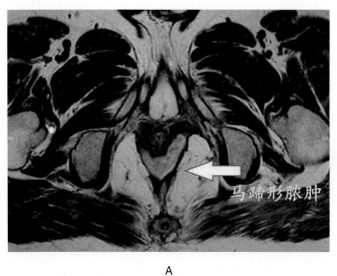

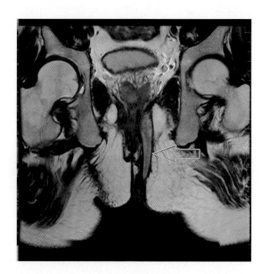

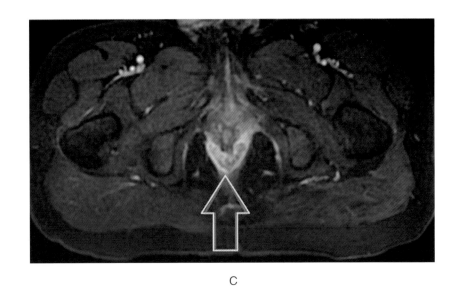

C

　　男，30岁，反复腹痛2年，临床诊断为克罗恩病，2年前出现肛周肿痛。A．横断面T2WI平扫示肛管后方（截石位3~8点方向）宽大条状异常信号；B．冠状面T2WI平扫示病变左支走行至左侧坐骨肛门窝，左侧肛提肌受累；C．横断面LAVA动态增强扫描示病灶明显环形强化

图10-5　直肠肛门周围脓肿例二

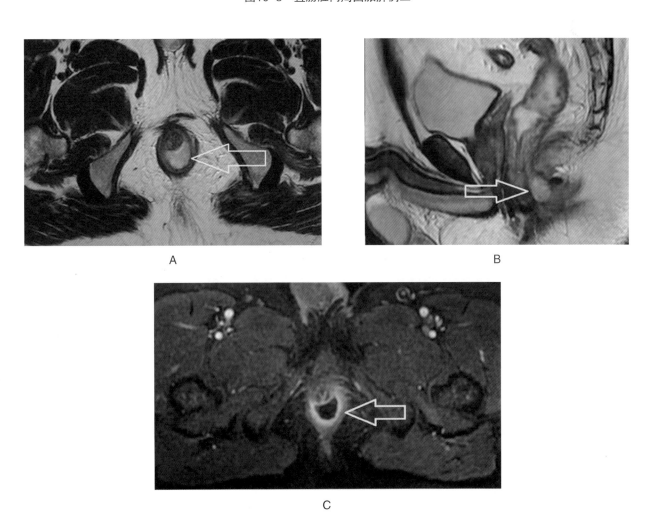

A

B

C

　　男，38岁，肛周进行性肿痛10余天。A．横断面T2WI平扫示肛管左后方（截石位3~7点方向）半圆形局限性宽大高信号；B．矢状面T2WI平扫清晰地显示了脓肿的位置，增强扫描见明显环形强化

图10-6　直肠肛门周围脓肿例三

【MRI诊断与鉴别诊断】

直肠肛门周围脓肿在LAVA增强扫描图像上表现为典型的环周强化，诊断并不困难，但对于反复破溃形成瘘的患者，要注意描述瘘管的走向及内口的位置，以便为临床制定治疗方案进行指导。

第三节 肛 管 癌

肛管癌比较少见，约占大肠癌的2%。从组织学类型上可分为鳞癌、腺癌和黏液腺癌等，其中以鳞癌最为常见。肿瘤常呈浸润性生长，括约肌易被侵犯，典型的病灶在MRI图像上呈长T1稍长T2信号，增强扫描可见明显强化或不均匀强化，结合相关病史多可做出诊断（图10-7至图10-9）。

【MRI表现】

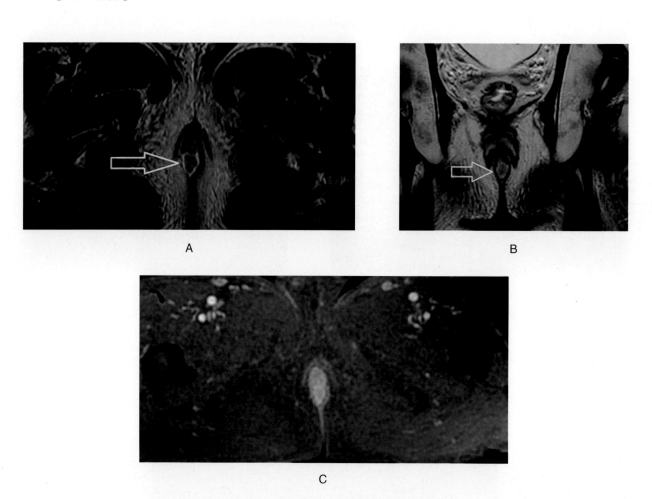

男，49岁，便血1年。A. 横断面T2WI平扫示肛管下段后方类圆形稍高混杂信号影；B. 冠状面T2WI平扫示肛管括约肌未见受累；C. 横断面LAVA增强扫描示病灶明显强化

图10-7 肛管癌（MRI分期：T1N0）

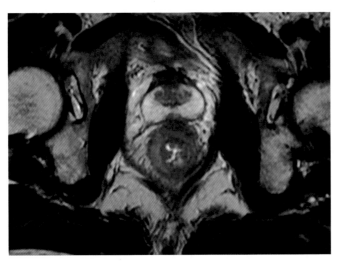
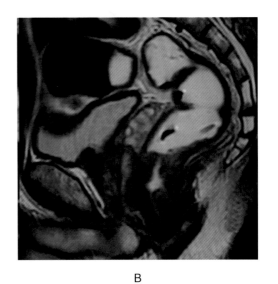

A   B

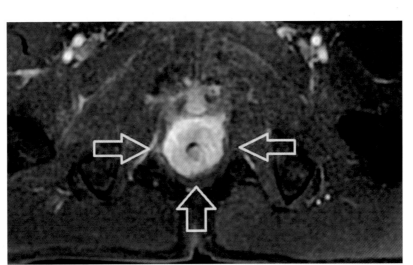

C

  男，51岁，排便不畅3个月余，查体见肛门肿物。A．横断面T2WI平扫示肛管上段肠壁环周增厚伴肠腔狭窄，呈略高信号灶；B．矢状面T2WI平扫示直肠下段肠壁亦见增厚；C．横断面LAVA增强扫描呈明显环形强化

图10-8　肛管癌（MRI分期：T4bN1a）

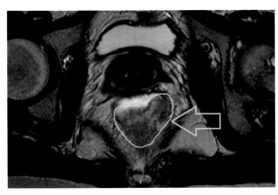

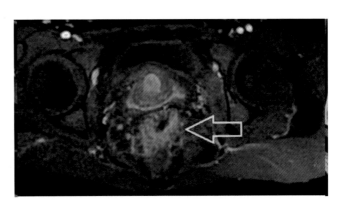

A   B

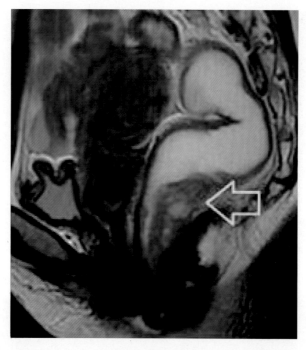

C

女，39岁，反复排便困难、疼痛1个月余。A. 横断面T2WI平扫示肛管上段后壁不规则增厚，呈略高信号灶；B. 矢状位T2WI直肠下段肠壁亦见增厚，呈略高信号；C. 横断面LAVA增强扫描呈不均匀强化

图10-9　肛管癌（MRI分期：T3N2b）

【MRI诊断与鉴别诊断】

肛管癌要综合MRI诊断、病理结果及生化检查结果共同做出最终诊断，MRI的主要作用是对肿瘤进行准确的分期。做出诊断的过程中需要与肛周脓肿及肛管黏膜炎性反应相鉴别，肛周脓肿可有典型的环周强化，而炎性反应的边界较模糊，没有肿瘤的占位效应。

第四节　其他肛管疾病

一、肛周表皮样囊肿

表皮样囊肿多见于青年患者，好发于颅内，发生于肛周者则很罕见。其病程较多长，进展缓慢，囊肿可破裂，进而继发感染或钙化等。其在MR上的表现具有一定的特异性，但应与肛周脓肿相鉴别（图10-10）。

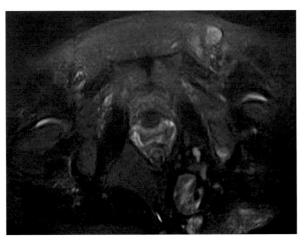

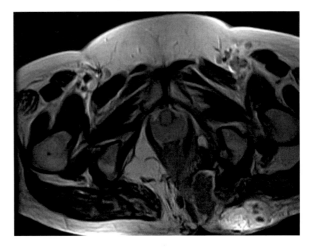

A　　　　　　　　　　　　　B

　　女，60岁，因左臀部肿物入院。A. 横断面T2WI平扫示左侧臀部皮下、臀大肌、肛提肌、闭孔内肌、坐骨肛管窝、右侧臀大肌及肛管括约肌见多发大小不一、形状各异，部分融合，边界清晰，呈较均匀高信号影；B. 横断面T1WI平扫示上述病灶呈不均匀等、略高信号影

图10-10　肛周表皮样囊肿

二、肛周上皮样肉瘤

　　是一种罕见的低度恶性肿瘤，主要发生于20～40岁的青年人，其中约2/3发生于男性。典型的ES主要发生于四肢末端，最初的表现是皮下直径1cm左右的无痛结节，2～3个月后破溃，逐渐沿筋膜、肌腱、神经等向深部浸润。病因不明，早期可误诊为环状肉芽肿、类风湿结节、纤维瘤、皮样囊肿等（图10-11）。

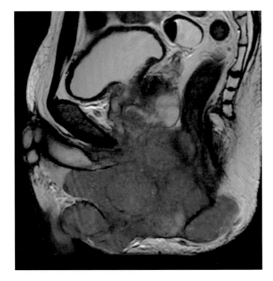

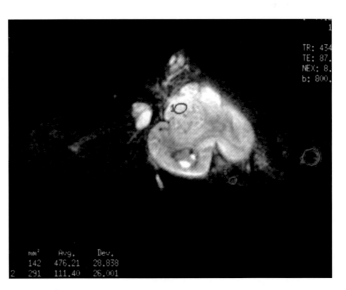

A　　　　　　　　　　　　　B

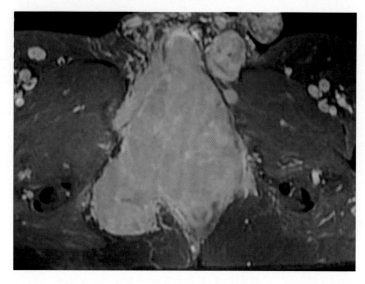

C

A. 矢状面T1WI平扫示肛管巨大分叶状肿物，呈浸润性生长，肛门内外括约肌均受累，呈较均匀略高信号；B. DWI序列呈不均匀明亮高信号；C. 横断面LAVA增强扫描示瘤灶明显强化

图10-11　肛周上皮样肉瘤

（周智洋　刘德超　张波）

第十一章
胃肠间质瘤MRI诊断

胃肠间质瘤（gastrointestinal stromal tumor，GIST）是消化道最常见的间叶组织源性肿瘤，占消化道全部肿瘤的1%～3%。多数学者认为GIST起源于消化道固有肌层的间质细胞Cajal细胞（肠运动的起搏细胞），细胞内c-kit原癌基因突变可导致kit酪氨酸激酶持续活化，细胞增殖分化失控，形成肿瘤。GIST最常发生于胃（60%）和小肠（25%），其次是结直肠（10%）、食管（5%），还可发生于胃肠道邻近组织，例如网膜、肠系膜、腹膜后等。GIST好发于中老年人，男性稍多。大部分为单发。临床症状与肿瘤大小、部位有关，但缺乏特异性。肿瘤小的可无症状。常见临床症状有腹痛、腹部肿块和消化道出血，肠梗阻相对少见。

在组织学方面，GIST 主要分为3 种类型：梭形细胞为主型（70%），上皮样细胞为主型（20%），以及混合细胞型（梭形细胞和上皮样细胞型混合存在）（10%），极少数表现为多种形态的细胞。GIST具有独特的免疫组化表型，同平滑肌肿瘤以及神经源性肿瘤存在明显差异。GIST 最具特征的标志物是c-kit基因蛋白产物CD117，其阳性表达率达80%～100%。大部分GIST 表达CD34。仅30%左右GIST表达平滑肌肌动蛋白（SMA），约5%表达S-100蛋白。

Fletcher 等在2002年提出：根据肿瘤大小以及核分裂相作为判定指标，应用危险度代替良恶性划分GIST，即：肿瘤直径2～5cm，核分裂数＜5个/50高倍视野（HPF）为低度危险；肿瘤直径＜5cm，核分裂数6～10 个/50 HPF或肿瘤直径5～10cm，核分裂数＜5 个/50 HPF 为中度危险；肿瘤直径＞ 5cm，核分裂数＞5 个/50 HPF或只要肿瘤直径＞10cm，或仅有核分裂数＞10个/50 HPF为高度危险。

GIST 对于传统的放、化疗不敏感，外科手术和分子靶向药物是治疗GIST的主要手段，靶向治疗药物是c-kit选择性酪氨酸激酶抑制剂STI-571（甲磺酸伊马替尼，格列卫）。GIST的预后与肿瘤大小、分裂数和肿瘤位置等有关。

【MRI表现】

胃肠间质瘤生长方式包括腔内型、腔外型及腔内外型，倾向于外生性生长。表现为与胃肠道关系密切的孤立性肿块，可呈类圆形、分叶状或不规则形，肿块较小时信号常较均匀，T1WI呈稍低信号，T2WI稍高信号，增强后显著均匀强化；肿瘤较大时容易合并出血、坏死和囊变，从而信号不均匀，增强后不均匀强化，出血、坏死、囊变区无强化，肿瘤实性部分中等至明显强化，静脉期强化程度高于动脉期（图11-1至图11-8）。50%间质瘤可见黏膜溃疡，恶性溃疡大而深，可见气液平面。间质瘤一般通过血行转移，也可种植转移，肝脏和肠系膜是最常见的转移部位，而淋巴结转移相对少见，腹水少见。间质瘤的影像学表现与生物学危险性具有一定相关性。高度危险性病灶多为最大径≥50 mm，边界不清，信号不均匀，可见坏死、囊变，增强后呈不均匀强化；中度及以下危险性病灶多为最大径＜50 mm，边界清楚，信号较均匀，增强后较均匀强化。

【MRI诊断与鉴别诊断】

　　胃肠间质瘤与胃肠腺癌、淋巴瘤在MRI表现上有交叉，但间质瘤发生率低于后两者。胃肠道来源的腺癌起源于黏膜层，多向腔内生长，表现为黏膜皱襞破坏、中断，形成不规则肿块，管壁增厚明显、僵硬，管腔狭窄，消化道梗阻出现较多、较早，以淋巴结转移为主。胃肠道淋巴瘤表现为胃壁/管壁的弥漫性增厚，有一定的柔软度，无或轻度梗阻现象，坏死少见，强化多呈轻至中等程度，周围见淋巴结肿大。胃肠间质瘤与其他间叶组织源性肿瘤包括平滑肌瘤、平滑肌肉瘤、神经鞘瘤的MRI表现相似，较难鉴别，需有病理及免疫组化结果才能确诊，但后三者发生率低于间质瘤。另外肠系膜及腹膜后的间质瘤，应与相应部位的恶性肿瘤相鉴别，如平滑肌肉瘤、脂肪肉瘤、恶性神经鞘瘤等。

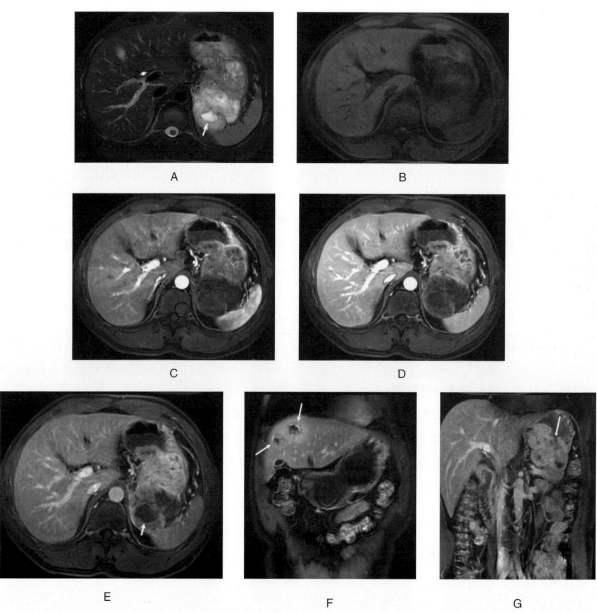

　　男，49岁，反复上腹不适2个月余查体：上腹部可扪及10cm×12cm包块，质硬，轻压痛。A. 脂肪抑制横断面T2WI平扫示胃底后下方见一巨大、分叶状肿块，外生性生长，呈不均匀高信号灶，其内坏死区呈更高信号区；TWI不均匀，以低信号为主；B. 脂肪抑制横断面T1WI平扫示瘤灶呈不均匀低信号灶；C、D. 横断面LAVA动态增强扫描动脉期呈明显不均匀强化；E. 横断面LAVA动态增强扫描门脉期瘤灶持续强化，强化程度高于动脉期；F. 冠状面LAVA动态增强扫描门脉期示肝内多发转移瘤（箭头）；G. 冠状面LAVA动态增强扫描门脉期示瘤灶近黏膜面可见溃疡（箭头示），周围未见肿大淋巴结

图11-1　胃间质瘤例一

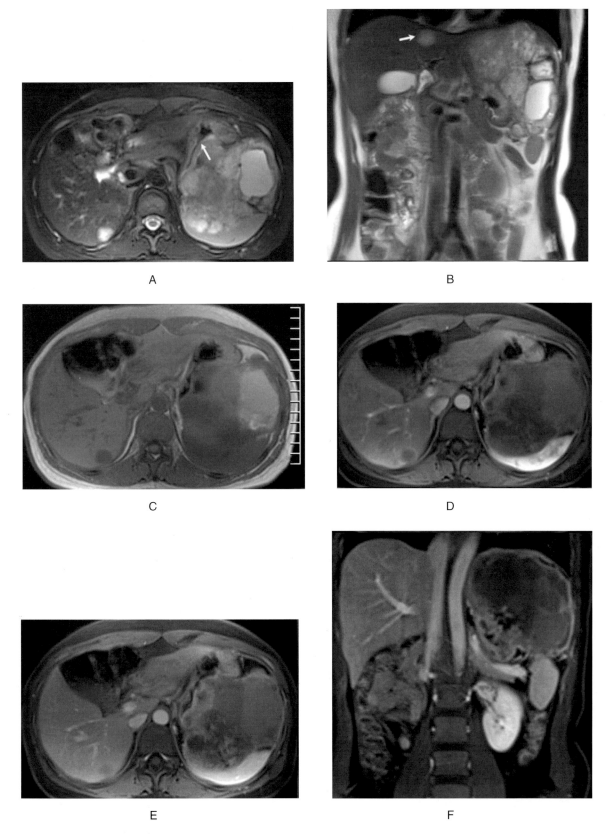

A   B

C   D

E   F

女，31岁，无明显诱因出现血便1周。A. 脂肪抑制横断面T2WI平扫；B. 冠状面T2WI平扫示胃大弯黏膜下见一巨大肿块，凸向胃腔外生长，黏膜皱襞变平坦，肿块内信号混杂，可见出血、坏死囊变，肝内见转移灶（箭头）；C. 横断面T1WI平扫示瘤灶呈不均匀等高混杂信号灶；D. 横断面LAVA动态增强扫描动脉期呈轻度不均匀强化，肝内转移瘤呈轻度环形强化；E. 横断面LAVA动态增强扫描门脉期；F. 冠状面LAVA动态增强扫描门脉期瘤灶呈持续中度、不均匀强化，强化程度高于动脉期，肝内转移瘤呈中度环形强化，胃体周围及腹主动脉旁未见肿大淋巴结

图11-2　胃间质瘤例二

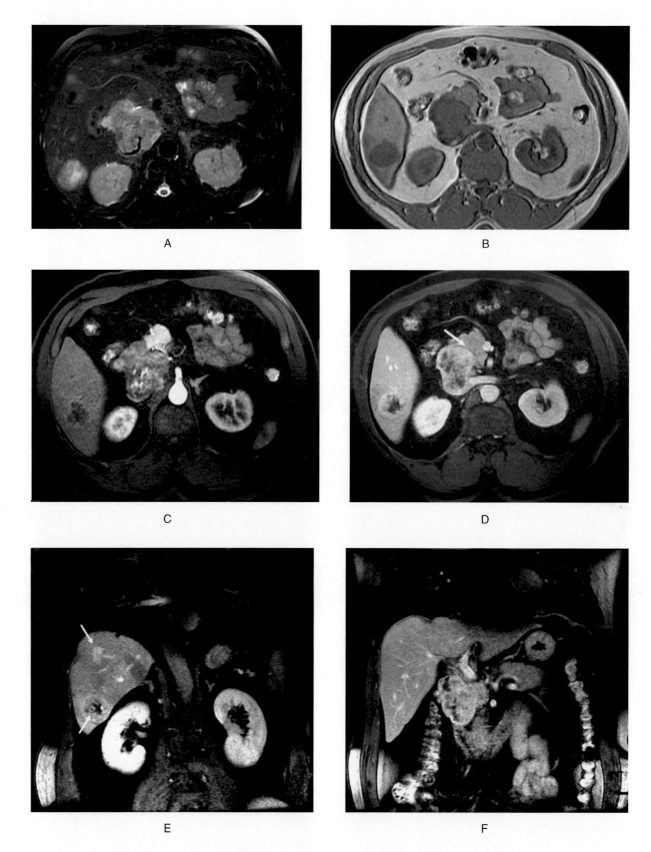

A

B

C

D

E

F

　　男，53岁，体检来诊。A. 脂肪抑制横断面T2WI平扫示十二指肠降段见一外生性不规则肿块，内见坏死囊变区，呈不均匀高信号，并胰头受压，肝S6段包膜下见高信号结节灶；B. 横断面T1WI平扫示十二指肠降段肿物呈低信号灶；C. 横断面LAVA动态增强扫描动脉期瘤灶呈不均匀轻度强化，肝S6段转移瘤呈边缘环形强化；D. 横断面LAVA动态增强扫描门脉期瘤灶持续不均匀强化（箭头），肝S6段转移瘤边缘持续不均匀强化；E. 冠状面LAVA动态增强扫描门脉期肝内多发转移瘤，边缘持续强化；F. 冠状面LAVA动态增强扫描门脉期十二指肠降段瘤灶持续不均匀强化（箭头）

图11-3　十二指肠间质瘤

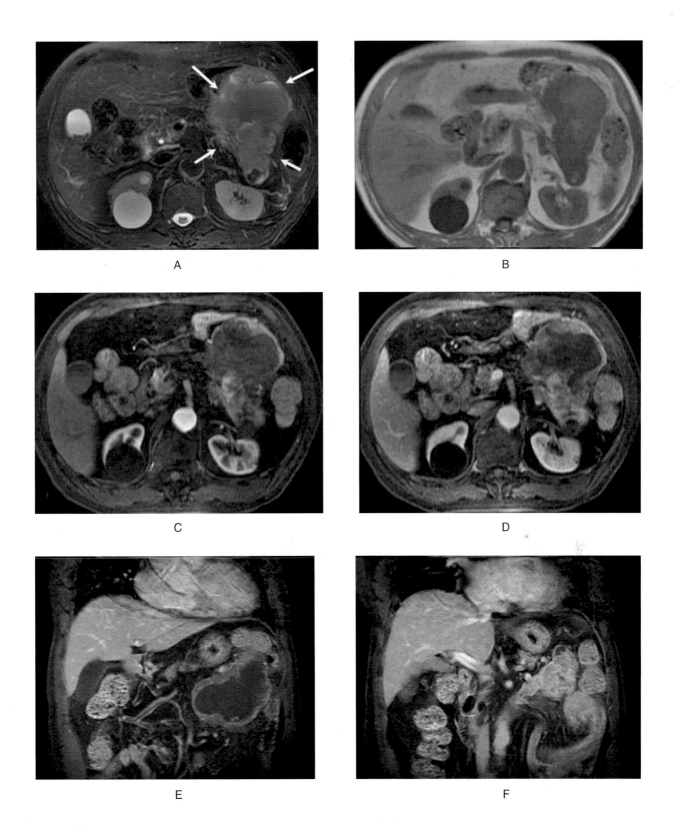

A．脂肪抑制横断面T2WI平扫示空肠壁明显偏心性不均匀增厚并见一分叶状囊实性肿块，呈不均匀高信号；B．横断面T1WI平扫示空物瘤灶呈不均匀低信号灶；C．横断面LAVA动态增强扫描动脉期瘤灶呈不均匀轻度边缘性强化；D．横断面LAVA动态增强扫描门脉期瘤灶实性部分持续不均匀强化，囊性部分不强化；E．冠状面LAVA动态增强扫描门脉期空肠瘤灶实性部分持续强化；F．冠状面LAVA动态增强扫描门脉期瘤灶持续不均匀强化

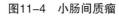

图11-4　小肠间质瘤

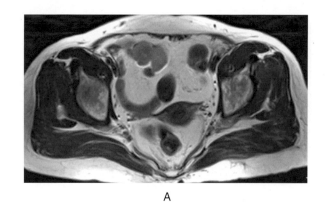

A

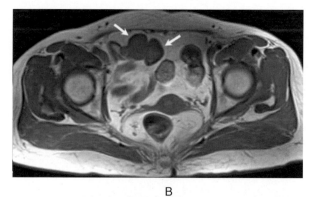

B

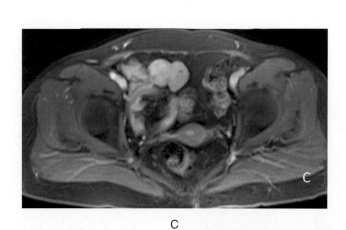

C

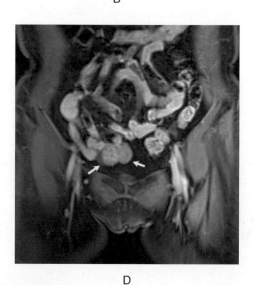

D

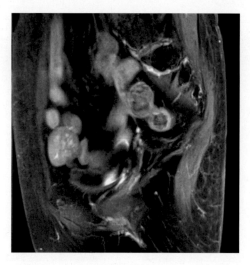

E

　　女，58岁，体检发现盆腔包块9天。查体：子宫前方可扪及一包块，大小约5 cm×3cm，分叶状，质硬，边界清，无压痛。A. 脂肪抑制横断面T2WI平扫示盆腔内一分叶状，边界清楚，与邻近肠管及肠系膜关系密切，呈均匀略高信号；B. 横断面T1WI平扫示瘤灶呈均匀低信号灶；C. 横断面LAVA动态增强扫描动脉期；D. 冠状面LAVA动态增强扫描门脉期；E. 矢状面LAVA动态增强扫描门脉期瘤灶呈明显不均匀强化。手术探查肿物基底部部分位于空肠表面，部分位于肠系膜表面，病理诊断为间质瘤

图11-5　空肠间质瘤

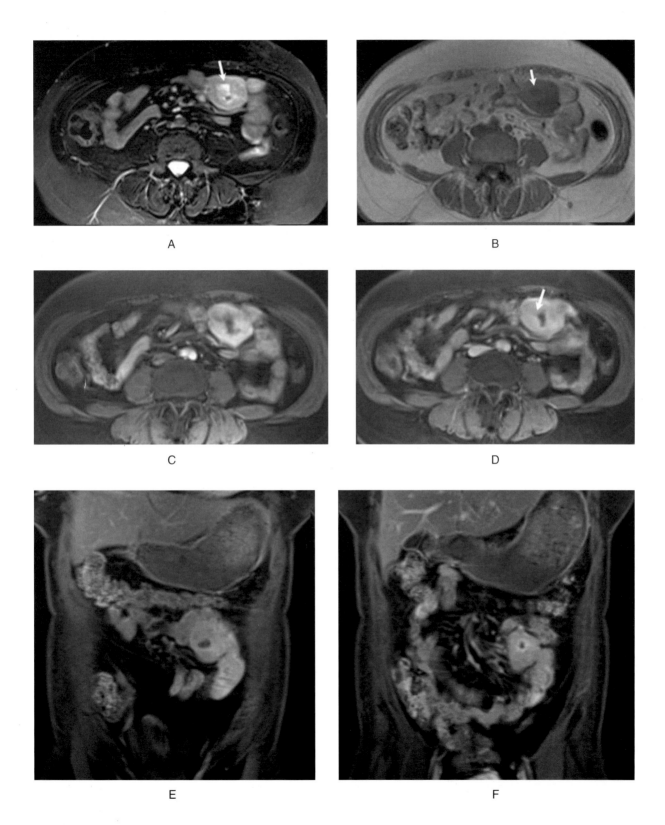

A

B

C

D

E

F

　　女，54岁，A. 脂肪抑制横断面T2WI平扫示左下腹腔类圆形肿块，边界清楚，与邻近肠管分界不清，呈不均匀高信号，中央囊变区呈更高信号；B. 横断面T1WI平扫示瘤灶呈不均匀低信号灶；C. 横断面LAVA动态增强扫描动脉期瘤灶明显不均匀强化；D. 冠状面LAVA动态增强扫描门脉期瘤灶持续不均匀强化；E、F. 冠状面LAVA动态增强扫描门脉期瘤灶呈明显不均匀持续强化，中央囊变坏死区增强扫描无强化（箭头）

图11-6　小肠间质瘤

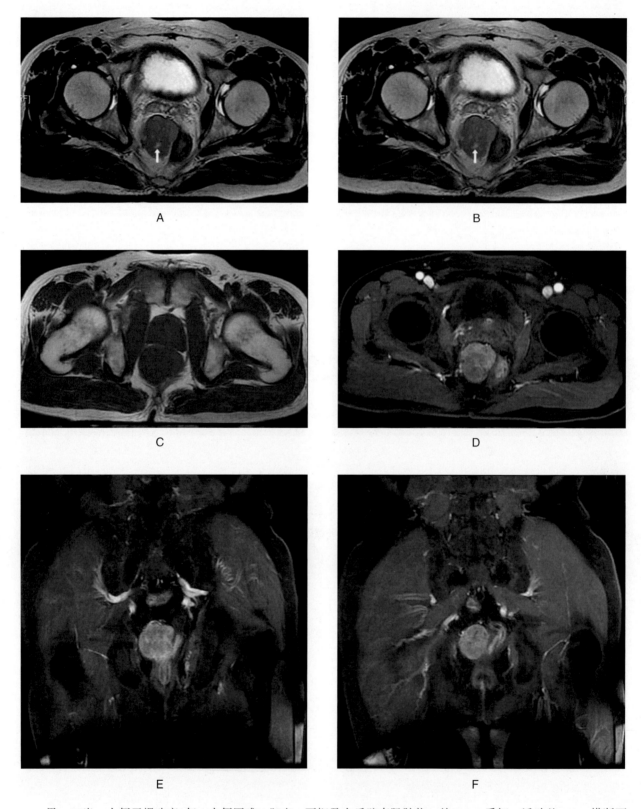

男，66岁，大便习惯改变1年，大便困难。肛查：可扪及右后壁直肠肿物，约3cm，质韧，活动差。A．横断面T2WI平扫；B．脂肪抑制横断面T2WI平扫示直肠右侧壁外生性肿块，分叶状，边缘尚光整，大小约4 cm×4cm，呈不均匀高信号，中央小囊变区呈更高信号；C．横断面T1WI平扫示瘤灶呈不均匀低信号灶；D．横断面LAVA动态增强扫描动脉期瘤灶明显不均匀强化；E、F．冠状面LAVA动态增强扫描门脉期瘤灶呈明显不均匀持续强化，中央囊变坏死区增强扫描无强化（箭头）

图11-7　直肠间质瘤

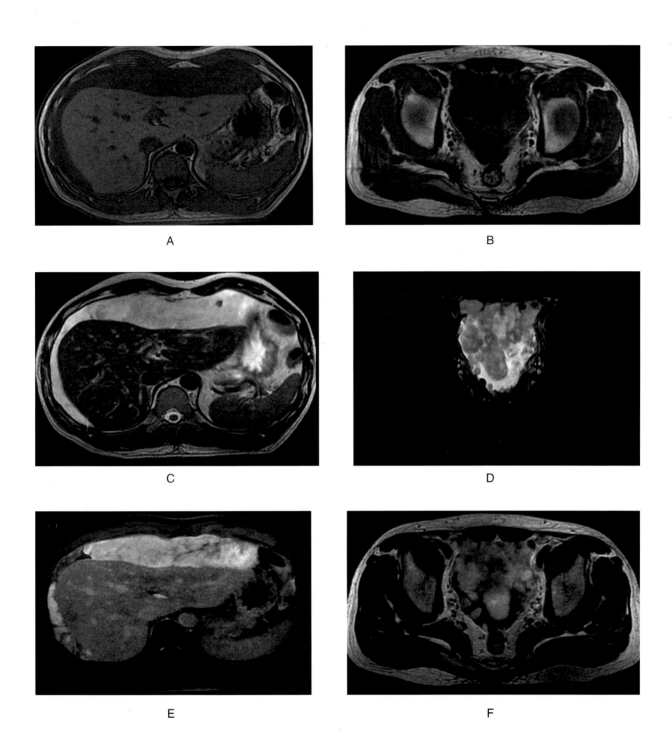

A

B

C

D

E

F

　　男，42岁，腹胀、腹痛1年。A、B. 横断面T1WI平扫示腹腔、盆腔腹膜不均匀增厚，见不规则结节、肿块，呈低信号；C. 横断面T2WI平扫；D. 脂肪抑制横断面T2WI平扫示上述瘤灶呈不均匀高信号灶；E. 脂肪抑制横断面T1WI增强扫描瘤灶明显强化；F. 横断面T1WI增强扫描示盆腔内瘤灶呈结节状明显强化

图11-8　胃肠道间质瘤广泛种植转移

（孙美丽　吕衍春）

参考文献

［1］　郭京，祖国，王忠裕. 胃肠道间质瘤诊断和治疗进展［J］. 大连医科大学学报，2013（01）：
　　　87-91.

［2］ 尹韶晗，谢传淼，莫运仙，等. 49例胃肠间质瘤多排螺旋CT表现与病理对照研究［J］. 癌症，2009
（09）：983-988.

［3］ FLETCHER C D，BERMAN J J，CORLESS C，et al. Diagnosis of gastrointestinal stromal tumors：A
consensus approach［J］. Hum Pathol，2002，33（5）：459-465.

［4］ GONG J，KANG W，ZHU J，et al. CT and MR imaging of gastrointestinal stromal tumor of stomach：a
pictorial review［J］. Quant Imaging Med Surg，2012，2（4）：274-279.

［5］ ANGIOLI R，BATTISTA C，MUZII L，et al. A gastrointestinal stromal tumor presenting as a pelvic mass：
A case report［J］. Oncol Rep，2009，21（4）：899-902.

第十二章
肝脏疾病MRI诊断

第一节 肝脏恶性肿瘤

一、原发性肝癌

原发性肝癌是常见恶性肿瘤，由于起病隐匿，早期可无症状或症状不明显。其发病与乙型肝炎、丙型肝炎及肝硬化密切相关。原发性肝癌的患者中有1/3有慢性肝炎史，50%～90%合并肝硬化。

（一）在病理学上分

（1）巨块型：瘤体直径≥5cm，此型最多见（图12-1）。

（2）结节型：瘤体直径<5cm，肿瘤为多个大小不等的结节，遍及全肝，多合并肝硬化（图12-2）。可分为单结节型、融合结节型及多结节型。其中，单个癌结节最大直径<3cm，或癌结节数目不超过2个，其最大直径总和≤3cm的肝细胞癌称为小肝癌（图12-3）。

（3）弥漫型：全肝均匀散着微小结节，大小较一致，一般不超过肝小叶的大小，常合并与肝硬化同时存在。约占原发性肝癌的5%，其发展快，预后差（图12-4）。

（二）在组织学上分

（1）肝细胞癌（hepatocellular carcinoma，HCC）：占原发性肝癌的90%以上，是最常见的一种病理类型。

（2）肝内胆管细胞癌（intrahepatic cholangiocarcinoma，ICC）：较少见，起源于胆管二级分支以远肝内胆管上皮细胞，约与原发性肝癌的5%。

（3）混合性肝癌（combined hepatocellular and cholangiocarcinoma，cHCC-CC）：比较少见，在一个肝肿瘤结节内，同时存在HCC和ICC两种成分。

（4）其他少见类型如透明细胞型、巨细胞型、硬化型和纤维板层型肝癌（fibrolamellar carcinoma of liver，FLC）等。

【MRI表现】

在肝硬化结节发展为肝癌结节的病理过程中，包含了以下几个阶段：再生结节（regenerative nodule，RN），不典型增生结节（dysplastic nodule，DN）、小肝癌（small hepatocellular carcinoma，SHCC）和肝细胞癌（hepatocellular carcinoma，HCC）。其中肝硬化结节包括RN和DN。后者又包括低级的DN（low- grade DN，LGDN）结节和高级的DN（high- grade DN，HGDN）结节。肝硬化再生结节与正常肝组织一样主要由门静脉供血，在发展为肝癌的过程中，门静脉供血逐渐减少而肝动脉供血逐渐增多，至SHCC结节时主要由肝动脉供血，门静脉参与供血的比例很小。而SHCC的瘤内血供还与瘤体分化程度有关，门脉供血多者，癌细胞分化较好，门脉血供少者，癌细胞分化较差。

RN在MRI检查时，T2WI呈低信号，在T1WI中表现各异，可呈低、等或高信号。除Budd-chiari综合征并发肝硬化的RN，RN在T2WI上极少呈现高信号。RN主要由门静脉供血，少部分来自肝动脉，故增强扫描时难以显示。

LGDN及HGDN在T1WI中均可表现为低、等或高信号，因此T1WI对于鉴别两者无大帮助。DN周围厚的纤维间隔在T1WI和T2WI上分别呈低信号及高信号，衬托DN 分别呈T1WI和T2WI相对高信号及低信号。部分DN由于含有脂质，在T1WI和T2WI均可呈高信号或等信号。脂肪抑制序列可使呈等信号或低信号。一般情况下，T1WI动态增强动脉期无明显增强，在周围纤维间隔明显强化的衬托下呈低信号，门脉期强化呈高信号或等信号，延迟期部分呈等信号，部分呈低信号。然而少数DN动脉期也可出现强化。HGDN表现出与高分化HCC相同的强化特点而不易与之鉴别。

DN出现以下征象时高度提示癌变：①T2WI呈稍低信号的病灶复查时出现稍高信号；②T2WI上表现为结节中结节；③动脉血供较前增加；④随诊过程中病灶进行性增大。

在T1WI，高分化的HCC多呈高或等信号，中低分化的HCC则多呈低信号，在T2WI，高分化的HCC部分呈等信号，少数呈低信号，中低分化的HCC则呈高信号居多。多数HCC血供主要来源于肝动脉和异常动脉供血，门脉血供明显减少，故增强扫描动脉期明显强化，门脉期及延迟期强化迅速减退，即"快进快出"的强化方式。然而，由于肿瘤内血管，间质成分及分化程度不同，其强化方式也不同，可表现多种多样，如速升缓降型、缓慢上升型和轻微强化型。

另外，有助于诊断肝癌的MRI特征性表现有如下几个方面。

（1）脂肪变性：是HCC特征性表现之一，转移瘤等其他恶性肿瘤很少有脂肪变性。而除了脂肪变性外，病灶内出血、金属含量及细胞内糖蛋白和铜蛋白增高都可以使T1WI呈高信号。脂肪抑制序列有助于鉴别（图12-5）。

（2）假包膜：肝内占位性病变除腺瘤可有包膜外，血管瘤、局灶性结节性增生、转移性肝癌一般无包膜形成。"假包膜"在增强门静脉期及延迟期较容易显示，"假包膜"出现往往提示肿瘤生长缓慢，"假包膜"形成与分化程度良好有关，具有相对良性的生物学行为（图12-2）。

（3）门脉癌栓：表现为门静脉内与肿块信号相似的条带状异常信号，增强扫描门脉期门静脉内充盈缺损，可见与肿块相似的强化方式（图12-1）。门静脉癌栓对HCC的诊断具特征性，转移性肝癌等其他肿瘤很少侵犯血管。

（4）动-门脉瘘：为HCC的特征性表现，表现为门静脉在动脉期显影，发生在门脉远端则表现为肝实质异常强化，呈楔形或不规则形，其信号与主动脉信号强度接近，延迟期呈等信号（图12-1）。

【MRI诊断与鉴别诊断】

当MRI上发现肿块有"假包膜"，T1WI呈低信号，T2WI呈高信号，动态增强扫描呈"快进快出"的强化方式时，结合临床病史通常可明确肝细胞癌的诊断。当表现不典型时，需考虑与以下疾病鉴别。

（1）血管瘤：增强扫描动脉期边缘强化，呈结节状或环状，其强化信号极接近腹主动脉的信号。门脉期时，强化逐渐向病灶中央扩展，延迟后病灶呈等信号或高信号充填。

（2）腺瘤：多见于口服避孕药无慢性肝炎和肝硬化的女性，肿块边缘光滑，有包膜，但信号变化多样，缺乏特异性。

（3）局灶性结节性增生：无包膜，信号较均匀，多有中央瘢痕，Gd-EOB-DTPA肝脏MRI增强扫描肝细胞特异期呈高信号，其中央瘢痕呈低信号。

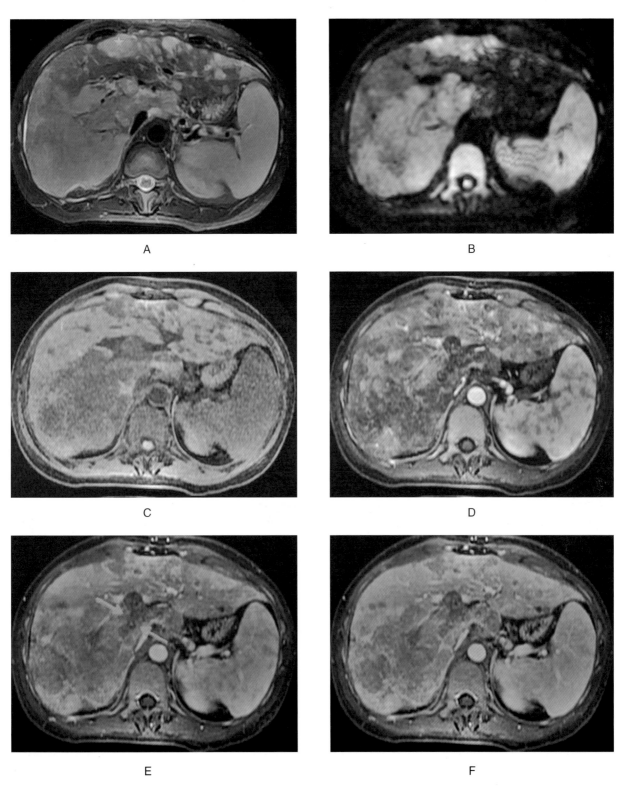

肝右叶巨块型肝细胞肝癌并瘤周及肝左叶多发子灶（五角星）形成。A. 脂肪抑制横断面T2WI；B. DWI示肝脏各叶比例失调，肝左叶、尾状叶增大，门脉高压，脾脏增大，肝右叶巨大病灶及肝内多发结节灶均呈高信号；C. 横断面T1WI平扫示瘤灶呈低信号；D. 横断面LAVA增强扫描动脉期示瘤灶不均匀明显强化，肝动脉-门静脉瘘；E、F. 横断面LAVA增强扫描门脉期及延迟期示瘤灶强化减退呈低信号。门脉主干及右支条状异常信号，信号及强化形式与肿块相似（长箭头）

图12-1　肝硬化

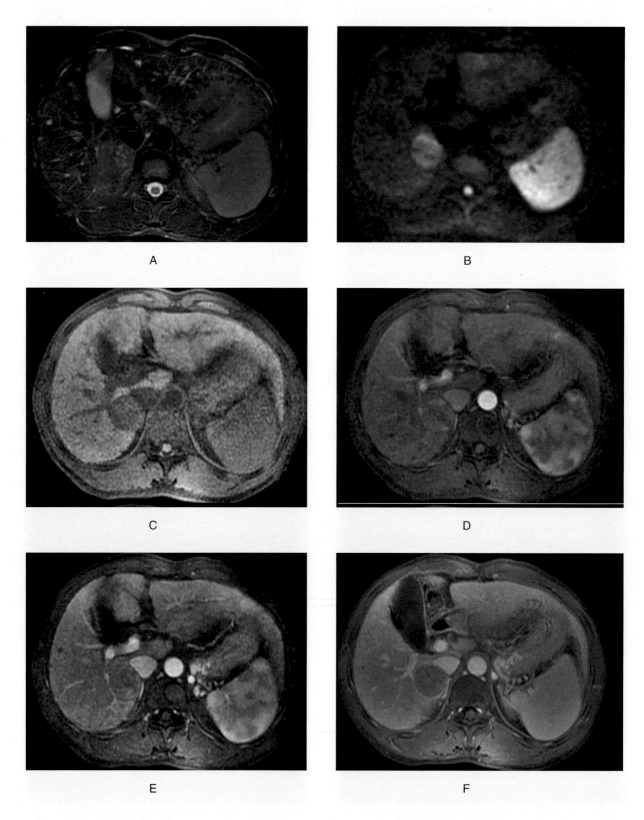

A

B

C

D

E

F

  A. 脂肪抑制横断面T2WI平扫示瘤灶，呈类圆形，边界清楚，呈不均匀稍高信号，其内斑点状更高信号；B. DWI序列呈明显高信号，C. 横断面T1WI平扫呈均匀低信号；D. 横断面LAVA增强扫描动脉期瘤灶明显强化；E. 横断面LAVA增强扫描门脉期呈不均匀略低信号；F. 横断面LAVA增强扫描延迟期示瘤灶强化程度明显减退呈低信号，"假包膜"延迟强化呈稍高信号

图12-2　肝S6/S7段结节型肝细胞肝癌

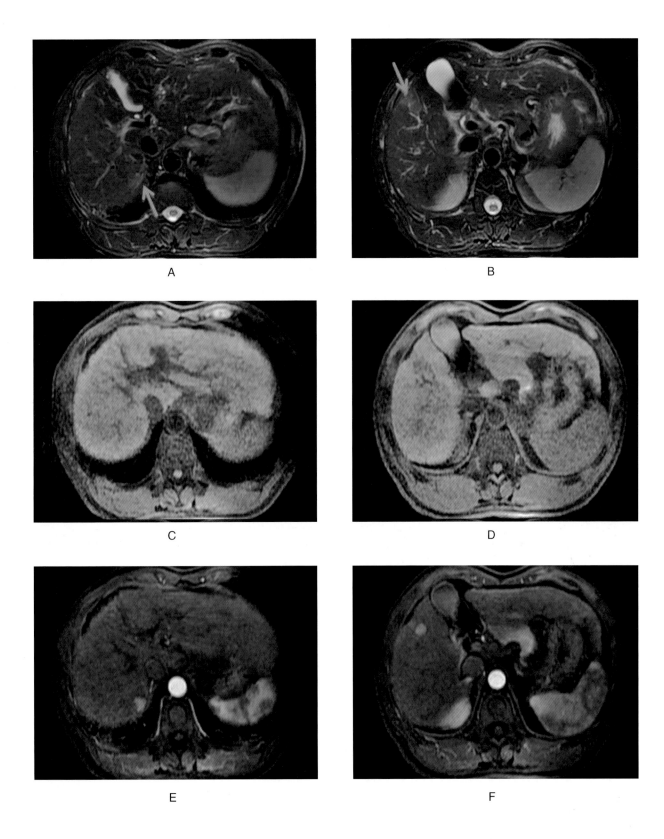

A

B

C

D

E

F

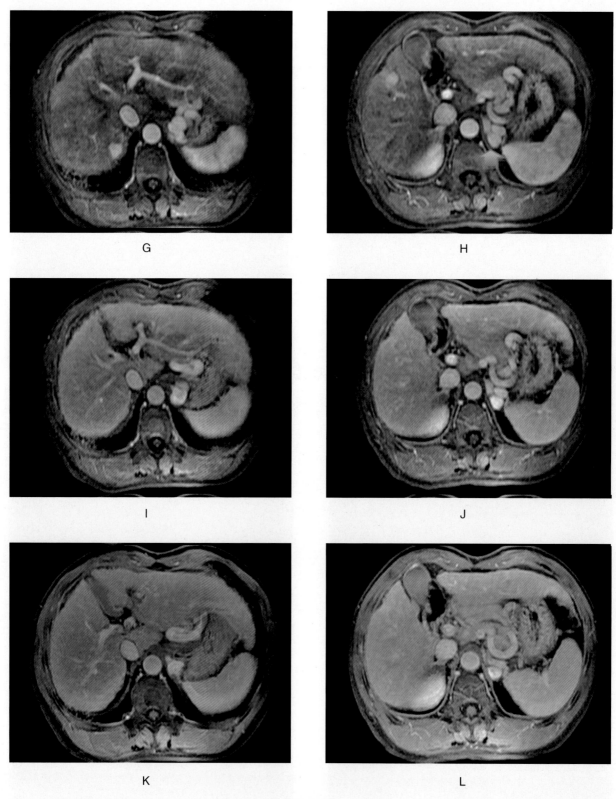

G

H

I

J

K

L

　　A、B. 脂肪抑制横断面T2WI平扫示肝硬化，瘤灶呈稍高信号（长箭头）；C、D. 横断面LAVA平扫示瘤灶呈稍低信号，边界不清；E、F. 横断面LAVA增强扫描动脉期明显强化，边界清楚；G、H. 横断面LAVA增强扫描门脉期瘤灶持续性强化（粗箭头）；I、J. 横断面LAVA增强扫描平衡期瘤灶强化减退呈等信号；K、L. 横断面LAVA增强扫描延迟期呈相对稍低信号，门脉高压，食道胃底静脉明显曲张

图12-3　肝S5、S6段多发小肝癌（2枚），最大直径总和<3cm

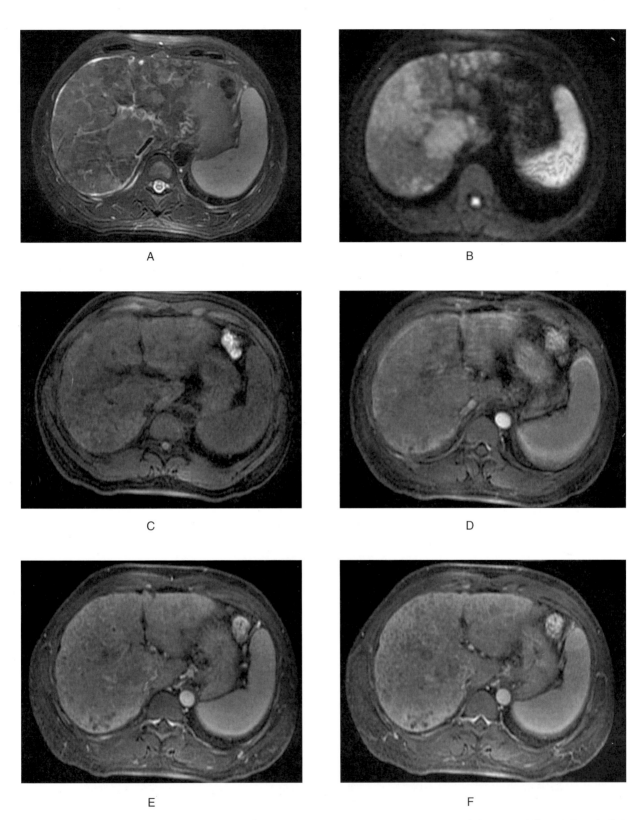

A

B

C

D

E

F

A. 脂肪抑制横断面T2WI平扫示肝脏体积缩小，肝裂增宽，尾状叶相对增大，门脉高压，脾脏体积增大，食道胃底静脉曲张；B. 横断面DWI示肝内多发高信号结节；部分融合成大结节；C. 横断面LAVA平扫示肝内结节呈等、稍低信号；D. 横断面LAVA增强扫描动脉期示瘤灶不均匀强化呈等、稍高信号；E. 横断面LAVA增强扫描门脉期示瘤灶强化减退；F. 横断面LAVA增强扫描延迟期示瘤灶强化进一步减退呈相对低信号

图12-4 肝硬化，弥漫型肝细胞肝癌

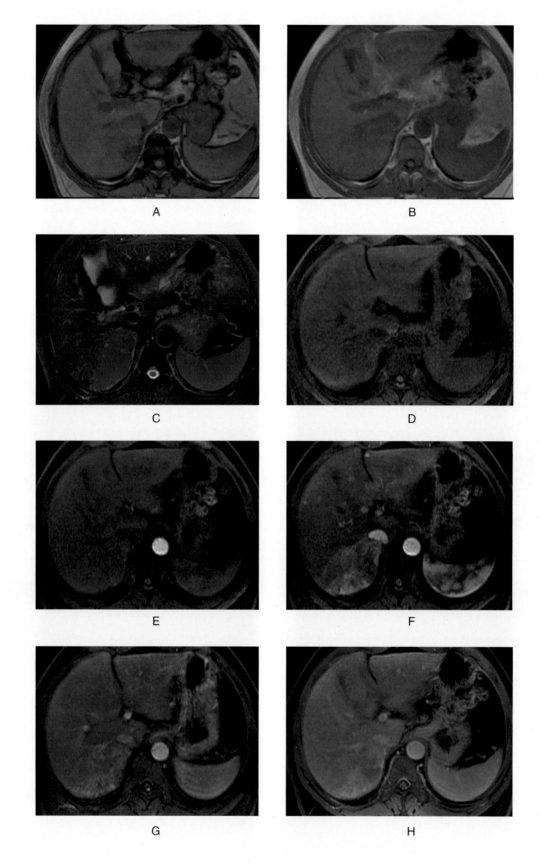

A. opposed-phase序列瘤灶呈稍低信号，其内见部分脂变呈低信号；B. in-phase序列呈等、稍低信号；C. 脂肪抑制横断面T2WI序列示瘤灶呈高信号，边界清楚；D. 横断面LAVA平扫示瘤灶呈低信号；E. 横断面LAVA增强扫描动脉早期示边缘轻度强化；F. 横断面LAVA增强扫描动脉晚期示瘤灶明显不均匀强化；G. 横断面LAVA增强扫描门脉期示瘤灶持续性强化；H. 横断面LAVA增强扫描延迟期示瘤灶强化减退呈相对低信号

图12-5　肝S6/S7段巨块型肝细胞肝癌

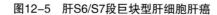

二、转移瘤

（一）概论

肝脏转移瘤为肝脏最常见的恶性肿瘤，在我国是原发性肝癌的1.2倍，在欧美则高达20倍。各部位的恶性肿瘤转移到肝脏主要通过门静脉系统、肝动脉及淋巴途径，或直接侵犯肝脏。位于门静脉来源的胃、胰腺、肠道等的原发肿瘤容易经门静脉转移到肝；乳腺癌及肺癌可经肝动脉转移至肝；胆管癌、胃癌、胰腺癌亦可经淋巴管道转移或直接蔓延、扩散至肝。

（二）组织病理学

肝脏转移瘤的大小、数目和形态多变，常为多发、散在结节，也有形成巨块的，常发生坏死，也可出现囊变、出血或钙化等。转移瘤常保留原发癌的组织结构特征，较易识别，而来源于胃肠道的转移性腺癌有时与胆管细胞癌不易区分。

按血供丰富与否可将肝脏转移瘤大致分为3类：①富血供型，如来源于肾癌、绒毛膜上皮癌、恶性胰岛细胞癌、平滑肌肉瘤、类癌、甲状腺癌、部分肠癌；②中等血供型，如来源于结肠癌、乳腺癌、肾上腺癌、精原细胞瘤、黑色素瘤等；③乏血供型，如来源于胃癌、胰腺癌、食管癌及肺癌等。

【MRI表现】

肝脏转移瘤在T1WI和T2WI上的信号变化多样，边界不规则但清晰，呈圆形或卵圆形，单发或多发。在T1WI上多为中等的低信号，在T2WI上为中等高信号。典型的肝脏转移瘤表现为"靶征"或"牛眼征"（图12-6），即在T2WI上的病灶中心可见到更高信号，表明含水量增加、坏死或伴出血等，在T1WI表现为中心更低信号。另约20%的病例可见瘤周的"光环征"，即表现为病灶周围的略高信号环，表明瘤周水肿。有时病灶中心也可发生凝固性坏死，其周边存活的高信号肿瘤组织包绕低信号的凝固性坏死物质也可形成"光环征"。病灶完全液化坏死或囊变时，T2弛豫时间增加，在T2WI上信号明显增加，类似于血管瘤，但和血管瘤不同的是，其内部形态不规则，可留有壁结节并有实质性成分的环，和正常肝实质的界面不清楚。在重T2WI上，病灶的信号有下降且边界不清，而血管瘤则为明显的高信号"亮灯征"，且边缘锐利清晰，以此可鉴别。胰腺癌和肠癌转移到肝脏可有囊性改变，和囊肿极为相似（图12-7）。有些缺乏血供的转移瘤，如结肠癌、淋巴瘤等，可在T2WI上表现为低信号或等信号。恶性黑色素瘤转移至肝脏可表现为T1WI高信号，T2WI低信号。而在T1WI上表现为高信号的原因还有：①转移瘤内有新的出血；②分泌黏液的肿瘤如卵巢癌、胃癌、胰腺囊腺癌、类癌等，因蛋白的合成活跃，其肿瘤细胞内蛋白含量增加，因此在T1WI呈高信号（图12-8）。肝脏转移瘤偶尔可发生钙化，常见于胃肠道或卵巢来源的黏液腺癌、平滑肌肉瘤等，在T1WI及T2WI上表现为病灶内信号的缺失。卵巢癌和结肠癌还可以发生肝包膜下种植性转移（图12-9），表现为沿肝包膜的局限性结节，这种转移方式多伴膈下和（或）肝周积液（腹水）。

大多数的转移瘤血供不太丰富，因此门脉期成像显示最佳，此时肝实质强化达到高峰期而病灶为低信号，两者信号差异大，易于检出，其典型表现为病灶边缘环形强化。

肝脏转移瘤的强化方式多种多样：①普通型占85%以上，呈环状（图12-10）或结节状强化（图12-6），部分病灶中央见坏死；②血管瘤样型：增强过程中呈均匀显著的强化或从边缘开始的向心性强化，类似于血管瘤的表现；③囊肿样型：平扫类似于囊肿的信号，增强后囊壁可伴有结节状强化、环形强化（图12-11），亦可无明显强化，中央为囊状不强化区（图12-8）。

大的转移瘤可以侵犯局部血管，但很少有门静脉癌栓形成。

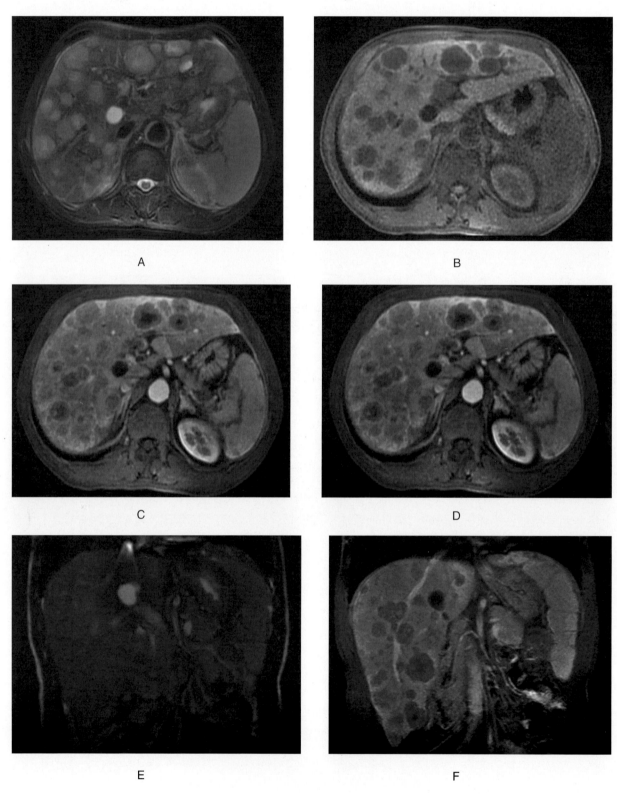

A．脂肪抑制横断面T2WI平扫示肝脏多发大小不等类圆形结节，呈高信号；B．横断面LAVA平扫呈低信号；
C、D．横断面LAVA动态增强扫描动脉期肝内多发瘤灶呈环形强化，呈"牛眼征"；E．冠状面Fiesta序列示肝内多发结节灶呈略高信号；F．冠状面T2WI增强扫描延迟期肝内多发瘤灶呈不均匀低强化灶

图12-6　胰腺癌多发肝转移瘤

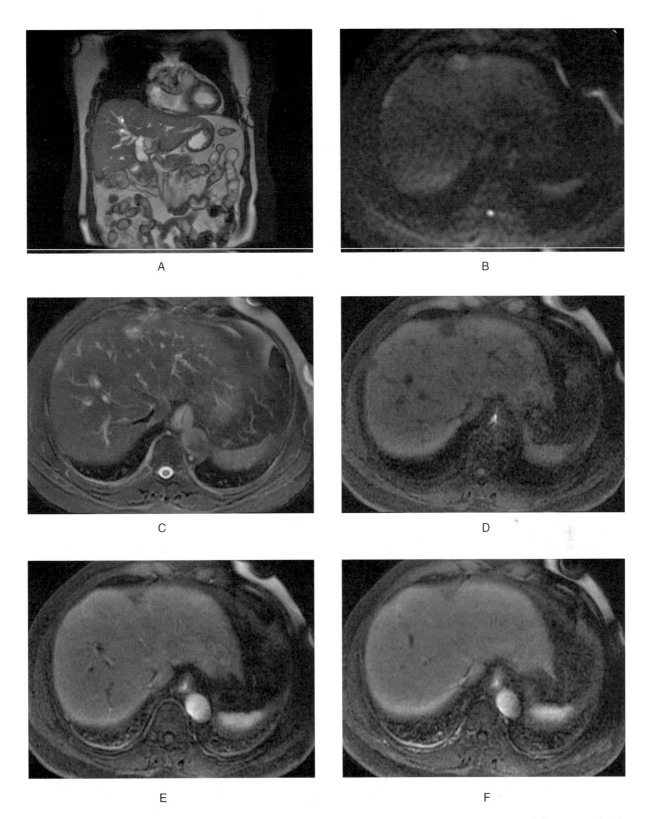

A．冠状面Fiesta示肝内外胆管轻度扩张；B．DWI序列示肝S4、S8段包膜下多发小结节灶，呈高信号；C．脂肪抑制横断面T2WI平扫示肝内瘤灶呈高信号；D．横断面LAVA平扫示肝内瘤灶呈低信号；E、F．横断面LAVA增强扫描示瘤灶呈边缘延迟强化

图12-7　鼻咽癌多发肝转移瘤

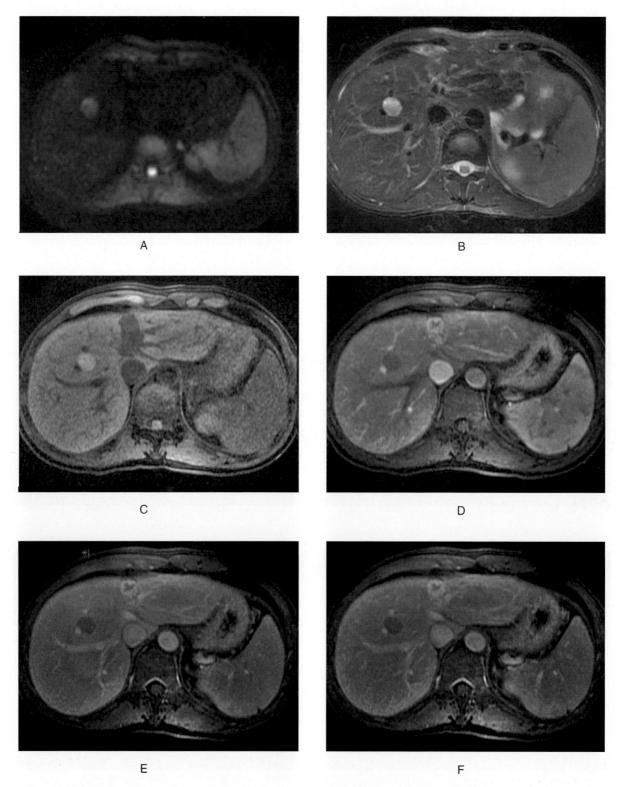

A. DWI示肝S5/S8段小结节灶，边界清楚，呈高信号，肝S4段类圆形瘤灶呈等、略高信号灶；B. 脂肪抑制T2WI平扫示肝S5/S8段瘤灶呈高信号，肝S4段类圆形瘤灶呈略高信号灶；C. 横断面LAVA平扫示肝S5/S8段瘤灶呈高信号，提示蛋白含量高，肝S4段瘤灶呈低信号灶；D. 横断面LAVA动态增强扫描动脉期肝S5/S8段瘤灶强化不明显，肝S4段瘤灶呈不均匀边缘性强化；E、F. 横断面LAVA动态增强扫描门脉期肝S5/S8段瘤灶强化不明显，提示囊性结构，肝S4段瘤灶呈不均匀持续强化

图12-8　甲状腺癌肝转移

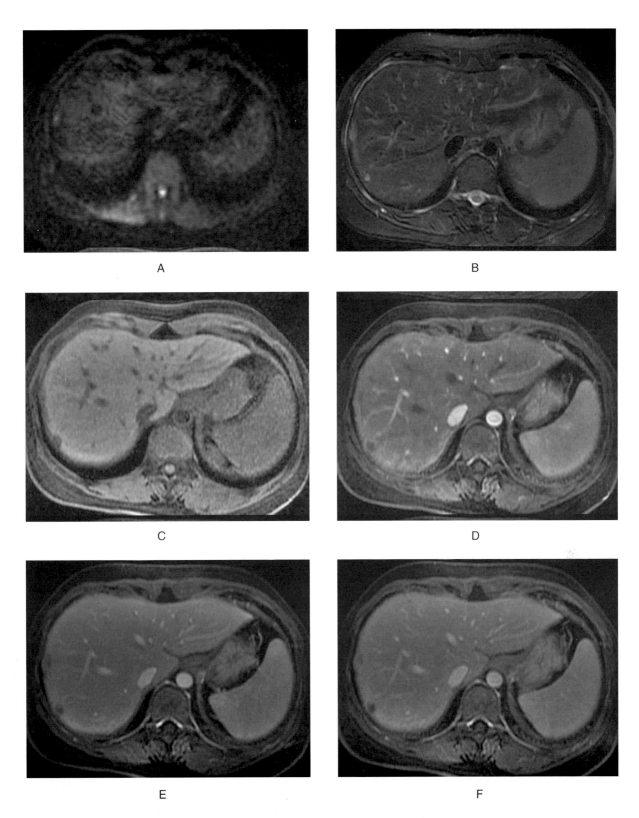

A

B

C

D

E

F

　　A．DWI示肝S7、S8段包膜下多发小结节，呈高信号；B．横断面T2WI平扫肝S7、S8段包膜下多发小结节呈略高信号；C．横断面T1WI平扫呈低信号；D．横断面LAVA增强扫描动脉期呈环形轻度强化；E．横断面LAVA增强扫描门脉期呈环形中等强化；F．横断面LAVA增强扫描延迟期持续性强化

图12-9　卵巢浆液性乳头状癌肝包膜下多发转移瘤

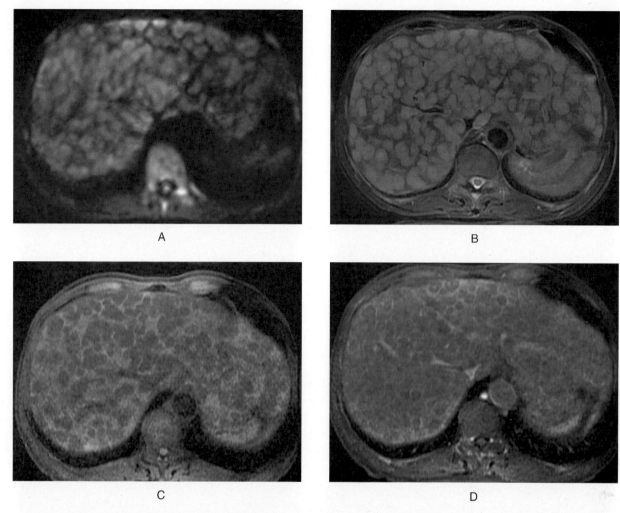

A. DWI示肝内弥漫分布多发小结节，呈高信号；B. 脂肪抑制横断面T2WI平扫示肝内多发瘤灶呈均匀高信号；C. 横断面LAVA平扫示肝内多发瘤灶呈均匀低信号灶；D. 横断面LAVA动态增强扫描示肝内多发瘤灶呈边缘性强化

图12-10　肺癌弥漫性肝转移

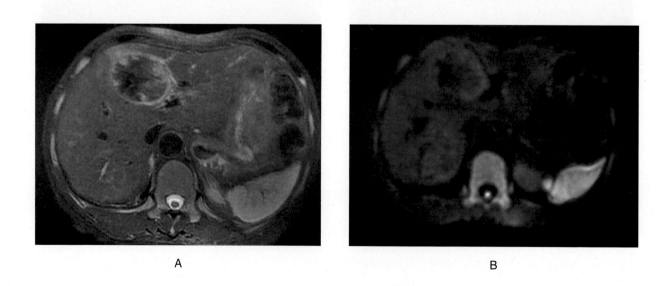

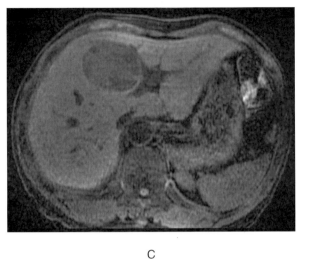

C

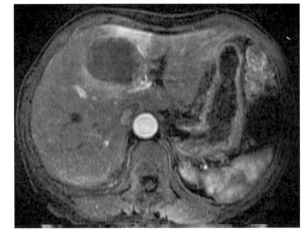

D

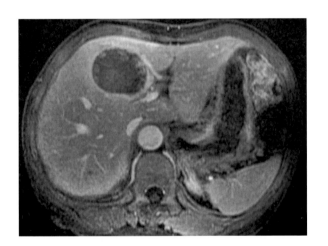

E

F

A．横断面T2WI平扫示肝S4段单发结节灶，边界清楚，呈囊实性，囊壁可见多发高信号壁结节；B．DWI平扫示瘤灶实性部分呈略高信号，囊性部分呈低信号灶；C．横断面LAVA平扫示瘤灶呈不均匀低信号；D．横断面LAVA增强扫描动脉期实性部分呈环形强化，并有周围肝组织高灌注灶；E．横断面LAVA增强扫描门脉期实性部分持续强化；F．矢状面Fiesta示结肠肝曲肠壁明显增厚

图12-11　结肠癌单发肝转移瘤

【MRI诊断与鉴别诊断】

若有其他部位原发恶性肿瘤病史，伴有肝内多发结节时，肝转移瘤诊断较容易。但当原发肿瘤病史不明，肝内单发结节时，需与原发性肝癌、血管瘤、肝囊肿鉴别。和血管瘤不同的是强化程度不及后者且中心始终无填充。

（1）原发性肝癌：HCC大多数为肝动脉供血，动态增强扫描显示"快进快出"特征。而富血供肝转移瘤绝大多数在门脉期强化程度与增强早期相仿。

（2）血管瘤：大的血管瘤往往表现为周边结节状显著强化，随着时间的延长逐渐向中心扩展直至全部充填，而转移瘤强化程度不及血管瘤且中心始终无填充；小的血管瘤增强早期呈均匀强化的高信号，在增强中晚期仍有持续强化，与富血供肝转移瘤有重叠，重T2WI有助于鉴别，随着TE时间的延长，血管瘤往往显示"亮灯征"。

（3）囊肿：增强扫描囊肿无强化，转移瘤多数边缘环形强化或壁结节状强化。

155

（4）肝脓肿：除临床出现一系列感染的症状、体征外，肝脓肿表现为较明显的环形强化，病灶周围水肿明显，其中心液化坏死区无明显强化。

（江婷　彭艳霞　王劲）

第二节　细菌性肝脓肿

细菌性肝脓肿（bacterial liver abscess）多见于老年人，有糖尿病或合并胆石症者更为常见。感染途径主要有三种：①肠道致病源经胆管或门脉逆行入肝，以大肠杆菌为主；②血源性肝脓肿，继发于全身的败血症或脓毒血症，以金黄色葡萄球菌为主；③邻近组织感染直接蔓延至肝脏，如膈下脓肿直接累及肝脏。临床表现为肝大、肝区疼痛、触痛以及发热、白细胞升高等。

【MRI表现】

肝脓肿表现为圆形、类圆形或分叶状的病灶。在T1WI上多数脓腔呈均匀或不均匀的低信号，边缘多锐利；蛋白量较高或合并出血时可呈等或高信号，内部信号不均匀；在T2WI上表现为极高信号。T1WI脓肿壁的信号强度高于脓腔而低于肝实质，表现为较厚的圆环状稍高于脓肿的异常信号区，称"晕环征"。晕环周围肝水肿T2WI呈明显高信号。Gd-DTPA对比增强后，脓肿壁呈环形强化，此后持续强化，强化程度一般高于周围的肝实质；分房的脓肿间隔也出现强化（图12-12）。

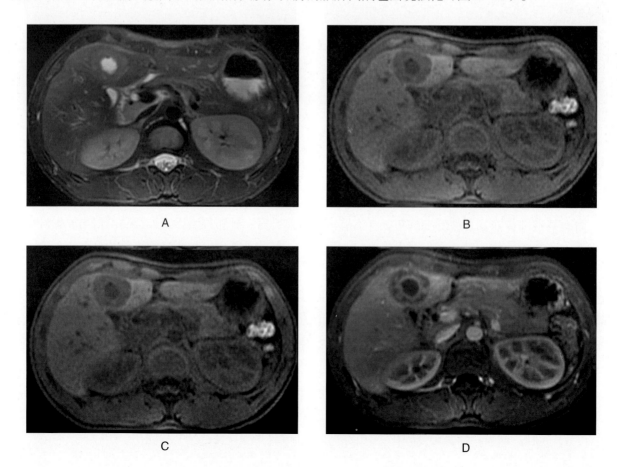

A

B

C

D

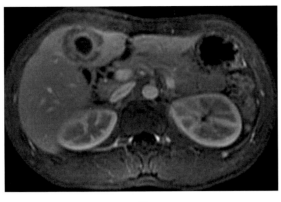

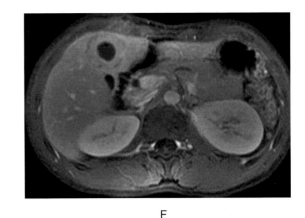

E   F

　　女，22岁，发热、畏寒、右上腹痛8天就诊。A. 脂肪抑制横断面T2WI序列示肝S4段脓肿灶，脓腔呈明显高信号，脓肿壁呈等信号；B. 横断面LAVA平扫示脓腔呈明显低信号，脓肿壁信号略高于脓腔而低于肝实质；C~E. 横断面LAVA动态增强扫描动脉期示脓肿壁呈环形强化，周围见低信号水肿带，呈"双环征"；F. 横断面LAVA动态增强扫描门脉期示肝脓肿壁持续强化，周围水肿带逐渐缩小

图12-12　肝脓肿

　　MRI对CT表现不典型的脓肿，如脓肿早期阶段及以肉芽组织为主的脓肿，通过动态增强扫描多数能准确诊断，在强化的肉芽组织、分隔及残存肝组织的对比下，或多或少能发现细小的无强化的坏死腔，从而确立诊断。

　　【MRI诊断与鉴别诊断】

　　细菌性肝脓肿一般都有肝大、肝区疼痛以及全身感染的表现，MRI能发现厚壁的囊性病灶，特别当出现典型的"晕环征"时可诊断。MRI能反映脓肿各个时期的病理改变，对诊断和治疗效果观察有较高价值。但当MRI表现不典型时，需考虑与以下疾病鉴别。

　　（1）肝癌：早期未出现液化的肝脓肿需要与肝癌鉴别，应结合临床是否有炎症表现，或抗炎治疗后复查脓肿有吸收可以鉴别。

　　（2）囊性转移瘤：多发性脓肿还需与囊性转移瘤鉴别，后者肿瘤较小，壁厚薄不均，周围常无水肿带。

　　（3）炎性假瘤：炎性假瘤的强化方式和肝脓肿相似，但在T2WI图像上多为等信号或略高信号，边界不清，周围无水肿，病灶内无液化区。

　　（4）肝囊肿：少数脓肿壁薄而均匀，脓腔较大，脓液信号强度均接近水，周围又无水肿带，此时应注意与肝囊肿鉴别。通常脓肿壁的强化是鉴别诊断的重要依据，部分边缘模糊，如囊肿继发感染，则无法鉴别。

（唐雯　王劲）

第三节　先天性肝囊肿

　　肝囊肿是最常见的肝脏良性病变之一。先天性肝囊肿是肝脏的真性上皮囊肿，来源于胆管上皮，单发或多发，可见于任何年龄段人群，40岁以上较多见。肝囊肿可发生于肝脏的各个部位，以肝右叶和包膜下肝缘为多。临床症状与其大小及位置有关，可表现为右上腹胀痛、右上腹包块、肝肿大等。

【MRI表现】

　　先天性肝囊肿多为圆形、类圆形，囊壁薄而光滑，边缘光滑锐利，与周围软组织分界清，直径数毫米至十几厘米不等，典型MRI表现为T1WI呈均匀低信号，T2WI呈均匀高信号，且随回波时间的延长病灶信号强化变化减小；FLAIR呈低信号，FIESTA呈高信号，DWI呈低信号，增强后无强化。当囊肿继发感染或合并出血时，囊壁增厚，囊液蛋白含量增高，MRI信号则因其内蛋白质和脂质等高分子化合物的含量不同而出现信号变化，表现为随着高分子化合物含量的增加，T1WI由低到高信号和T2WI由高到低信号的变化过程。部分囊肿壁可发生钙化，MRI表现为T1WI和T2WI病灶均绕以完整极低信号环，增强后无强化（图12-13）。

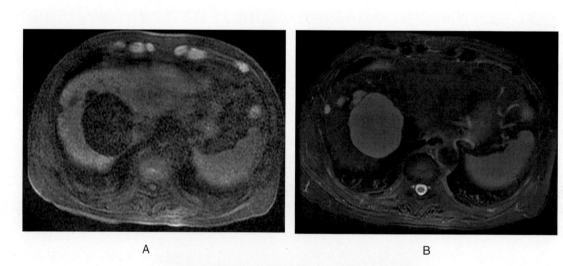

A　　　　　　　　　　　　　　　　B

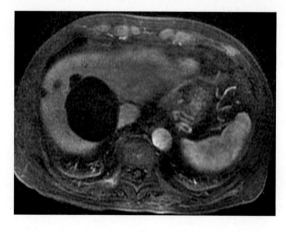

C

　　A．横断面LAVA平扫示肝S8段多发囊肿，呈均匀低信号；B．脂肪抑制横断面T2WI平扫呈均匀高信号；C．脂肪抑制横断面LAVA增强扫描未见强化

图12-13　肝囊肿

多囊肝常伴有其他脏器的多囊病变，尤其是肾脏，其他脏器如脾脏、胰腺、肺等也可见囊肿。

【鉴别诊断】

典型先天性肝囊肿根据其长T1长T2增强无强化特点可明确诊断，当囊肿信号复杂或合并感染时仍需与肝内其他囊性病变鉴别。

（1）血管瘤：重T2WI表现为境界欠清的中等信号灶，而肝囊肿仍表现为境界清楚的明显高信号灶；增强扫描血管瘤呈典型"快进慢出"或"慢进慢出"表现，而肝囊肿则无强化。

（2）肝脓肿：增强扫描动脉期病灶周围出现片状强化，门脉期和平衡期信号等于或高于周围正常肝组织，当病灶含有气体或形成气液平面时更具诊断意义。

（3）肝包虫囊肿：有明确牧区停留或疫水接触史。囊内可见子囊，囊肿内"飘带征"和"水上浮莲征"为典型表现，增强扫描囊壁可见强化。

（4）囊性转移瘤：多发，大小不等，增强扫描可见环形强化，囊壁较规则，MRI双回波序列囊肿内信号随回波时间延长信号增高不显著。

（刘珍珍　王劲）

第四节　肝脏原发性神经内分泌肿瘤

肝脏原发性神经内分泌肿瘤（primary hepatic neuroendocrine tumor，PHNEN）极少见，占所有原发性肝肿瘤的0.46%，占全身神经内分泌肿瘤的0.8%～4.0%。临床上仅有少数患者有类癌综合征。

肝脏神经内分泌肿瘤分为两种类型：①神经内分泌癌，是一种具有高度有丝分裂活性、存在坏死和血管侵犯的恶性上皮肿瘤；②类癌，此为狭义上的类癌，指一种分化较好、较少细胞多形性改变的偏良性或者低度恶性肿瘤。国内外文献报道的肝神经内分泌肿瘤大多为肝类癌，肝神经内分泌癌极少。

就临床症状来说，PHNEN不同于其他部位的此类肿瘤，一般无类癌综合征的表现，往往是因为肿瘤生长的过大出现腹痛、压迫胆管出现梗阻性黄疸或是发生转移而出现相应的症状来就诊。

【MRI表现】

肝脏多发肿块或结节灶，也可单发，无包膜，边界清楚，多为富血供肿瘤，病灶呈实性或囊实性，巨大者可出血、坏死，T1WI呈低信号；T2WI呈高信号，DWI呈明显高信号。增强扫描动脉期实性区不均匀强化；静脉期及延迟期相对低信号，中心可有不规则高信号影。肿块占位征象明显，可压迫周围血管，但无癌栓形成，周围也无水肿（图12-14，图12-15）。

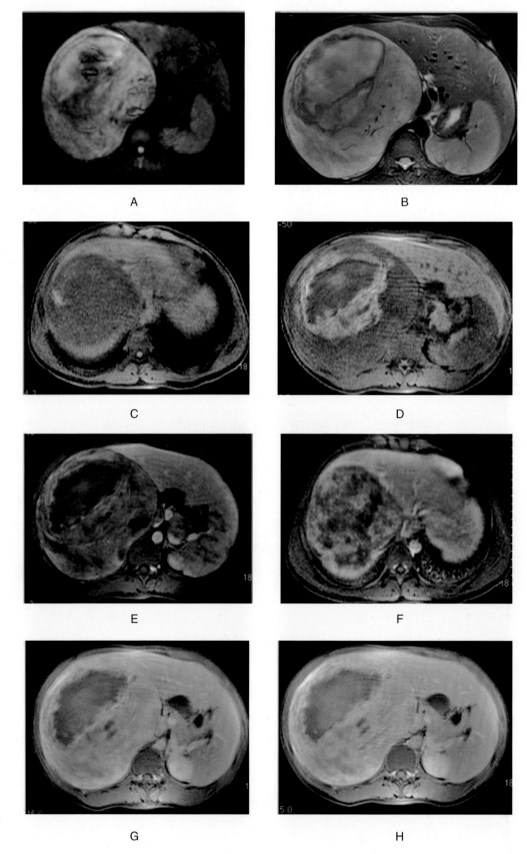

A B

C D

E F

G H

　　男，19岁，上腹胀1年，右上腹痛1天，HBsAg（－）。A. DWI示肝右叶巨大囊实性肿块，边界清楚，呈不均匀高信号；B. 脂肪抑制横断面T2WI平扫呈混杂高信号，内见不规则略低信号环；C、D. 横断面LAVA平扫呈高低混杂信号，高信号提示出血；E、F. 横断面LAVA增强扫描动脉期示瘤灶实性部分明显强化；G、H. 横断面LAVA增强扫描延迟期瘤灶持续性强化，囊变坏死区未见强化

图12-14　肝脏原发性神经内分泌癌例一

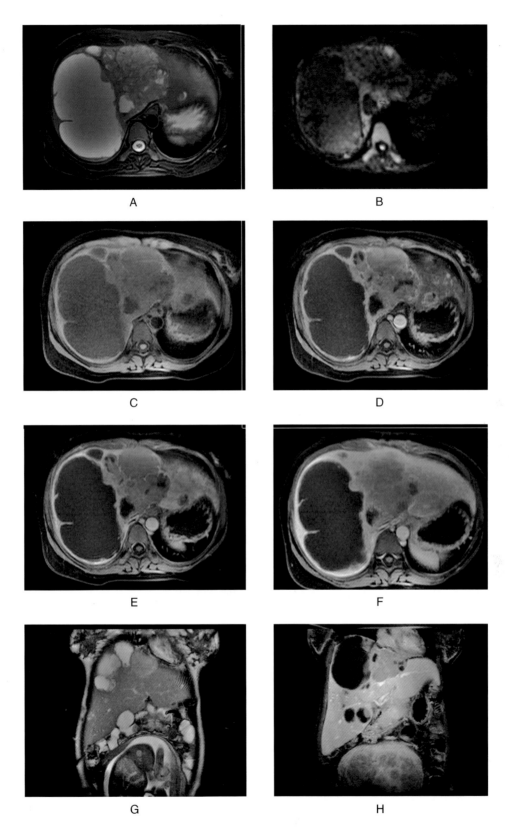

女，28岁，孕30周，上腹痛1个月余。A. 脂肪抑制横断面T2WI平扫示肝内多发大小不等囊实性肿块，实性部分呈略高信号，囊性部分呈高信号灶；B. DWI示瘤灶实性部分呈高信号，囊性部分呈低信号灶；C. 脂肪抑制横断面LAVA平扫示瘤灶实性部分呈低信号，囊性部分呈更低信号灶；D. 脂肪抑制横断面LAVA增强扫描动脉期示瘤灶实性部分轻度强化，囊变区未见强化；E、F. 脂肪抑制横断面LAVA增强扫描门脉期示瘤灶实性部分强化程度降低，呈相对低信号灶，囊变区未见强化；G. 冠状面Fiesta示肝内多发瘤灶实性部分呈略高信号，囊性部分呈高信号灶；H. 冠状面LAVA增强扫描门脉期示瘤灶实性呈低强化，囊性部分不强化。中下腹部可见胎儿（五角星）

图12-15 肝脏原发性神经内分泌癌例二

【MRI诊断与鉴别诊断】

肝脏原发神经内分泌癌作为一种肝脏少见的原发恶性肿瘤，以往由于对其影像学表现缺乏认识，往往容易造成误诊，对于没有肝炎病史、血浆AFP水平又正常、肿瘤较大，往往合并坏死，增强扫描边缘厚壁强化，临床合并有腹泻等神经内分泌症状，应该想到此病的可能。需与以下疾病鉴别。

（1）肝细胞肝癌：患者往往有肝炎、肝硬化、脾大病史，且甲胎蛋白为阳性，影像上动态增强扫描肿瘤往往表现为"快进快出"强化特征。

（2）胆管细胞癌：肿瘤边界不清，对比增强后表现为不均匀延迟强化，肿瘤周围可见胆管扩张，肝叶萎缩等。

（彭艳霞　王劲）

第五节　肝癌肉瘤

根据WHO的定义，肝癌肉瘤（hepatic carcinosarcoma）既有癌的成分，又有肉瘤的成分。肝癌肉瘤是很罕见的，且愈后较差。目前，关于肝癌肉瘤的英文文献的报道不超过30篇。该病的危险因素、流行病学、病理机制、诊断方法以及治疗方法都很有限。

【MRI表现】

肿块一般较大；T1WI表现为不均匀的低信号，T2WI表现为不均匀的高信号，坏死及囊变区表现为更高信号；MRI表现无特异性。术后病理学检查才能鉴别。

（唐雯　王劲）

第六节　肝脏胆管细胞囊腺癌

肝脏胆管细胞囊腺癌（biliary cystadenocarcinoma）起源于扩张的肝内胆管或肝内原发的囊性肿瘤，部分由肝内囊腺瘤恶变而来。此病好发于中年女性，男女比例为1∶（4~5）。囊腺癌多数较大，直径3.5~25cm，平均10cm。 病理上肿瘤由含黏液或浆液的多房或单房囊样肿块构成。黏液型者间质纤维结缔组织丰富，其间有淋巴细胞，浆液型几乎无间质。本病临床表现类似于胆管囊腺瘤，如腹痛、腹部包块等。多数患者血清CA19-9升高。

【MRI表现】

肝内胆管囊腺癌内囊液的成分不同，其相应的在MR 的T1WI及T2WI上的信号表现多种。浆液性或胆汁样液体一般在T1WI为明显低信号、T2WI为明显高信号；黏液或富含蛋白的液体一般在T1WI为等信号、T2WI为不同程度的高信号；出血性囊液的信号根据出血的时间及血液所含成分而表现不同，一般在T1WI、T2WI均为高信号；极少数病灶内囊液为高蛋白含量、极黏稠及胶冻样改变时，表现为T1WI显著高信号而T2WI呈低信号。

T1WI上肿瘤表现为单囊或多囊状病灶（单囊多见），囊内有分隔，可见壁结节，结节表面不光滑、呈乳头状，囊壁厚薄不均；部分病灶可表现为囊壁光滑，囊内见软组织信号影。T2WI上病灶以高信号为主，肿瘤壁和分隔及软组织呈低信号。增强扫描动脉期囊内分隔、壁结节和软组织有强化，门脉期及延迟期强化较明显（图12-16）。

【MRI诊断与鉴别诊断】

当单房病灶的囊壁及间隔不规则增厚，且可见多发乳头状突起，有时囊壁可见钙化，囊内出血，肿瘤>10 cm，血清CA19-9升高时，均提示胆管囊腺癌可能性大。但当MRI表现不典型时，需考虑与以下疾病鉴别。

（1）肝囊腺瘤：多为多房性肿物，囊壁乳头赘生物少且少见，囊壁较光整。

（2）单纯性肝囊肿：肝囊肿常无内部分隔，囊壁厚薄一致，光滑、无赘生物。

（3）肝脓肿：20%～30%的肝脓肿有分隔或多房，但肝脓肿往往有厚且不规则的囊壁，强化的脓肿壁和外周无强化的水肿带构成"双环征"，患者伴有发热，白细胞增高。

（4）肝棘球蚴病：可表现为多房囊性肿块，囊壁内可因子囊及头节而有结节样突起，但与囊腺癌比较前者突起小而均匀，且囊壁常有环状钙化，结合病史及皮肤包囊虫试验可鉴别。

（5）间叶性错构瘤：表现与囊腺癌很相似，但前者最常见于2岁以下的婴幼儿。

（6）血肿：通常无内部分隔，且有外伤史，MRI信号较为特异。

（7）囊性转移瘤：需结合原发灶病史，增强后环形强化呈"牛眼征"，有时不好鉴别。

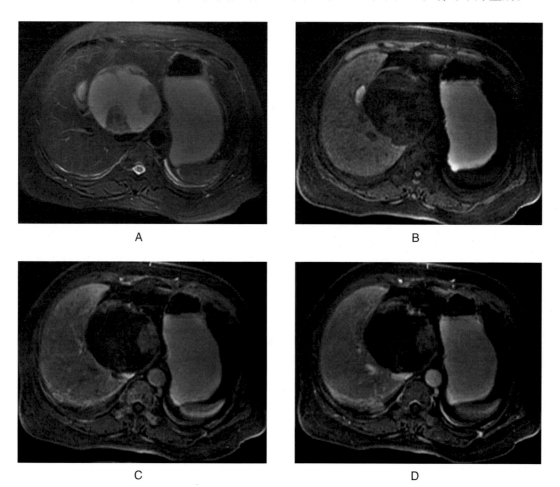

A

B

C

D

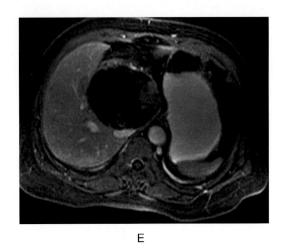
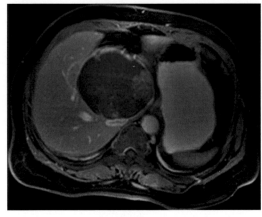

E   F

女，61岁，突发剑突下疼痛1周来查。A．脂肪抑制横断面T2WI平扫示肝右叶类圆形瘤灶，边界清楚，呈不均匀高信号灶，内见结节状絮状略高信号及短小分隔；B．横断面LAVA平扫示瘤灶以低信号为主，内见絮状等信号；C、D．横断面LAVA增强扫描动脉期示瘤灶内壁结节及分隔不均匀强化，囊性部分未见明显强化；E、F．横断面LAVA增强扫描门脉期示瘤灶实性部分持续强化，囊性部分未见明显强化

图12-16　肝内胆管囊腺癌

第七节　肝炎性假瘤

肝脏炎性假瘤（IPL）是一种少见的良性肿瘤样病变，以致炎因子引起的局限性炎性细胞浸润、凝固性坏死、肉芽肿形成及纤维结缔组织增生为特征，单发或多发，40～70岁多见，男性稍多于女性，一般无症状，常于体检时发现。其临床及影像学表现缺乏特异性，因此常与肝脏恶性肿瘤性病变混淆。

【MRI表现】

IPL呈圆形、类圆形、葫芦形或不规则形，其中葫芦形对IPL诊断及鉴别诊断有一定帮助。平扫T1WI为略低或等信号，T2WI常因病灶中央为凝固性坏死区而周围伴有炎性细胞浸润表现为中央低信号周围高信号，若病灶内凝固性坏死少或含较多纤维组织分隔则呈混杂信号，DWI呈等或稍高信号；IPL无肝动脉直接供血，因此动态增强扫描中动脉期病灶常无强化，门脉期及延迟期病灶边缘纤维组织出现强化使病灶边界更加清楚，病灶内纤维组织分隔者可见纤维分隔强化；部分病灶动态增强中其内可见肝动脉、静脉或肝内胆管穿行，即"管道穿透征"，有一定提示意义（图12-17）。

【鉴别诊断】

（1）肝细胞肝癌：典型者表现为"快进快出"，易鉴别；部分乏血供小肝癌与IPL鉴别困难，但肝细胞肝癌患者多有乙肝、肝硬化病史及AFP升高，对鉴别诊断有一定意义。

（2）肝转移瘤：有原发肿瘤病史，增强扫描亦表现为门脉期及延迟期强化，但一般为多发，圆形，典型者出现"牛眼征"。

（3）肝脓肿：临床常伴有高热、寒战，T2WI呈高信号，当中央区出现液化坏死时DWI呈明显低信号，增强扫描可见典型"三环征"。

（4）胆管细胞癌：表现为门脉期及延迟期强化，但病灶范围较IPL广泛，病灶内或临近肝组织内常伴有胆管扩张及胆管结石。

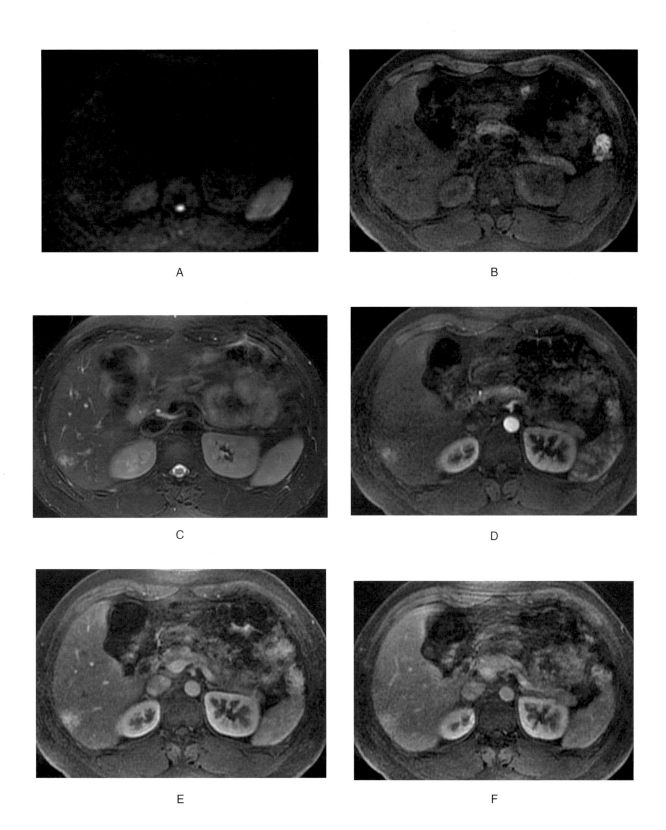

A

B

C

D

E

F

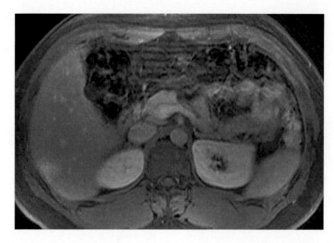

G

A．DWI示肝S6段包膜下结节灶呈等、稍高混杂信号；B．横断面LAVA呈略低信号灶；C．脂肪抑制横断面T2WI呈等、稍低混杂信号，周边见环形略高信号包膜影；D~F．横断面LAVA增强扫描动脉期示病灶呈结节状强化；G．横断面LAVA增强扫描门脉期不均匀强化，呈相对高信号灶，周围假包膜呈环形延迟强化

图12-17　肝S6段炎性假瘤

（刘珍珍　王劲）

第八节　肝脏纤维肉瘤

　　肝脏纤维肉瘤（liver fibrosarcoma）是一种起源于间叶组织的肝脏恶性肿瘤。原发于肝脏的纤维肉瘤非常罕见，国内外文献报道不足100例。发病年龄从27~87岁均有报道，男性稍多。本病临床与实验室检查均缺乏特异性。肿瘤很少发生破裂出血。本病预后不良，患者多在诊断后1年内死亡。

　　病理学上瘤内可见坏死、出血及囊性变。组织学表现为梭形瘤细胞呈束状交错排列，细胞核深染，可见分裂象，瘤体内夹杂胶原及网状纤维。

　　影像学上肿块一般体积较大，境界清楚，瘤内可见坏死区，可侵犯肝包膜及周围器官，坏死明显者甚至可呈囊肿样，但注射对比剂后囊壁或实性部分有明显强化。肝纤维肉瘤通常无钙化，与腹膜后纤维肉瘤不同。

　　肝脏纤维肉瘤术前影像学诊断较困难，需与肝细胞癌、胆管细胞囊腺癌及肝脓肿鉴别。

（彭艳霞　王劲）

第九节　脂　肪　肝

　　脂肪肝是各种原因导致肝内脂肪含量增加，超过正常肝重量的5%以上或组织学上有50%肝细胞发生脂肪变时的肝脏病理改变。肥胖、糖尿病、高脂饮食及饮酒等是引起脂肪肝的常见原因，cushing综合征、囊性纤维化、遗传性疾病及化疗后和应用类固醇激素治疗等因素亦可引起脂肪肝。轻度脂肪肝经合理治疗部分可逆转，长期重度脂肪肝可发展成为肝硬化。

【MRI表现】

　　脂肪肝可为局灶性或弥漫性，常规T1WI及T2WI序列均表现为高信号，压脂序列呈低信号，因此SE序列对脂肪肝的敏感性较低。化学位移成像对脂肪肝的检出敏感性较高，可根据脂肪中氢质子共振频率的不同而加以区分。应用Dixson技术的SE同向（in-phase）和反相（out-phase）成像技术可显示脂肪浸润，此时脂肪肝在反相位图像上的信号和同相位相比为低信号，比正常肝实质信号低得多。增强扫描有助于进一步诊断，弥漫性脂肪肝肝实质强化均匀一致，局灶性脂肪浸润其强化不及周围正常肝实质，边界可较SE序列成像时清楚，呈片状、楔形低信号区，多位于肝裂周围。有时病灶内可见血管影通过，无占位效应，亦不呈球形。弥漫性脂肪肝内可有正常的肝组织存在，称为肝岛，正常的肝岛在T1WI上为等、低信号，T2WI上和脂肪肝的信号几乎一直，不易区分，但在反相图像上表现为弥漫性低信号的背景上一个局灶性的略高信号区，增强扫描肝岛的强化方式和正常肝实质一致（图12-18，图12-19）。

　　另外，对于均质性脂肪肝，氢质子磁共振波谱（1H-MRS）可通过单体素测定局部区域的脂质含量来间接反映肝脏的整体脂肪含量。

【鉴别诊断】

　　局灶性脂肪肝及弥漫性脂肪肝中的肝岛需与肝脏肿瘤性病变鉴别，脂肪肝MRI增强检查可见正常血管通过，其与周围肝实质强化程度及强化曲线一致，而肝脏肿瘤性病变可见局部血管走行紊乱或可见供血血管，另外，肝岛无明确占位效应，局部胆管、血管走形正常，而肝脏肿瘤性病变具占位效应，且局部血管、胆管走形扭曲或被破坏。

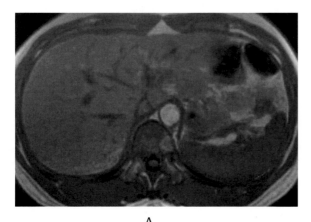
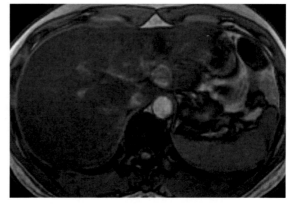

A　　　　　　　　　　　　　　　　　B

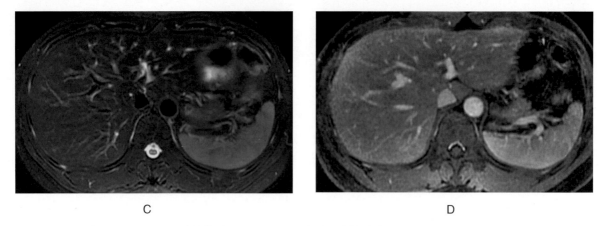

A．in-phase序列肝实质呈均匀略高信号；B．out-phase序列肝脏信号普遍性明显减低；C．脂肪抑制横断面T2WI平扫肝实质呈均匀等信号；D．横断面LAVA增强扫描门脉期肝实质均匀性强化，其内门静脉、肝静脉走行自然

图12-18　弥漫性脂肪肝

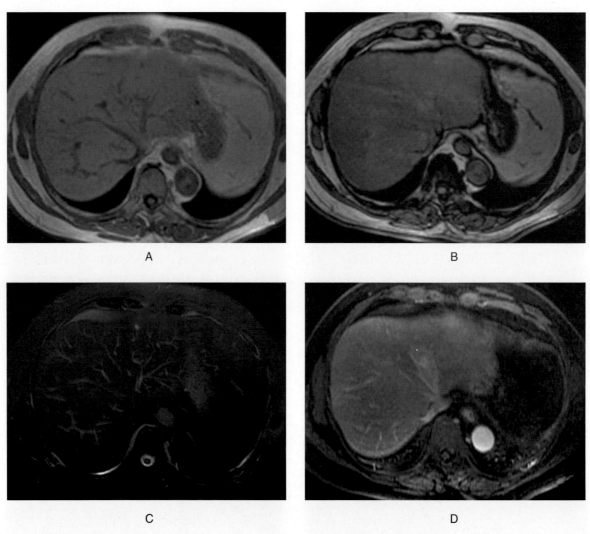

A．in-phase序列肝实质呈均匀略高信号；B．out-phase序列肝脏信号普遍性明显减低，以肝右叶为主；C．脂肪抑制横断面T2WI平扫肝实质呈均匀等信号；D．横断面LAVA增强扫描门脉期肝实质不均匀强化，其内门静脉、肝静脉走行自然，肝S4段见条片状高强化灶

图12-19　不均质脂肪肝

（刘珍珍　王劲）

第十节 肝母细胞瘤

肝母细胞瘤（hepatoblastoma）是小儿最常见的肝原发性恶性肿瘤，从胚胎期起病至发病需要2年左右，所以通常在1~3岁发病，3岁以下占90%，男女比例1.75∶1。临床上常以生长迅速的右上腹部包块为主诉，常伴厌食、体重减轻、贫血和腹腔积液等症状，可出现黄疸。75%~96%的患儿血清AFP以及人类绒毛膜促性腺激素（HCG）水平升高。组织学上可分为胎儿型、胚胎型、未分化型和混合型四种。在病理形态上表现为单发肿块型、多结节融合型、多灶型、弥漫型和囊肿型。其中单发肿块型最常见，肿瘤没有明显的包膜，大小5.5~17cm。

【MRI表现】

肝母细胞瘤MR平扫可见肝脏内实性肿块，呈圆形、椭圆形或分叶状。肿瘤在T1WI上多为稍低信号，大的肿瘤因中心坏死、出血，表现为混杂信号，中央夹杂斑片样或点状更低信号或高信号。T2WI表现为不均匀高信号，可为瘤内坏死、液化、出血或瘤内扩张的血窦所致，其内多见低信号的条形或弧形纤维分隔。增强后肿瘤内部呈不均匀强化，周围呈晕环状强化，肿瘤内坏死及出血灶无强化表现。肿瘤界限较清晰，T1WI见完整或不完整的环形假包膜结构，为正常肝组织受压所致。

【MRI诊断与鉴别诊断】

发病年龄对肝母细胞瘤的鉴别诊断很重要。新生儿和婴儿以血管瘤、血管内皮瘤和错构瘤较为常见；而年长的儿童则原发性肝细胞癌的比例增加。肝母细胞瘤以3岁以下儿童更为多见。

（1）肝细胞癌：多见于成人，在儿童非常少见。常伴有肝炎病史及肝硬化表现，MRI表现为规则、假包膜、瘤灶内钙化少见。而肝母细胞瘤与HBV感染及肝硬化无关。另外肝细胞癌的门脉侵犯及癌栓形成较肝母细胞瘤多见。

（2）婴儿血管内皮瘤：大多发生于半岁以下的婴儿，50%~60%的病例合并充血性心力衰竭、贫血、血小板减少症，AFP不高血管内皮瘤较肝母细胞瘤小，增强扫描表现为血管性肿瘤的特点，如快进慢出、向心性填充等。

（唐雯　王劲）

第十一节 肝 移 植

肝移植是目前国际上公认的治疗良性终末期肝病及肝脏恶性肿瘤的唯一有效方法。MRI是评估肝移植前后血管、胆管及肝实质病变的重要检查手段之一，尤其是肝脏容积快速三维动态增强扫描的应用，结合常规T1WI、T2WI、DWI、重T2像及MRI水成像等能更好地显示肝脏实质、胆管及血管术前术后的解剖变异和病变特征。

【MRI表现】

（一）术前评估

（1）肝实质：原发性肝癌在动态增强扫描中表现为典型"快进快出"，同时还可显示肝内转移瘤、肝门及腹膜后淋巴结转移，当合并肝静脉和（或）门静脉癌栓时，增强扫描各期亦可清晰显示其内充盈缺损影，另外可显示肝硬化、脾大、腹水、门静脉高压程度。

（2）血管系统：MRA可三维观察肝动脉2~3级分支、门静脉2~4级分支及肝静脉1~2级属支情况，如：副肝动脉及肝动脉起源变异；门静脉、肝静脉血栓或癌栓表现为血管管腔内充盈缺损影。另外可测量各血管管径，准确评估侧支循环建立和门静脉高压所致静脉曲张情况。

（3）胆管系统：MRCP可显示2~3级胆管系统及胰管情况，当胆管内合并结石时可表现T1WI等或高信号，T2WI呈低信号，增强扫描各期均未见强化，远端胆管相应扩张。

（二）术后并发症

（1）肝实质：动脉期肝实质灌注异常（图12-20），平扫T1WI、T2WI均为等信号，动态增强扫描动脉期均匀强化，部分可见异常强化血管影，静脉期及延迟期呈等信号；肿瘤复发（图12-21），T2WI呈高、稍高信号，T1WI呈低信号，增强扫描动脉期明显不均匀强化，静脉期及延迟期信号减低，当伴有门静脉和（或）肝静脉癌栓形成时可表现为血管内充盈缺损；肝动脉狭窄继发局灶性缺血坏死，肝包膜下多见，多为楔形，T1WI呈低信号，T2WI呈高信号，增强后强化程度较低，梗死区无强化，合并出血时，T1WI呈高信号，增强无强化；胆源性肝脓肿，肝内多发结节状长T1长T2信号影，增强扫描出现延迟环形强化，MRCP示囊腔与扩张的胆管相通；肝脏周围炎症，包膜增厚成稍长T1稍长T2带状信号影，增强扫描带状强化；局灶性或弥漫性脂肪肝，T1WI及T2WI均为高信号，化学位移反相位（out-phase）信号明显减低，增强扫描均匀强化；静脉阻塞或血液回流不畅继发肝淤血，T1WI信号均匀性减低，T2WI信号均匀性增高，DWI呈等信号，增强后见斑片状强化减低区。另外，肝包膜下、叶间裂、肝门区、小网膜囊、肝肾隐窝及右侧结肠旁沟常可见长T1长T2积液信号影，增强扫描无强化，当合并出血时，其T1WI信号相应增高（图12-22、图12-23）。

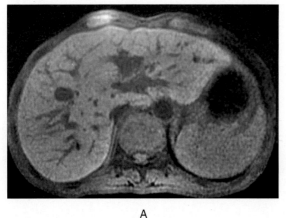

A

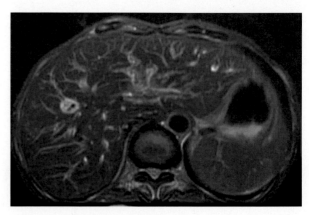

B

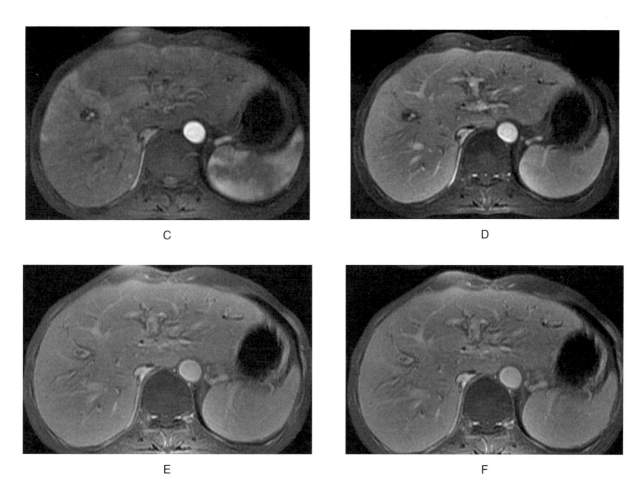

C D

E F

A. 横断面LAVA平扫示肝实质信号均匀，呈等信号灶；B. 脂肪抑制横断面T2WI平扫示肝实质呈均匀略低信号；C. 横断面LAVA增强扫描动脉期示肝右叶呈大片状明显强化区，强化程度高于周围正常肝实质；D～F. 横断面LAVA增强扫描门脉期、静脉期及延迟期示肝实质呈均匀等强化灶

图12-20 肝右叶灌注异常

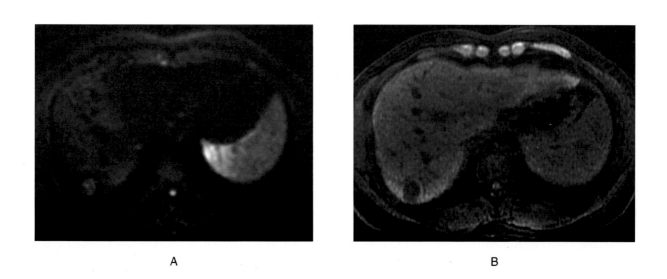

A B

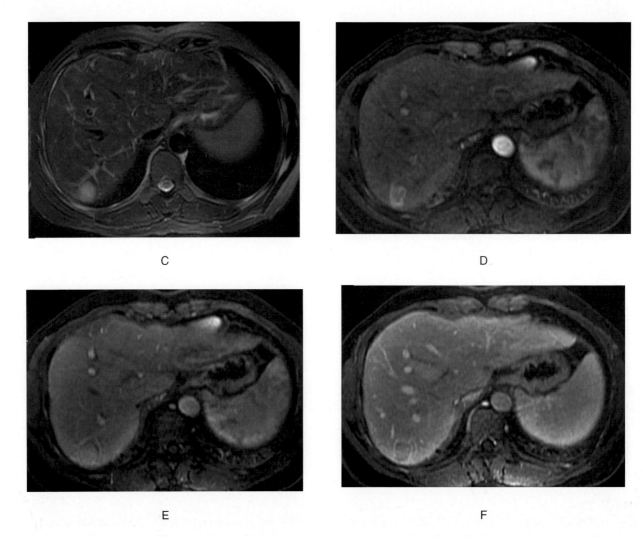

C   D

E   F

    A．DWI示肝S7近包膜下类圆形结节灶呈明显高信号；B．横断面LAVA平扫示肝内瘤灶呈低信号；C．脂肪抑制横断面T2WI平扫呈不均匀高信号；D．横断面LAVA增强扫描动脉期示瘤灶呈明显不均匀强化；E．横断面LAVA增强扫描门脉期强化程度减低，呈相对等信号，周围假包膜呈环形强化；F．横断面LAVA增强扫描延迟期强化程度明显减低，呈低信号，周围假包膜呈环形强化，显示更加清楚

图12-21　移植肝新发小肝癌

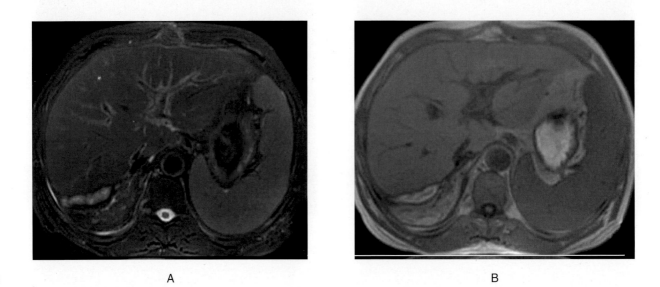

A   B

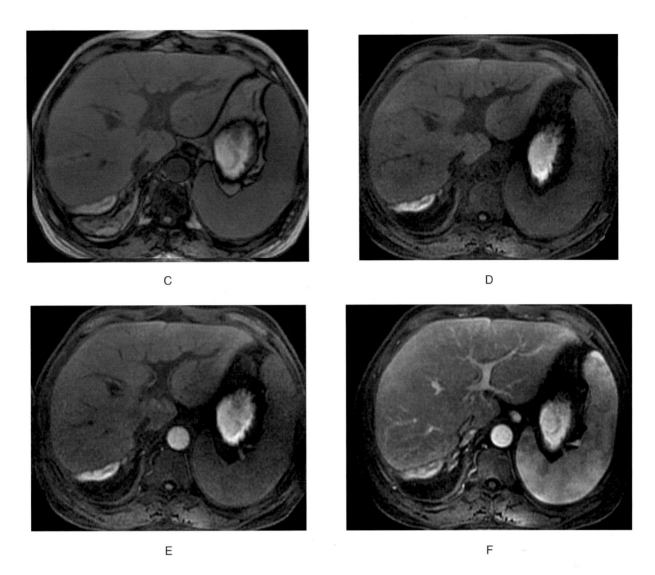

A. 脂肪抑制横断面T2WI平扫示肝右叶包膜下见条带状高信号灶，周围见低信号环包绕；B. 横断面in-phase序列中呈高信号；C. 横断面out-phase序列中呈亦高信号，未见信号减低；D. 横断面LAVA平扫呈明亮高信号；E. 横断面LAVA增强扫描动脉期未见强化；F. 横断面LAVA增强扫描门脉期亦未见强化

图12-22 肝包膜下积血

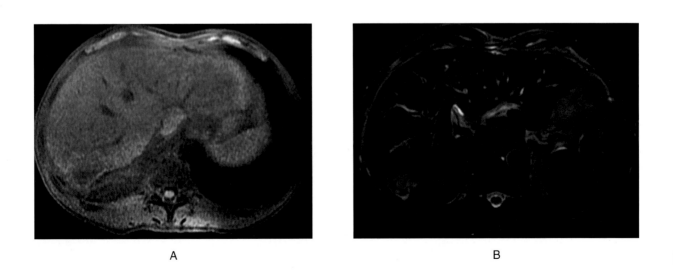

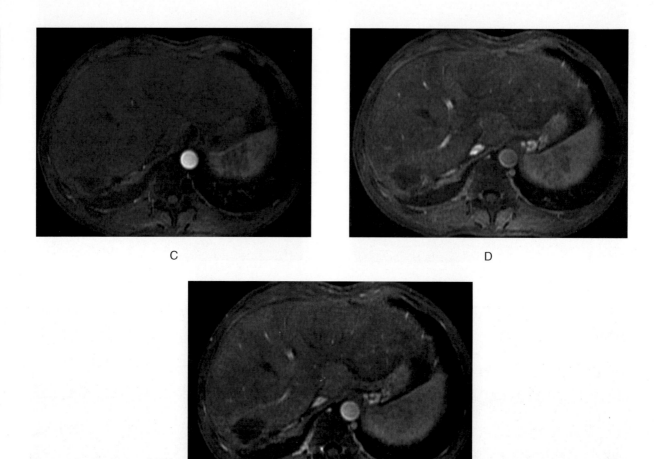

A．横断面LAVA平扫示肝右叶包膜下类圆形不均匀低信号，边界清楚；B．脂肪抑制横断面T2WI平扫呈不均匀高信号灶；C．横断面LAVA增强扫描动脉期未见强化；D、E．横断面LAVA增强扫描门脉期亦未见强化

图12-23 肝包膜下积液

（2）胆管系统：结合MRCP可显示术后胆管吻合口狭窄合并近端胆管扩张或非吻合口胆管狭窄；合并胆管炎时，T1WI及T2WI表现为胆管壁不均匀增厚，增强扫描胆管壁呈环形强化（图12-24、图12-25）。当吻合口缝合欠佳或胆管缺血坏死可出现胆漏，表现为肝门区或胆囊窝内局限性不规则形长T1长T2WI信号影，部分边缘可见不规则壁形成，增强扫描呈环形强化。

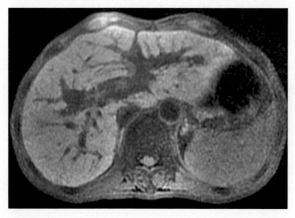

A

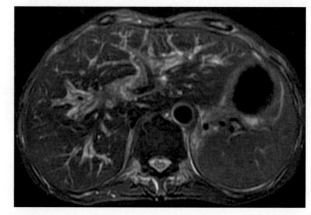

B

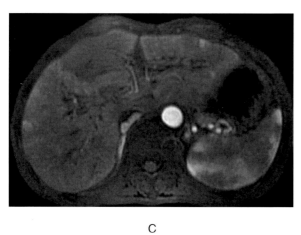

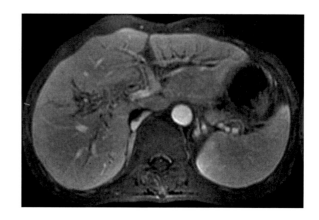

C

D

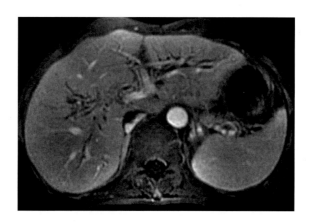

E

　　A．横断面LAVA平扫示肝内胆管弥漫性轻度扩张，肝门部胆管腔内见少许点片状略高信号灶；B．脂肪抑制横断面T2WI平扫肝内胆管弥漫性轻度扩张，肝门部胆管腔内见少许点片状略高信号灶；呈不均匀高信号灶；C．横断面LAVA增强扫描动脉期未见强化；D、E．横断面LAVA增强扫描门脉期亦未见强化。肝内胆管壁弥漫性增厚，管腔扩张，T1WI（A）呈稍低信号，T2WI（B）呈稍高信号，增强扫描（C~E）胆管壁可见明显强化

图12-24　缺血性胆管炎

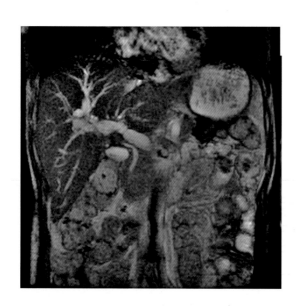

A

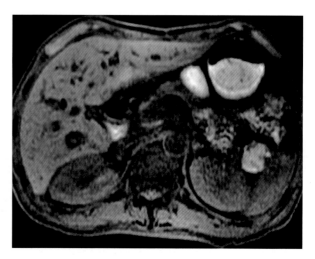

B

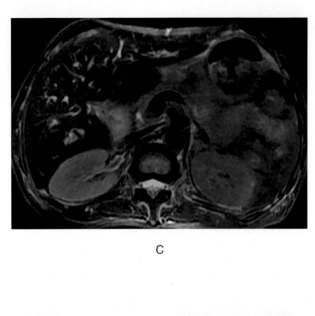

C

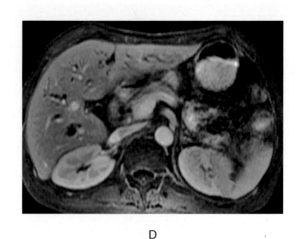

D

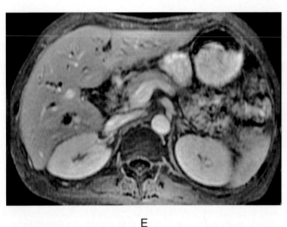

E

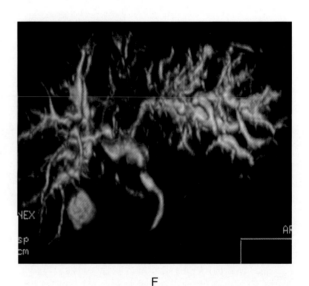

F

A. 冠状面Fiesta平扫示肝内胆管弥漫性轻度不均匀扩张；B. 横断面LAVA平扫肝内胆管轻度扩张，呈低信号影；C. 脂肪抑制横断面T2WI平扫肝内胆管弥漫性轻度扩张，部分胆管腔内见少许点片状略高信号灶；D. 横断面LAVA增强扫描动脉期示胆管壁未见明显强化，管腔扩张，呈低信号灶；E. 横断面LAVA增强扫描动脉期示胆管壁轻度延迟强化；胆管腔扩张显示更加清楚；F. VR 3DMRCP示肝内供体肝内外胆管轻中度不规则中重度扩张，管壁毛糙，胆道吻合口狭窄

图12-25 胆总管吻合口狭窄

（3）血管系统：MRA可发现术后肝动脉、门静脉、肝静脉–下腔静脉吻合口狭窄、闭塞或血管腔内血栓形成，并可准确定位狭窄部位、程度及血管分支情况；吻合口狭窄表现为血管纤细、扭曲，远端分支减少或不能显示，当血管闭塞时MRA未能显示相应血管；管腔内血栓形成时表现为管腔内不规则充盈缺损，管腔狭窄等（图12-26）。

（4）急慢性排斥反应：急性排斥反应常发生在术后4~14天，主要表现为汇管区水肿，伴汇管区和终末肝小静脉的内膜炎；MRI表现为门静脉主干及其分支和下腔静脉周围长T1长T2信号影，呈"袖套征"；慢性排斥反应一般发生在移植后2个月至数年，主要表现为胆管减少或消失，闭塞性血管病变；MRA及MRCP可协助诊断，表现为胆管或血管僵直、变细。

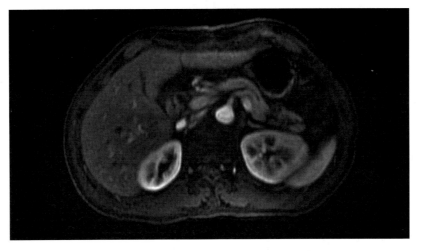

图12-26 肝动脉狭窄，横断面LAVA增强扫描动脉期示肝动脉吻合口狭窄

（刘珍珍 王劲）

第十二节 肝弥漫性病变

一、肝硬化

（一）概论

肝硬化（liver cirrhosis）是各种原因所致的肝纤维化的后期或终末性病变。传统上按病因分类有酒精性肝硬化、肝炎后肝硬化、坏死后性肝硬化、胆源性肝硬化、心源性肝硬化及其他原因所致的肝硬化，如血色病性肝硬化、Wilson病性肝硬化、血吸虫性肝硬化等，有些病因不明称为隐匿性肝硬化。按形态学分为小结节性肝硬化、大结节性肝硬化和混合性肝硬化。我国以肝炎后肝硬化多见，多为大结节性肝硬化。

（二）病理特征

肝硬化的病理特征为弥漫性、全肝性的小叶结构破坏，大量肝细胞坏死，正常肝细胞再生形成不具有正常结构的假小叶，同时伴有弥漫的纤维化，肝脏收缩，体积变小。

【MRI表现】

MRI不仅多方位显示肝脏的形态特征和病理改变，还有助于区分再生结节、退变结节和HCC。另外还可以提供肝硬化并发症的信息，如门脉高压、侧支血管开放、脾大等，为临床诊断和治疗方案的制定提供更多的信息。

（1）形态改变：早期肝硬化或伴有脂肪肝时肝脏体积可以增大，大多数情况下肝脏因纤维瘢痕收缩而变小，肝脏外形不规则，呈波浪状或驼峰样改变，肝叶比例失常，常见的是尾叶和左叶外侧段

177

代偿性增大而右叶萎缩，通常右前叶的萎缩比右后叶更加明显，导致肝脏前缘变平坦。肝裂增宽（图12-27）。

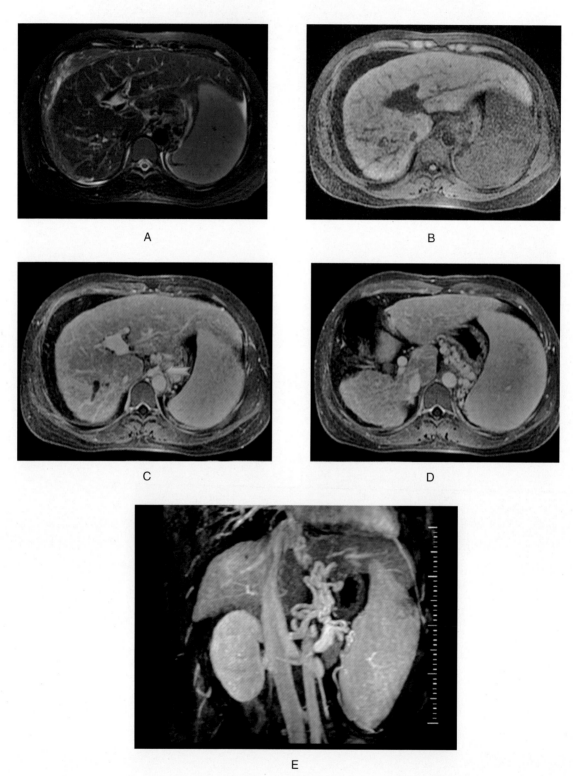

A．脂肪抑制横断面T2WI平扫示肝脏体积缩小，各叶比例失调，肝左叶及尾状叶增大，肝右叶缩小，肝裂增宽，肝内弥漫分布小粟粒状略低信号影，肝脾周围少许腹水，呈线条状高信号影，脾大；B．横断面LAVA平扫示肝实质呈弥漫性较均匀等信号影；C、D．横断面LAVA增强扫描门脉期示肝实质弥漫性均匀强化，门静脉高压，食管下段、胃冠状静脉明显迁曲扩张，管腔扩张，胃肾分流，门脉右后支血栓形成（长箭头），呈低信号充盈缺损灶；E．冠状面MPR重建示门静脉高压，食管下段、胃冠状静脉明显迁曲扩张，管腔扩张，胃肾分流

图12-27　肝硬化

（2）信号改变：肝硬化时肝脏的信号强度可以均匀或不均匀。纤维化改变不影响肝细胞内水的含量，因而肝脏的T1、T2弛豫时间无变化。肝硬化伴有肝炎或脂肪沉积时肝内信号不均匀，在T1WI上表现为斑片状高信号区。另外肝硬化时可伴有铁的沉积，导致T2WI肝脏信号下降。

肝硬化再生结节是晚期肝硬化广泛增生的胶原纤维分隔和变性、坏死、增生的肝细胞形成、结节状增生的肝细胞内胆汁淤积，脂肪变性，胆色素及含铁血黄素沉积，使其MRI信号颇具特征性。在T1WI上呈等或稍高信号，在T2WI上呈等或稍低信号。结节信号均匀，无包膜。T2WI呈稍低信号大多与铁质含量增加有关。弥漫分布的再生小结节在T1WI上表现为均匀的粟粒样高信号。增强扫描肝硬化结节再生结节无强化表现，在强化的肝实质对比下，再生结节显示为边界清楚的低信号灶。肝硬化退变结节增强扫描动脉期可有强化，门脉期及延迟期呈等信号（图12-29）。

（3）继发性改变：肝硬化的继发改变有门静脉高压、脾大、腹水、门脉高压时门静脉扩张，侧支循环形成，常见的部位有食管下段静脉、胃冠状静脉、脾静脉（图12-27至图12-30），较少见的有腹膜后静脉、肠系膜根部静脉、重新开放的脐静脉以及肝内门-肝静脉交通等。SE序列中血管有流空现象，侧支血管表现为特定部位的结节状、条索状流空信号，有时可扭曲成团块。门静脉高压早期，门静脉主干扩张，随着病程的发展，进肝的血流量下降而门静脉管径可恢复正常甚至变细，向肝血流也可逆转为离肝血流。门静脉主干有血栓形成时肝门区可见侧支形成（图12-27、图12-31）。脾脏增大不但表现为脾脏的长径增加，有时表现为厚度的增加，因为含铁血黄素沉积，脾内可见多发点状长T1短T2信号（图12-29）。腹水表现为肝周或脾周带状的长T1长T2信号，或腹腔内充满长T1长T2信号（图12-29）。

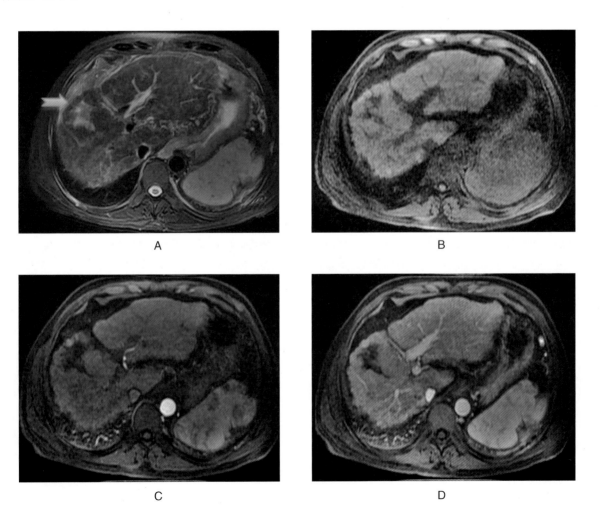

A　　　B

C　　　D

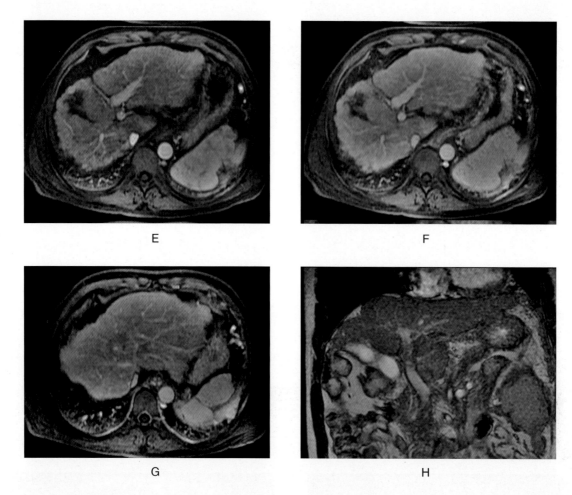

E   F

G   H

A. 脂肪抑制横断面T2WI平扫示肝脏体积缩小，各叶比例失调，肝裂增宽，肝表面呈波浪状，肝左叶及尾状叶体积增大，右叶萎缩，肝内弥漫分布小粟粒状略低信号影，肝S4段胆囊窝旁可见一稍低小结节灶（长箭头），边界清楚，肝脾周围少许腹水，呈线条状高信号影，脾大、脾梗死灶；B. 横断面LAVA平扫示肝实质呈弥漫性较均匀等信号影，肝S4段胆囊窝旁小结节灶呈等信号灶；C. 横断面LAVA增强扫描动脉期示肝S4段近胆囊窝旁小结节灶轻度强化，肝实质弥漫性均匀强化；D、E. 横断面LAVA增强扫描门脉早期示肝S4段近胆囊窝旁小结节灶持续强化，门静脉高压，食管下段静脉轻度曲张；F、G. 横断面LAVA增强扫描门脉晚期示肝S4段近胆囊窝旁小结节灶持续强化；H. 冠状面Fiesta示肝体积缩小，各叶比例失调

图12-28　肝硬化不典型增生结节（DN）

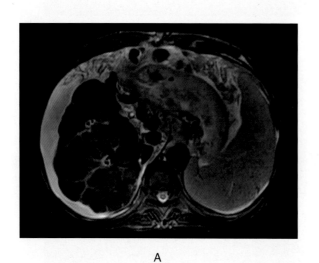

A

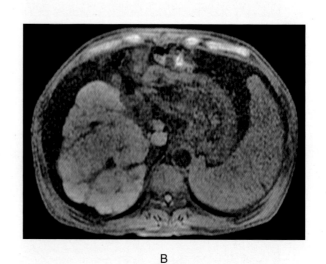

B

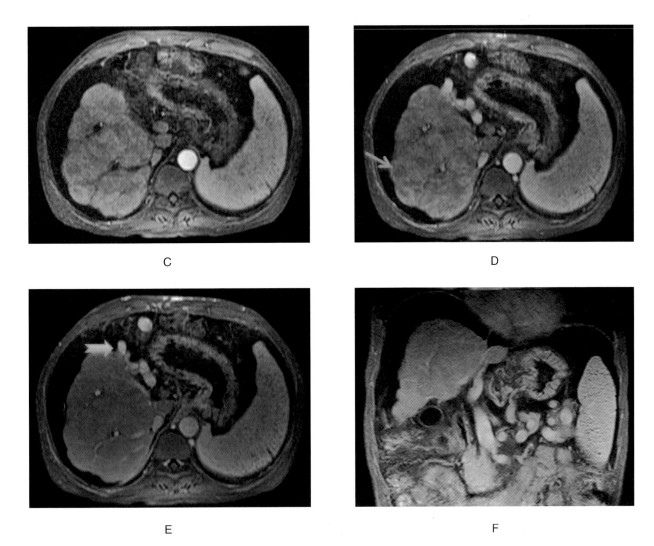

A. 脂肪抑制横断面T2WI平扫示肝脏体积缩小，肝左叶萎缩，肝右叶实质呈多发稍低信号结节灶，脾大，脾内多发粟粒状稍短低信号影，腹腔内腹水见条带状液性高信号灶；B. 横断面LAVA平扫示肝右叶实质呈多发结节状等信号灶；C. 横断面LAVA增强扫描动脉期肝实质均匀轻度强化；D. 横断面LAVA增强扫描门脉期肝实质持续强化，肝实质内多发结节呈相对略低信号灶（长箭头）；E、F. 横断面及冠状面LAVA增强扫描延迟期肝实质强化程度减低，呈均匀等信号，门脉高压，脐静脉开放（粗箭头）、脾静脉曲张，脾内弥漫分布粟粒状低强化灶

图12-29　结节性肝硬化并肝硬化再生结节，门脉高压，脾大、脾内含铁血黄素沉积

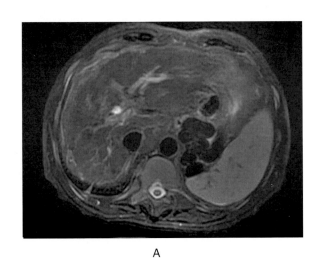

A

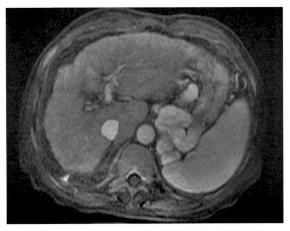

B

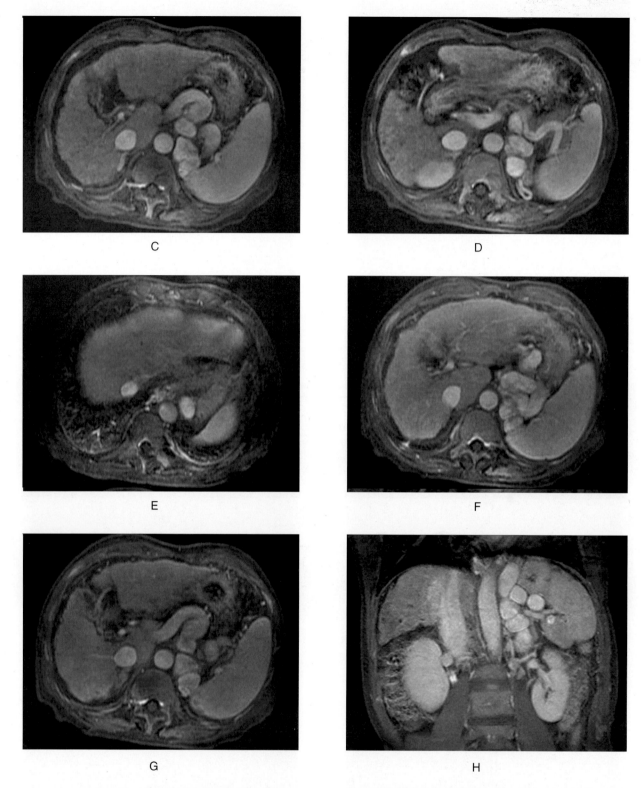

C

D

E

F

G

H

A. 脂肪抑制横断面T2WI平扫示肝脏体积缩小，各叶比例失调，肝裂增宽，表面呈波浪状，肝实质呈多发小结节状稍低信号灶，脾大，食道胃底静脉增粗，呈流空低信号；B～D. 横断面LAVA增强扫描动脉晚期肝实质均匀轻度强化，肝内多发结节呈相对低强化灶（长箭头）；D. 横断面LAVA增强扫描门脉期肝实质持续强化，肝实质内多发结节呈相对略低信号灶（长箭头）；E～H. 横断面及冠状面LAVA增强扫描延迟期肝实质强化程度减低，呈均匀等信号，门脉高压，门静脉分支萎缩，食道下段静脉轻度曲张，胃冠状静脉重度曲张，脾大

图12-30　肝硬化

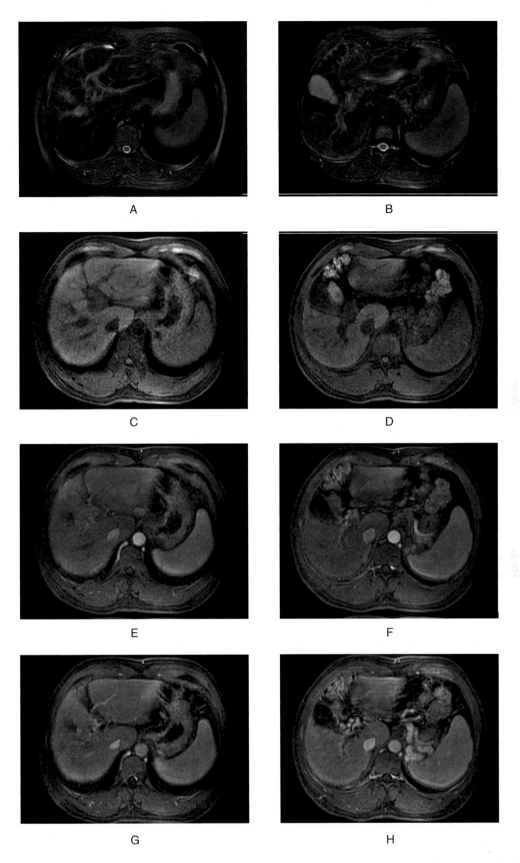

A、B. 脂肪抑制横断面T2WI平扫示肝脏体积缩小，各叶比例失调，肝裂增宽，表面呈波浪状，肝实质呈较均匀等信号灶，脾大；C、D. 横断面LAVA平扫示肝实质呈均匀等信号影；E、F. 横断面LAVA增强扫描动脉期肝实质均匀轻度强化；G、H. 横断面LAVA增强扫描门脉期肝实质持续均匀强化，门脉高压，门静脉左支及右支萎缩，增强扫描腔内呈充盈缺损，肝门部可见迂曲代偿小血管，胃底静脉及脾静脉轻度曲张，脾大

图12-31　肝硬化，脾大，门脉高压，并门脉左支及右支血栓形成，门脉海绵样变

MRA可清楚显示侧支血管的全貌和范围，并可显示肝内门静脉和肝静脉的相对位置关系（图12-27），以及测量两者间最短的距离，为TIPSS手术操作进行导向。

肝硬化MRI检查的重要意义还在于及早发现肝硬化结节恶变。在T2WI上可见低信号结节中的高信号灶，称为结中结，提示肝硬化结节恶变。增强扫描结节动脉期强化，门脉期及延迟期强化减退呈相对低信号也提示结节恶变。

（罗琳　王劲）

二、肝性脑病

肝性脑病指由肝功能严重失调或障碍所致，以代谢紊乱为主要特征的中枢神经系统功能失调综合征。有肝功能失调或障碍的患者，出现神经、精神症状，在排除其他大脑疾病后，就可诊断为肝性脑病。

【MRI表现及病理机制】

肝性脑病患者在T1WI上可见苍白球及邻近区域包括内囊、尾状核、黑质、中脑被盖以及腺垂体结构的双侧对称性高信号影，T2WI信号正常（图12-32）。目前研究认为，该信号增强主要是由于反复肝功能衰竭或门静脉分流致体内血锰水平升高而导致锰在苍白球蓄积所引起。锰离子在第3轨道有5个不配对电子而具有较大磁矩，能明显缩短T1弛豫时间，导致T1WI高信号影。并且，苍白球T1WI高信号与Child Pugh计分有明显相关。

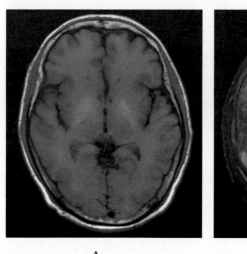
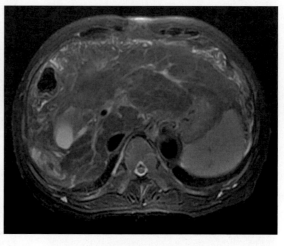

A   B

男，56岁，肝癌术后3年，身目黄染，胡言乱语，精神亢奋。A. 颅脑横断面 T1WI示双侧豆状核区对称性斑片状高信号影；B. 腹部脂肪抑制横断面 T2WI平扫示结节型肝硬化，门脉高压，脾略大

图12-32　肝性脑病

【鉴别诊断】

获得性肝性脑病与肝豆状核变性有着本质上的区别，后者也称为Wilson氏病。据报道，肝豆状核变性是少见的常染色体基因缺陷所致的隐性遗传性铜代谢障碍病；虽然Wilson氏病几乎也均有肝脏损害，但是其脑内病变涉及更为广泛，还常见有壳核、尾状核、丘脑、黑质、脑桥、大脑脚、额叶等处。其典型的MRI特征是长T1、长T2信号改变，这与获得性肝性脑病的MRI表现截然不同。

在T1WI上，双侧基底节等部位出现高信号除见于肝性脑病外，还可见于神经纤维瘤病、长期胃肠外营养。

（石磊 王劲）

三、肝豆状核变性

肝豆状核变性（也称Wilson病，WD）是以铜代谢障碍为特征的常染色体隐性遗传病，由于WD基因（139[14.1]）突变，其编码的蛋白（ATP7B酶）发生改变，导致血清铜蓝蛋白合成减少和胆道排铜障碍，铜离子在肝、脑（尤其是基底节）、肾、角膜等沉积，表现为肝硬化、锥体外系症状、肾功能损害、角膜K-F环等。

【MRI表现】

基底节神经核团的双侧对称性长T1长T2异常信号，其中壳核和尾状核头部受累最常见，丘脑往往为局部受累；脑干病灶则以脑桥和中脑病变为主，偶见小脑损害，是肝豆状核变性的影像特征（图12-33、图12-34）。必须注意正常人尾核头、壳核在T2W图像上也呈稍高信号，但绝不亮白致密，更无明暗不均，且无丘脑病变，可资鉴别。这些基底节区的异常信号是与铜离子在脑内沉积引起胶质细胞增生、局部水肿、坏死及腔隙形成有关。铜在组织器官内的异常沉积是影响图像的重要因素，它导致受累器官局部磁力线扭曲而形成磁场梯度，MRI局部去相位，信号丢失，即长T1、短T2（T1、T2信号都减低）的顺磁性效应。然而多数患者呈长T1、长T2表现，说明此时铜沉积所导致的组织细胞损伤，细胞外水分增加对图像起了主导作用。肝豆状核变性中，脑组织萎缩性改变出现较多，但脑萎缩的出现与否及其严重程度，与肝豆状核变性在MRI上病灶的多少、血清铜氧化酶的高低以及临床症状之间无明显关系。

本病临床表现复杂，应注意和小舞蹈病、青少年性Huntingtou舞蹈病、肌张力障碍、原发性震荡、帕金森病和精神病等鉴别；此外，还应与急、慢性肝炎和肝硬化、血小板减少性紫癜、溶血性贫血、类风湿性关节炎、肾炎及甲状腺功能亢进等相鉴别。

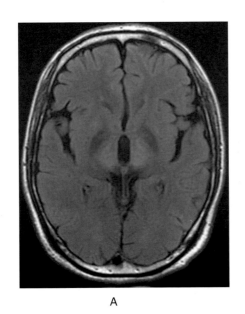 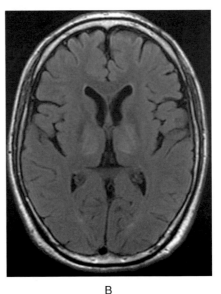

A   B

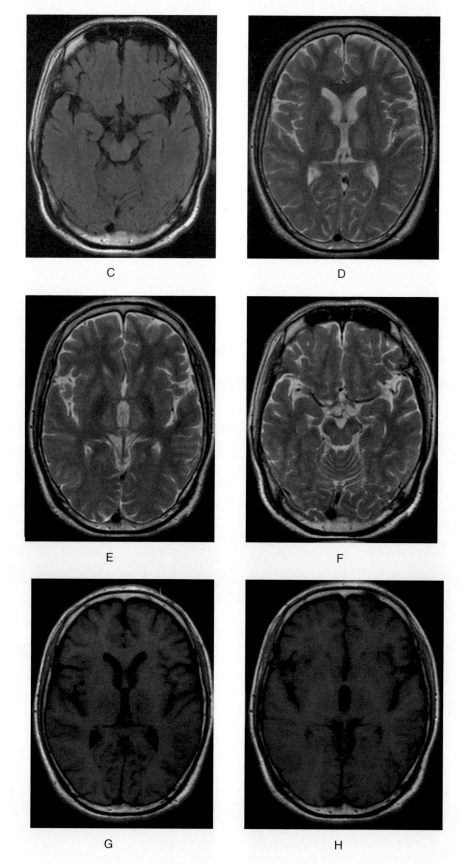

　　男，20岁，发音不清，走路不稳，头部不适，角膜与巩膜交界处可见K-F环，超声显示肝炎征象。A~C. 横断面T2 FLAIR平扫示双侧背侧丘脑、豆状核、中脑、小脑对称性斑片状高信号影；D~F. 横断面T2WI平扫示上述病灶呈对称性斑片状高信号影；G、H. 横断面T1WI平扫示上述病灶呈对称性斑片状低信号影

图12-33　肝豆状核变性

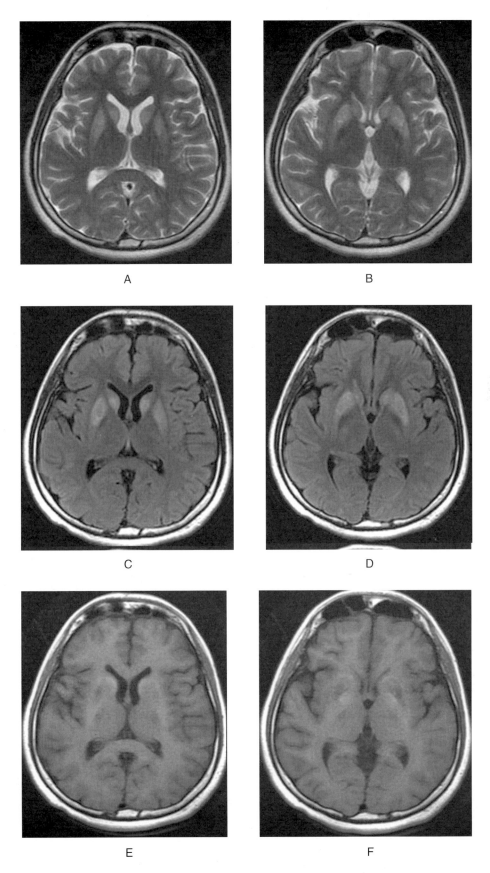

　　女，16岁，反复双下肢水肿，转氨酶、胆红素升高1年余，入院后查铜蓝蛋白减低。A、B．横断面T2WI平扫示脑实质萎缩，脑沟脑裂增宽，双侧豆状核、尾状核对称性斑片状高信号影；C、D．横断面T2 FLAIR平扫示双侧豆状核、尾状核对称性斑片状高信号影；E、F．横断面T1WI平扫示病灶呈稍低、高混杂信号灶

图12-34　肝豆状核变性

第十三节　肝内胆管囊腺瘤

　　肝内胆管囊腺瘤（hepatic biliary cystadenoma，HBC）为罕见的肝脏肿瘤，起源于胆管上皮，大多数发生于肝内胆管，少数发生于肝外胆管，极少数发生于胆囊，超过80%发生于女性，超过80%的病例年龄大于30岁。肝内胆管囊腺瘤生长缓慢，临床无特异的症状和体征，早期瘤体较小可无任何临床症状，当瘤体增大时可出现上腹部胀痛不适，伴消瘦、乏力、黄疸等体征，少数患者可有发热等症状。实验室检查无特异指标，部分患者可发现血清CA-199、CEA升高，或血清CA-199升高，而CEA正常。

　　病理上肝内胆管囊腺瘤分为黏液性和浆液性，其中黏液性囊腺瘤有恶性倾向，易恶变为囊腺癌。

　　【MRI表现】

　　肝内胆管囊腺瘤的MRI表现呈多房或单房的肿块，单房的病例少见，伴有包膜，边界清楚，偶见囊壁点状钙化；肝内胆管囊腺瘤内囊液的成分不同，其相应在MRI的T1WI及T2WI上的信号表现不一致。浆液性或胆汁样液体一般在T1WI为明显低信号、T2WI为明显高信号；黏液或富含蛋白的液体一般在T1WI为等信号，T2WI为不同程度的高信号；出血性囊液的信号根据出血的时间及血液所含成分而表现不同，一般在T1WI、T2WI上均呈高信号；极少数病灶内囊液为高蛋白含量、极黏稠及胶冻样改变，其相应表现为T1WI显著高信号而T2WI呈低信号。在T1WI上呈多房囊性改变，各分房大小不等，囊内可见分隔，分隔表现为纤细或粗细不等；在T2WI上大部分病灶以高信号为主，部分囊腔内呈低信号，囊内分隔呈低信号；病灶内可见乳头状突起、分隔、不规则的厚壁或多发壁结节，部分囊壁亦可呈均匀增厚，增强扫描后动脉期病灶内乳头状突起、分隔、壁或多发壁结节呈轻度强化，门脉期及延迟期强化进一步增强，呈较高信号，但总体病灶的强化程度较轻，提示其为乏血供肿瘤（图12-35、图12-36）。在小部分病例中，肝内胆管囊腺瘤可与胆管沟通（图12-35C），并且当肿瘤生长、侵及到胆管内时，可引起胆道梗阻，从而出现邻近胆管不同程度的扩张（图12-36）。

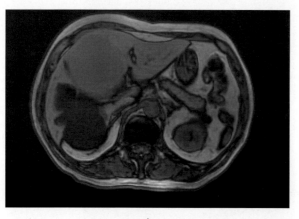

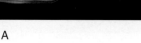

A

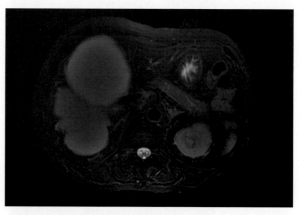

B

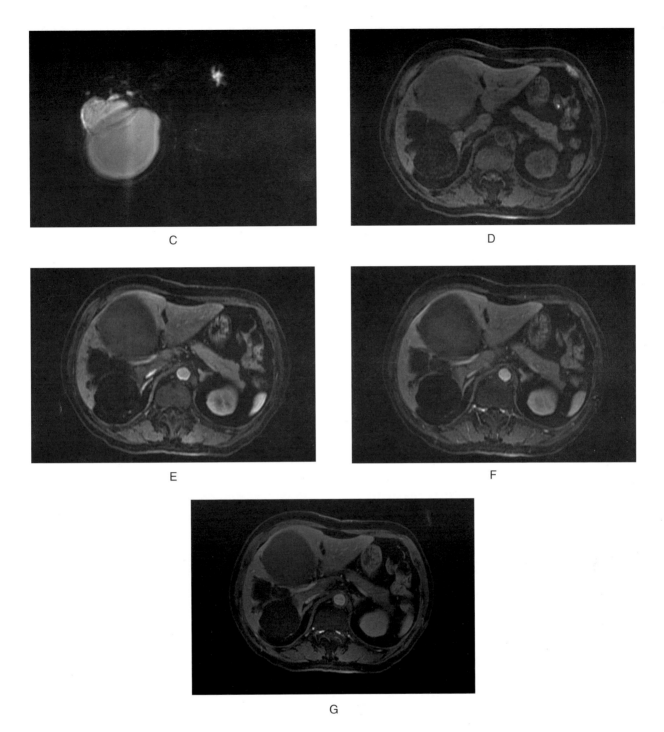

C

D

E

F

G

　男，79岁，因发现肝内占位6年余，右中上腹痛1个月入院。A．MRI中T1WI正相位示肝右叶一囊状低信号影，边界清楚，囊内见略高信号分隔；B．MRI中T2WI压脂序列示病灶显示高信号为主，囊内见略低信号分隔；C．MRCP示显示病灶与邻近扩张胆管相连；D．脂肪抑制横断面LAVA平扫示低信号影，边界清楚，囊内见略高信号分隔；E．脂肪抑制横断面LAVA增强扫描动脉期分隔及囊壁轻度强化；F．脂肪抑制横断面LAVA增强扫描门脉期强化程度进一步增强，呈高信号影；G．脂肪抑制横断面LAVA增强扫描延迟期强化程度进一步增强，呈高信号影

图12-35　肝内胆管囊腺瘤

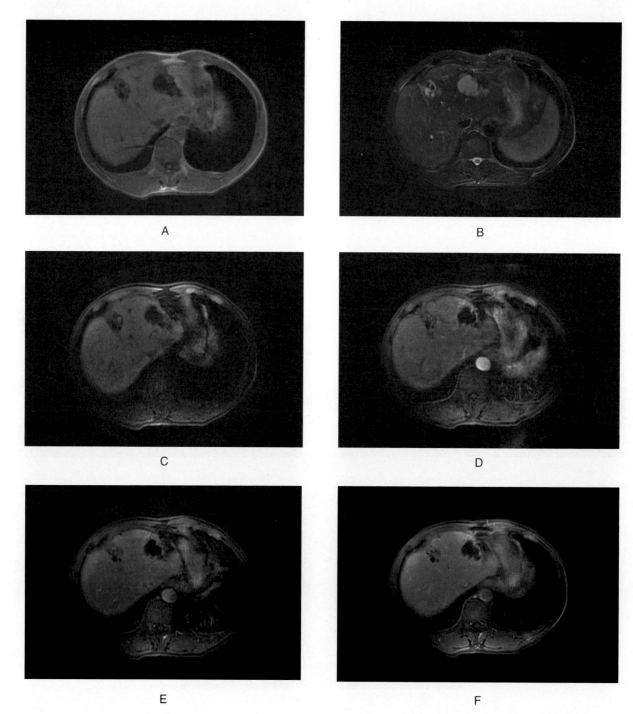

女，40岁，因右上腹痛1个月入院。A．MRI中T1WI正相位示肝左叶一囊状低信号影，边界清楚，囊内见略低信号分隔，囊壁可见等信号壁结节；B．MRI中T2WI压脂序列示病灶呈高信号为主，囊内见略高信号分隔，壁结节呈稍高信号；C．脂肪抑制横断面LAVA平扫示病灶呈低信号，边界清楚，囊内见略低信号分隔，囊壁可见等信号壁结节；D．脂肪抑制横断面LAVA增强扫描动脉期病灶内分隔、壁结节及囊壁轻度强化；E．脂肪抑制横断面LAVA增强扫描门脉期强化程度进一步增强，呈高信号影；F．脂肪抑制横断面LAVA增强扫描延迟期强化程度进一步增强，呈高信号影；A～F．上述各序列中显示肝S4段扩张胆管内见多个类圆形长T1短T2信号影，胆管壁增厚，呈延迟强化

图12-36　肝内胆管囊腺瘤

【鉴别诊断】

在MRI上，肝内胆管囊腺瘤主要与以下疾病相鉴别。

（1）肝内胆管囊腺癌：当病灶的囊壁及间隔不规则增厚，且可见多发乳头状突起，有时囊壁可见钙化，囊内出血，肿瘤＞10cm，均提示胆管囊腺癌可能性大。

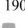

（2）不伴有壁结节的囊腺瘤常缺乏特征性MRI表现，需要与肝包虫囊肿、复杂性肝囊肿等鉴别。肝包虫囊肿，通常为大囊内有多个规则的小子囊，常有特征性的"双边征"或"飘带征"，囊壁光滑，可有弧形或蛋壳样钙化，通常无乳头样突起。复杂性肝囊肿可为单囊或多囊，囊内可有出血，但囊壁及间隔厚薄均匀，无壁结节。

（3）肝脓肿：有20%～30%的肝脓肿（包括细菌性和阿米巴性肝脓肿）有分隔或多房，但肝脓肿往往有厚的不规则的壁，强化的脓肿壁和外周无强化的水肿带构成典型的"双环征"。

（江婷　王劲）

第十四节　肝海绵状血管瘤

肝海绵状血管瘤（hepatic cavernous hemangioma）是肝脏最常见的良性肿瘤，来自肝动脉末梢瘤样畸形，而并非真性肿瘤，可发生于各年龄，多发生于中年女性，男女比例1：5～6。肿瘤呈暗红色或紫蓝色，位于肝脏包膜下肝实质内或向外突出，质地柔软，多无包膜。一般生长缓慢，其临床表现与大小、部位、生长速度等有关。至今尚未见恶变报道。肿瘤大小不等，多为单发，也可多发。

【MRI表现】

肝海绵状血管瘤的MRI表现多为边界清楚，圆形、卵圆形或偏心性不规则形，在T1WI呈低信号，T2WI呈高信号，并随回波时间延长信号强度增高，且强度均匀，边界清晰，与周围肝脏反差明显，称为"灯泡征"，这是血管瘤在MRI的特异性表现。肝血管瘤较小时，其内信号较均匀一致；病灶较大时，其中央可见偏心性，呈不规则形、裂隙状或星形状的异常信号影，这种改变可以是中心瘢痕和出血或血栓形成，有时纤维瘢痕在T1WI和T2WI均为低信号，但是如果纤维瘢痕组织内有出血或血栓，T2WI上可为高信号。有时瘤内可见分隔，呈等信号，这是由于肝细胞的纤维组织残留所致（图12-37）。有时病灶周围可见呈低信号的假包膜或包膜影，这是由于邻近肝实质的纤维化所致。肝血管瘤的钙化很少见，在MRI上显示不敏感，其钙化常位于瘤灶周边呈斑点状或位于中央呈小块状长T1短T2改变，可伴有邻近肝包膜的皱缩（图12-38），巨大的肝血管瘤可压迫邻近血管、胆管，导致邻近胆管扩张，这是由于巨大肝血管瘤内部结构的改变，如血栓及出血导致质地柔软的血管瘤转变为质硬的血管瘤。当门静脉及下腔静脉受压明显时，亦可出现肝灌注异常。

肝海绵状血管瘤MRI增强扫描后的典型表现有以下几种。

（1）增强动脉期边缘强化，呈结节状或环状，其强化信号极接近腹主动脉的信号。门脉期时，强化逐渐向病灶中央扩展，延迟后病灶呈等信号或高信号充填。血管瘤填充的时间在1～4 min（图12-39、图12-40）。

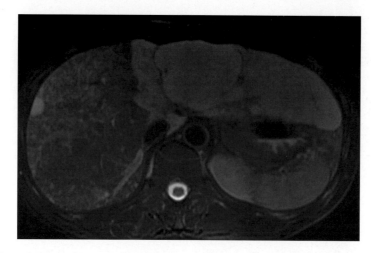

MRI中T2WI压脂序列示肝内多发大小不一的高信号影，其中肝左叶巨大血管瘤内见等信号分隔影

图12-37　肝内多发海绵状血管瘤

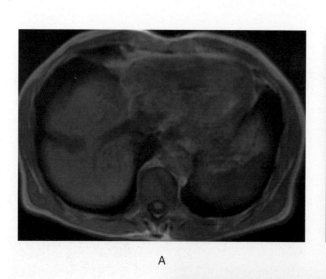

A

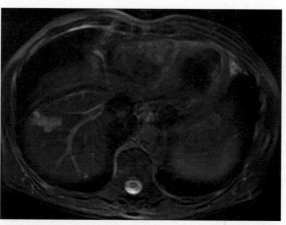

B

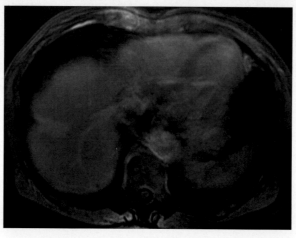

C

A．MRI中 T1WI序列示肝右叶类圆形稍低信号影，边界清楚，邻近肝包膜皱缩；B．MRI中T2WI压脂序列示肝右叶类圆形高信号影，内见分隔，邻近肝包膜皱缩；C．MRI中T1WI增强延时期示肝右叶瘤灶呈全瘤明显强化，清晰显示邻近肝包膜皱缩

图12-38　肝右叶海绵状血管瘤例一

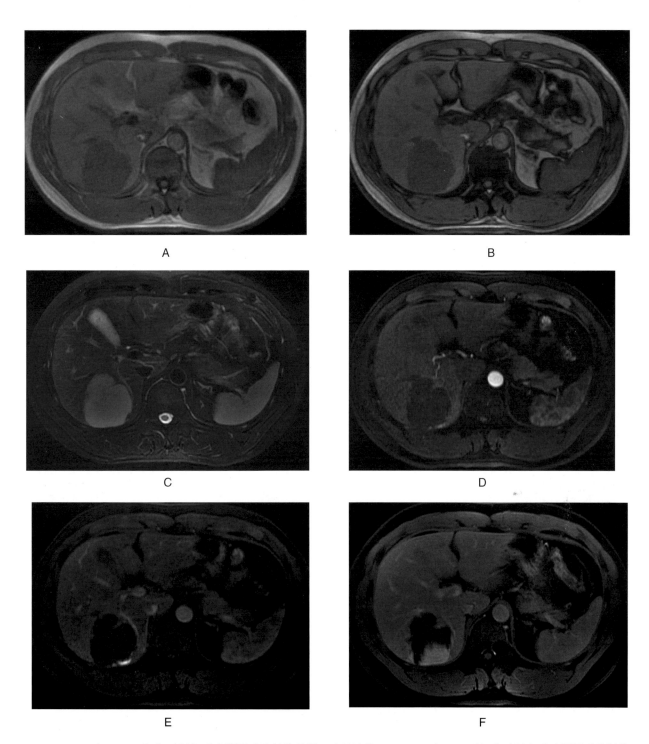

A

B

C

D

E

F

　　A．MRI 中T1WI正相位示肝右后叶类圆形稍低信号影，边界清楚。B．MRI 中T1WI反相位示肝右后叶类圆形稍低信号影，边界清楚。C．MRI 中T2WI压脂序列示肝右后叶类圆形高信号，呈"灯泡征"；内见等信号分隔影。D~F．MRI 中T1WI增强三期：D为动脉期，肝右后叶瘤灶边缘明显强化，并见肝右动脉供血；E为门脉期，瘤灶边缘强化范围较前扩大，门静脉右后支受压；F为延时期，瘤灶呈向心性明显强化

图12-39　肝右叶海绵状血管瘤例二

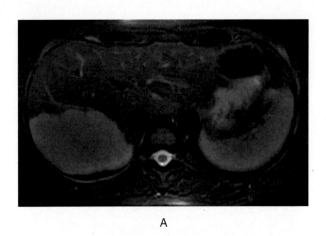
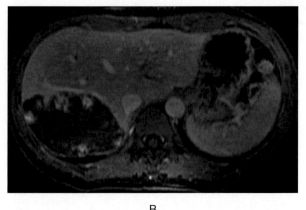

A   B

A．MRI中T2WI压脂序列示肝右叶类圆形高信号影，呈"灯泡征"，内见等信号分隔影；B．MRI中 T1WI增强门脉期示肝右叶瘤灶边缘呈明显结节状强化，肝右静脉受压移位

图12-40　肝右叶海绵状血管瘤例三

（2）增强动脉期病灶的大部分有强化，门脉期扫描时整个病灶充填。

（3）增强动脉期整个病灶均匀强化呈高信号，可持续至门脉期和（或）延迟期，此类血管瘤往往是管壁较薄，管腔较大的小血管瘤。少数血管瘤在增强动脉期无强化，在门脉期或（和）延迟期出现点状强化，称为"亮点征"。平扫中央有长T1短/长T2的肝海绵状血管瘤，增强后该部分无充填表现，这多见于较大的血管瘤。较小的血管瘤（直径＜3cm），其增强扫描表现和大的血管瘤有所不同，较为多见的是增强动脉期，病灶的大部分或全部明显强化，门脉期和延迟期病灶持续强化，仍为高信号。另外，少数血管瘤表现为动脉期均匀强化，门脉期和（或）延迟期呈等信号，这种表现的血管瘤属真正意义上的不典型血管瘤。也有少数病灶始终未出现强化，这类血管瘤管壁厚，管腔小，造影剂进入慢，有些病灶在增强后5min 才出现强化表现。另外有学者报道肝血管瘤可发生动静脉瘘，动静脉瘘的发生率为25.7%，即在增强动脉期其表现为病灶周围的环状略高信号，或病灶邻近的肝实质呈片状或楔形的高信号区，这种表现与病灶的大小无关。总之，"早进晚出"或"晚进晚出"是肝海绵状血管瘤的典型MRI增强表现。同一血管瘤在不同时间检查时，可因技术条件等因素的影响而呈不同表现。同一病例的多发血管瘤各病灶也可呈不同的表现。

【鉴别诊断】

肝血管瘤根据MRI表现比较容易诊断，但确定肝血管瘤仍应慎重，应注意与一些良性肿瘤的鉴别，一些不典型的特殊病例需注意与肝脏恶性肿瘤进行鉴别。

（1）肝脏局灶性结节增生：常发生于肝边缘伴肝边缘的形态改变，T2WI呈略高或等信号，较海绵状血管瘤信号低，增强动脉期均一强化，门静脉期、延迟期仍存高信号或等信号，常见中央瘢痕，呈延迟强化；另外，有些FNH在动脉期增强扫描时可显示其周边或中心瘢痕内的滋养动脉，这对其定性有很大帮助。

（2）肝细胞腺瘤：瘤体易合并出血，因常含有脂肪成分，而表现在T1WI反相位较正相位信号减低，其为富血供性肿瘤，但肝细胞腺瘤强化的程度较血管瘤低，门脉期和（或）延迟期其信号进一步下降呈等信号或略低信号，而且多数肝细胞腺瘤有包膜，各个时期均可显示，并呈延时强化，使得病灶的边界显示得清楚。

（3）血管平滑肌脂肪瘤：呈高信号为主的混合信号，脂肪抑制后T1WI高信号完全消失，MRI增强扫描动脉期可有强化，有时病灶内尚见中心血管影，多数在门脉期和延迟期也有持续强化的表现，但其信号明显低于肝海绵状血管瘤。

（4）肝细胞癌：增强扫描呈"速升速降型"强化，而肝海绵状血管瘤则大多数呈"早进晚出"或"晚进晚出"强化；延时扫描时，肝细胞癌信号明显低于同层肝实质信号；另外，肝细胞癌其包膜的显示以及肝硬化的背景均有助于其MRI诊断。

（5）肝脏血管肉瘤：其发生可能与接触致癌物质有关，当T1WI高信号，T2WI明显混杂信号，提示肿瘤内的出血及纤维分隔，在MRI上当表现为混杂信号，并见不规则形、中央强化或周围环形强化，强化区域低于主动脉，并见延时强化的中央分隔时，应考虑肝血管肉瘤可能。

（江婷　王劲）

第十五节　肝细胞腺瘤

肝细胞腺瘤（hepatocellular adenoma，HA）是一种少见的肝细胞起源的良性肿瘤，常发生于中年妇女，偶见于儿童和老年男性。其确切发病机制至今尚不清楚。有研究发现长期口服避孕药、胰岛素依赖性糖尿病、糖原贮积病等是发生肝细胞腺瘤的危险因素。大多数肝细胞腺瘤患者常无症状，肝功能正常且没有肿瘤标记物（如α-甲胎蛋白）的升高。大的肝细胞腺瘤可以引起上腹部的饱胀感及不适。其中30%~40%的患者因瘤内出血或肿瘤破裂腹腔积血而急诊入院。临床表现为阵发性右上腹痛，血象升高，个别有贫血现象，出血多在月经期出现。20%的重症患者因出血导致失血性休克，甚至死亡。也有肿瘤压迫肝外胆道而引起梗阻性黄疸。常为单发病灶，偶可多发。肿瘤多呈球形，75%位于肝右叶，多数位于肝包膜下，可隆起于肝表面，也可位于肝实质内，少数可带蒂。常有包膜，偶无包膜，切面与周围肝实质分界清楚，约1/3的瘤体内有出血、坏死，有时见不规则的纤维疤痕组织。

【MRI表现】

肝细胞腺瘤的MRI表现具有一定的特点，MRI对病理组织特征的显示更具优越性。肝细胞腺瘤可由囊变、出血、钙化、脂肪或糖类组成，所以典型MRI表现为T1WI、T2WI混杂高信号影。据文献报道59%~77%肝细胞腺瘤在T1WI上呈高信号。国外文献报道肝细胞腺瘤一般都含有脂肪，所以T1WI反相位较其正相位信号明显减低，T2WI脂肪抑制序列高信号被抑制，肿瘤表现为低信号。如果STIR高信号无变化，则可能与肿瘤脂肪变较轻以及合并有出血或糖类有关。增强扫描动脉期病灶呈中等均匀/不均匀强化，门脉期可呈稍高或等信号，延时期强化程度减退，呈等或稍低信号。据文献报道31%~66%的肝细胞腺瘤有包膜，具有较完整的包膜是肝细胞腺瘤的另一个特点，这在T1WI上可清晰显示，呈环形低信号影，增强扫描常表现为延迟强化（图12-41至图12-43）。有时可见引流静脉；另外，即使肿瘤巨大也极少发生门静脉瘤栓。

对于表现不典型的病灶，可借助肝细胞特异性对比剂（Gd-EOB-DTPA，普美显）帮助诊断。Gd-EOB-DTPA与Gd-DTPA肝脏MRI增强动态期的强化特点相似，在肝细胞特异期通常没有对比剂摄取而表现为低信号（图12-42I，图12-43I）。

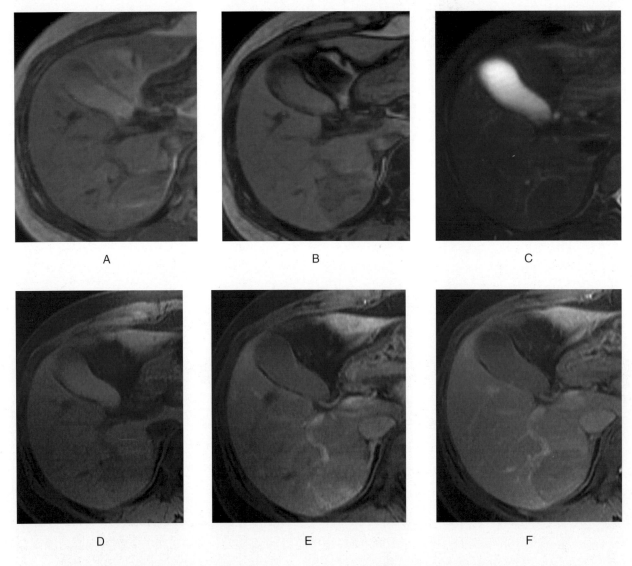

A．MRI中T1WI正相位示肝S6段类圆形病灶，信号欠均，主体呈等信号，内见斑片状高信号影；B．MRI中T1WI反相位示病灶信号较正相位明显减低，呈稍低信号；C．MRI中T2WI压脂序列示病灶呈低信号；D．MRI中LAVA平扫肝S6段类圆形稍低信号影；E．MRI中LAVA动脉晚期示肝S6段病灶呈中等不均匀，并见引流静脉（门静脉右后支）；F．MRI中LAVA门脉期示病灶强化程度减退，呈稍低信号，周围见稍高信号包膜影

图12-41　肝S6段肝细胞腺瘤

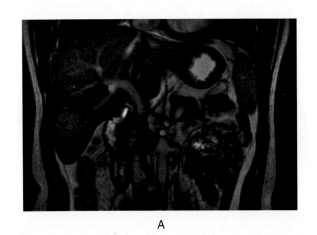

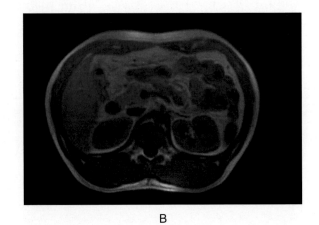

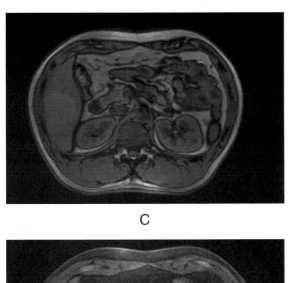

C

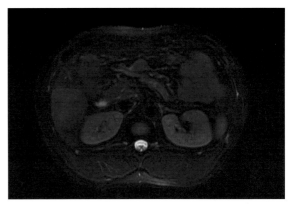

D

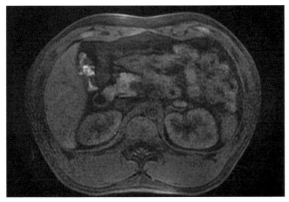

E

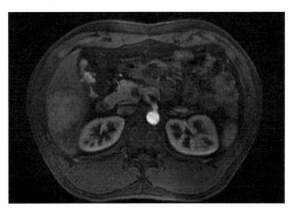

F

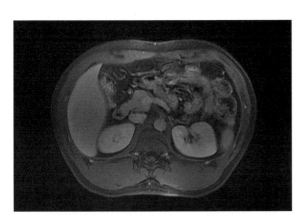

G

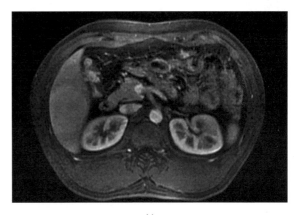

H

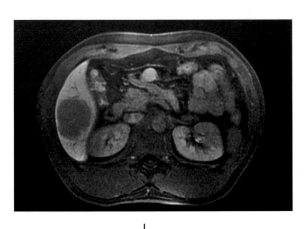

I

A. MRI-FIESTA成像序列示肝S5/S6段类圆形病灶，边界清楚，信号均匀，呈稍高信号；B、C. 分别为MRI中T1WI的正相位及反相位序列示反相位病灶邻近正常肝实质信号较正相位减低，肝S5/S6段类圆形病灶在T1WI反相位虽然呈稍高信号，但较正相位信号稍减低，病灶周围显示环形低信号包膜影；D. MRI中T2WI脂肪抑制序列示病灶呈略高信号；E. MRI中T1WI脂肪抑制序列示病灶呈略高信号。F~I. 注射Gd-EOB-DTPA对比剂后动态增强扫描：F、G为动脉期、门脉期病灶呈中等均匀强化；H为延迟期病灶强化程度减退，呈略低信号，包膜呈中等延时强化，边界清楚；I为延迟20min后的肝细胞特异期，病灶呈低信号

图12-42 肝S5/S6段肝细胞腺瘤

197

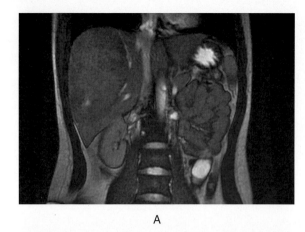

A

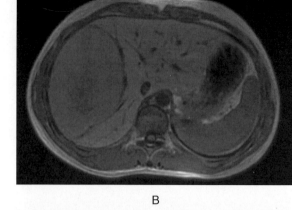

B

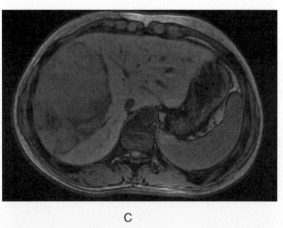

C

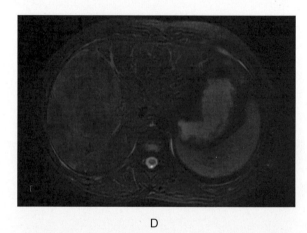

D

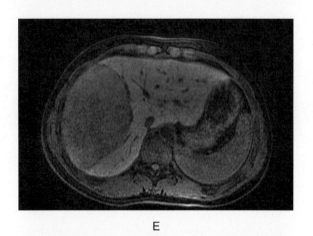

E

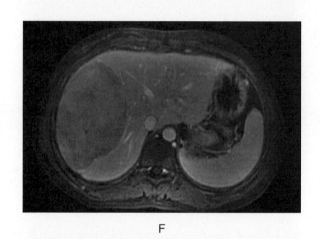

F

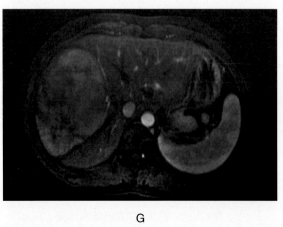

G

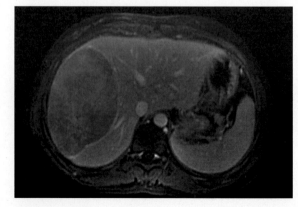

H

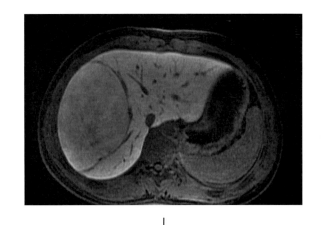

I

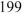

A. MRI-FIESTA成像序列示肝S5/S8段类圆形病灶，边界清楚，信号不均，主体呈稍高信号；B、C. 分别为MRI中T1WI的正相位及反相位序列示病灶部分在T1WI反相位较正相位信号减低，病灶周围显示环形低信号包膜影；D. MRI中T2WI脂肪抑制序列示病灶信号混杂，呈等、略高信号；E. MRI中T1WI脂肪抑制序列示病灶呈稍低信号；F. 注射Gd-DTPA对比剂后动脉期呈中等不均匀强化，邻近血管受压移位；G、H. 分别为门脉期、静脉期病灶强化程度减退，呈稍低信号，其包膜呈中等延时强化，边界清楚；I. 注射Gd-EOB-DTPA对比剂后延迟20min后的肝细胞特异期，病灶呈略低信号

图12-43　肝S5/S8段肝细胞腺瘤

【鉴别诊断】

肝细胞腺瘤需与原发性肝癌（hepatocellular carcinoma，HCC）、肝局灶性结节增生（focal nodular hyperplasia，FNH）等相鉴别。

（1）HCC：多数有乙型肝炎、肝硬化病史，AFP为阳性，MRI上呈稍长T1、稍长T2信号，MR增强扫描一般呈"速升速降"型强化。

（2）FNH：无包膜，信号较均匀，很少并发自发性出血，中央瘢痕组织在T2WI呈高信号，而且具有延迟强化的特点，Gd-EOB-DTPA肝脏MRI增强延迟，肝细胞特异期呈高信号。

（江婷　王劲）

第十六节　肝　结　核

肝结核常继发于肺或肠道结核，病灶中的结核杆菌可经肝动脉、门静脉、脐静脉或淋巴系统播散至肝脏。依据机体的免疫力及结核毒性强弱变化的不同，在肝内表现为结核性肉芽肿、干酪样坏死、液化坏死、纤维组织增生及钙化等，并且可相互转化或并存。常见的分型为实质型、浆膜型和肝内胆管型，其中实质性最常见，它又分为粟粒型、结节型和混合型。

【MRI表现】

肝结核的MRI表现如下：病灶可为单发或多发，在T1WI呈低信号，在T2WI、T2WI脂肪抑制序列上呈低信号，周围呈环状或片状略高信号，或多个结节融合成一个较大的病灶，形态规则或呈分叶状。多发病灶者其MRI表现常不一致，这反映了肝结核同时存在不同病理时期的病灶。由于结核性肉芽肿干酪样坏死、纤维组织和钙化在T1WI上均呈低信号，T1WI 的表现无特异性。在T2WI 序列，病灶信号改变多种多样，结核性肉芽组织炎性细胞浸润和毛细血管增生表现为高信号；而病灶中央的干酪性坏死为凝固性蛋白，自由水少，表现为低信号。当含有部分液化坏死时，则低信号内可见高信号。纤维组织和钙化为低信号。因此，病灶在T2WI上表现为：①早期肉芽肿伴或不伴有液化、干酪样坏死时为边界清或不清的高信号；②伴干酪样坏死或钙化时为低信号，周围有高信号环绕，此种表现具有特征性，其中钙化典型的表现是"中心粉末状"钙化，但MRI对钙化的检出不敏感。③后期病灶周围纤维结缔组织增生包裹，表现为低信号，低信号内可见高信号，此种MRI 表现亦具有特征性。尤其是多种不同改变的病灶同时存在。在T2WI脂肪抑制序列上由于病灶周围含有脂肪成分的组织信号被抑制，病灶显示较T2WI更清晰。增强扫描亦具有特征性，在动脉期部分病灶边缘轻度强化，说明病灶绝大多数是少血供的；在门脉期和延迟期大多数的病灶周边呈中度延迟环形强化，这提示病灶边缘主要由炎性肉芽肿和纤维组织增生组成，可呈"蜂窝状"或多环状强化，但这种强化的程度较轻，持续时间较短；另外环状强化的范围常并不与T2WI 显示的低信号周围的高信号范围一致，这提示T2WI 显示的高信号除与肉芽组织有关外，亦与肝实质的炎性水肿相关；部分病灶内由于纤维组织增生而表现为分隔状的强化；另外中心干酪样坏死或液化坏死均无强化。

（1）肝实质型：①粟粒型：最常见，为多发或弥漫粟粒状小结节灶，常为全身结核的一部分，MRI表现为肝肿大和细小结节灶，其大小为0.5~2cm，结节呈稍长T1稍长T2改变，边界欠清，增强扫描强化不明显。②结节型：直径＞2cm，较少见，由粟粒灶或细小结节灶融合而成，若结核性肉芽肿坏死不明显或病灶以纤维组织为主，病灶呈稍长T1改变，T2WI呈略高信号改变，其壁较模糊，病灶可呈轻度边缘强化无明显强化（图12-44），当多个小结节灶互相融合成较大结节灶时，表现为成簇状改变即"成簇征"或蜂窝状病变，增强扫描后呈多环状强化，但其强化程度较轻，持续时间较短。③混合型：即粟粒大结节型，表现为多发粟粒状长T1短T2信号影（钙化灶）伴单发结节状稍长T1稍长T2信号影，各病变的信号不一，这种表现反映肝结核同时存在不同病理时期的病灶，包括结核性肉芽肿、液化坏死、纤维化或钙化。

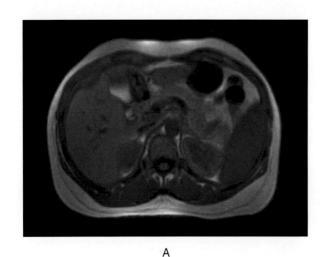

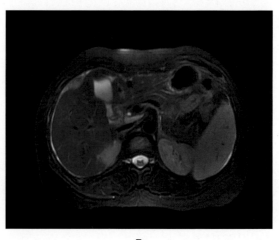

A   B

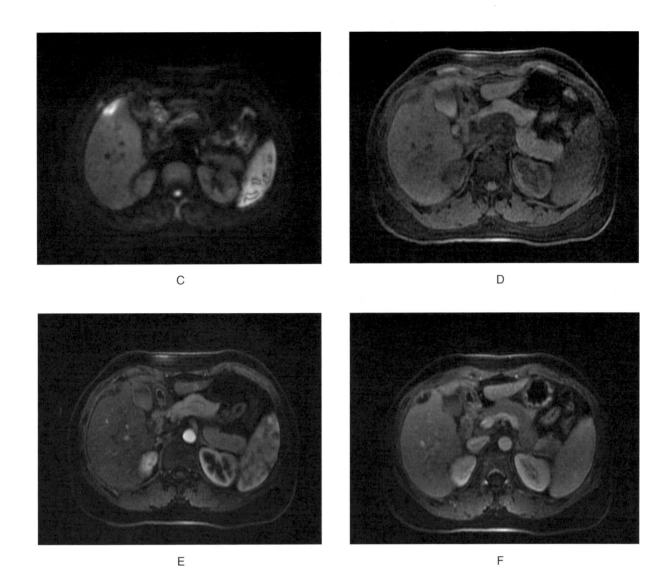

C

D

E

F

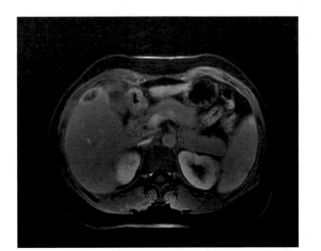

G

　　女，39岁，因反复腹胀2年，再发1个月入院，伴低热、盗汗，外院结核抗体阳性入院。手术病理证实为肝脏结核。A．MRI中T1WI正相位示肝S5/S8段肝包膜下类圆形稍低信号影，信号欠均匀，边界清楚；B．MRI中T2WI压脂序列示病灶呈稍高信号；C．MRI的DWI序列示病灶呈明显高信号；D．MRI中T1WI脂肪抑制序列示病灶呈稍低信号。E～G．MRI中T1WI增强三期：E为动脉期，病灶呈边缘轻度不均匀强化，中央未见明确强化；F为静脉期，病灶呈边缘强化程度进一步增强，中央亦见强化分隔影；G为延迟期，病灶边缘及其内分隔进一步增强，呈中等延时强化

图12-44　肝结核

（2）肝内胆管型：少见，主要见于儿童，MRI表现为局限性或弥漫性胆管增粗，管壁增厚，走行僵硬，肝内胆管不规则扩张或胆管壁弥漫性点状长T1短T2钙化影。

（3）浆膜型：最少见，表现为包膜增厚形成糖衣肝，包膜常呈不连续性增厚，包膜及包膜下多发或多发结节，多数病灶常位于近肝脏边缘区。

【鉴别诊断】

肝结核的MRI诊断主要与以下疾病鉴别。

（1）肝脓肿：亦可表现为蜂窝状或多环状强化，但其强化更明显，持续时间较长。

（2）炎性假瘤：其中心以凝固坏死为主，周边纤维组织增生，可类似肝结核的表现，但无钙化也无破溃的表现，有时很难鉴别。

（3）孤立性坏死结节：表现为T2WI低信号，病灶内可见点或线状高信号，大多数病灶在增强早期与延时期均无强化，少数在延时期见细环状轻度强化，与肝结核的强化特点明显不同。

（4）原发性肝癌：肝细胞癌为动脉期明显强化，不成环状，强化迅速消退；而肝结核在动脉期多无强化，为轻度延时环状强化，有时见分隔强化。

（5）转移瘤：病灶多发，T2WI呈高信号，病灶内无纤维间隔。

（江婷　王劲）

第十七节　肝脏局灶性结节增生

肝脏局灶性结节增生（focal nodular hyperplasia，FNH）是肝内的良性肿瘤样病变，以往曾有多种命名，如孤立性再生结节、混合性肝腺瘤、良性肝细胞瘤及局限性肝硬变等。其发病率仅次于肝囊肿、肝血管瘤。目前认为FNH可能与炎症、创伤等因素（如吸烟、放疗、使用抗肿瘤药物等所致）导致肝脏局限性血供减少或血管畸形而引起肝细胞萎缩和肝组织代偿性增生有关。FNH可发生于任何年龄，据文献报道86%～91%的FNH患者为中青年女性，男女比率约为1∶3，发病无种族及家族发病倾向。临床上常无明显症状，多数为体检发现。少数患者偶有上腹部疼痛不适、腹腔内出血的急腹症表现，极少数患者有肝肿大或扪及右上腹部肿块。实验室检查血清AFP阴性，肝功能正常，极少数患者可有肝炎史。FNH以单发多见，占80%～90%；也可多发，当FNH为多个结节，同时伴有其他器官的血管病变或脑部肿瘤（如肝血管瘤、门静脉闭锁、脑膜病、星形细胞病或脑毛细血管扩张等），称为多发性FNH综合征。

【MRI表现】

FNH常规MRI检查包括T1WI、T2WI平扫和Gd-DTPA动态增强扫描，能很好显示FNH内部组成成分及血供情况。FNH的典型MRI征象包括：常位于肝包膜下，边界清晰；DWI呈略高信号；由于FNH中增生的肝细胞为正常肝细胞，在T1WI及T2WI上也分别为相对于肝实质的等、略低及等、略高信号（图12-45）；有时周围见低信号的"假包膜"；病灶中央点状、裂隙或偏心的星芒状瘢痕为其特征性表现，向周围辐射的分隔，T1WI呈均质低信号，T2WI呈高信号。增强扫描后动脉期肿块明显强化呈高信号，强化程度几乎接近同层主动脉的信号，中央瘢痕尚无明显强化为低信号，部分病灶可见肝动脉供血；门脉期和延迟期肿块与肝脏等强化，呈等或略低信号，而中央瘢痕逐渐强化，在延迟期变为等或高信号，这与造影剂在实质内的积聚有关。病灶呈"快进慢出"改变（图12-46、图12-47）。FNH的很多征象与瘤灶的大小密切相关。小病灶一般强化均匀，很少引起肝脏结构的改变和瘤周血管的移位或扩张。

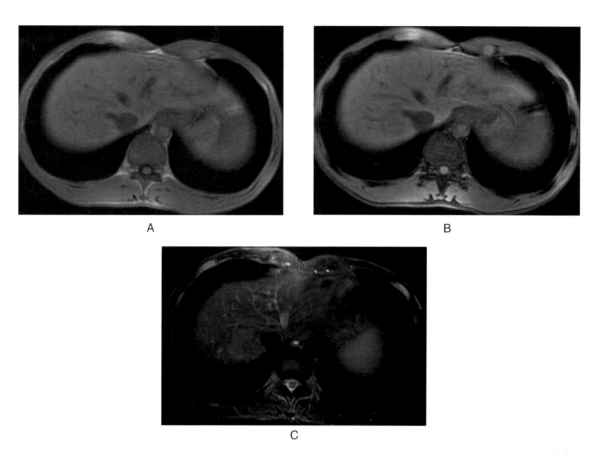

A、B. 分别为MRI中T1WI正相位、反相位序列，均见肝右叶类圆形稍低信号影，信号均匀，两者信号基本一致；C. MRI中T2WI压脂序列病灶示肝右叶病灶呈稍高信号，信号不均

图12-45 肝右叶FNH

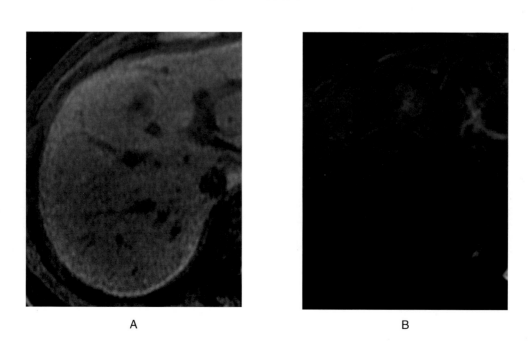

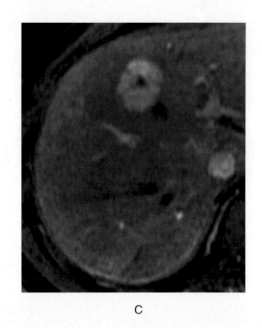

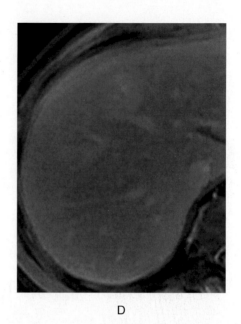

C

D

A. MRI 中T1WI 序列示肝S4段类圆形略低信号影，内见中央瘢痕及放射状纤维分隔呈低信号；B. MRI 中T2WI 压脂序列示病灶呈稍高信号，中央瘢痕及放射状纤维分隔呈高信号；C. MRI 中T1WI 增强动脉晚期病灶明显不均匀强化，强化程度与同层主动脉相似，中央瘢痕及放射状分隔影呈低信号；D. 延时期呈略高信号，中央疤痕呈高信号

图12-46　肝S4段FNH

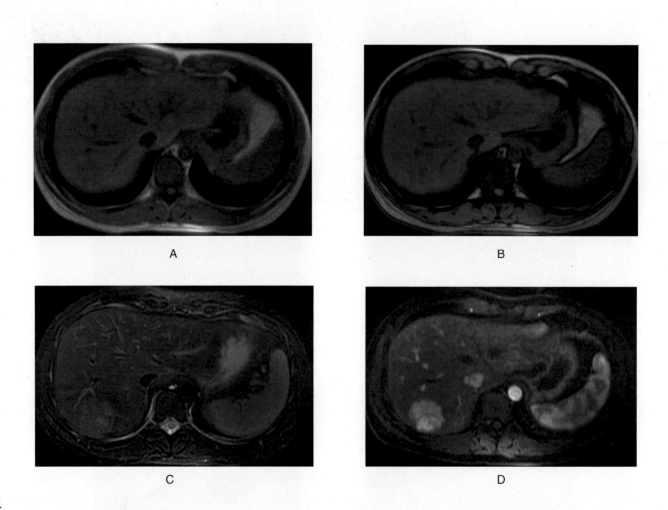

A

B

C

D

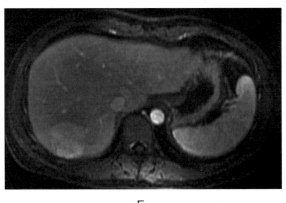
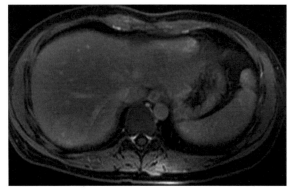

E   F

    A、B．分别为MRI中T1WI正相位、反相位序列，均见肝右后叶类圆形稍低信号影，信号欠均匀，两者信号基本一致，内见放射状分隔影，呈低信号；C．MRI中T2WI压脂序列示病灶呈稍高信号，信号欠均；D．MRI中T1WI增强动脉晚期病灶明显不均匀强化，放射状分隔影呈低信号；E．门脉期强化程度稍减退，但仍呈高信号；F．延时期呈略高信号，分隔影延时强化呈稍高信号

图12-47 肝右后叶FNH

    另外FNH的一些典型的MRI征象还包括：病灶常为边缘型、较大的肿瘤具有占位效应等，病灶周边或中央存在供血血管等。

    然而，在临床工作中，常见到FNH不典型的MRI征象，比如，多发病灶，病灶信号不均匀，缺乏中央瘢痕，中央瘢痕延迟期不强化，存在假包膜等，其中FNH周边的假包膜有学者认为是由受压的肝实质、绕行的血管、炎性反应等因素形成的，病灶周边随着其最大径的增大，更容易出现假包膜（图12-48）。

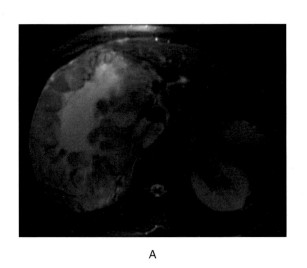
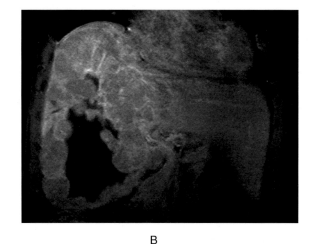

A   B

    A．MRI中T2WI压脂序列示病灶呈稍高信号，中央见瘢痕状高信号区，病灶内见稍高信号放射状分隔影；B．MRI中T1WI增强延时期，病灶内见放射状分隔呈明显延时强化，病灶周围见明显强化"假包膜"

图12-48 肝内巨大FNH

    对于表现不典型的病灶，可借助肝细胞特异性对比剂（Gd-EOB-DTPA，普美显）帮助诊断。肝脏MRI增强动态期的强化特点Gd-EOB-DTPA与Gd-DTPA相似，但在肝细胞特异期由于FNH仍具有肝细胞的功能，可摄取Gd-EOB-DTPA，所以表现为高信号或等信号，而中央瘢痕由于没有肝细胞不能摄取Gd-EOB-DTPA而表现为低信号（图12-49）。但由于FNH胆管功能发育异常，不能与周围正常胆道树相通，从而影响了对比剂的胆道排泄，使病灶强化可持续达4h。

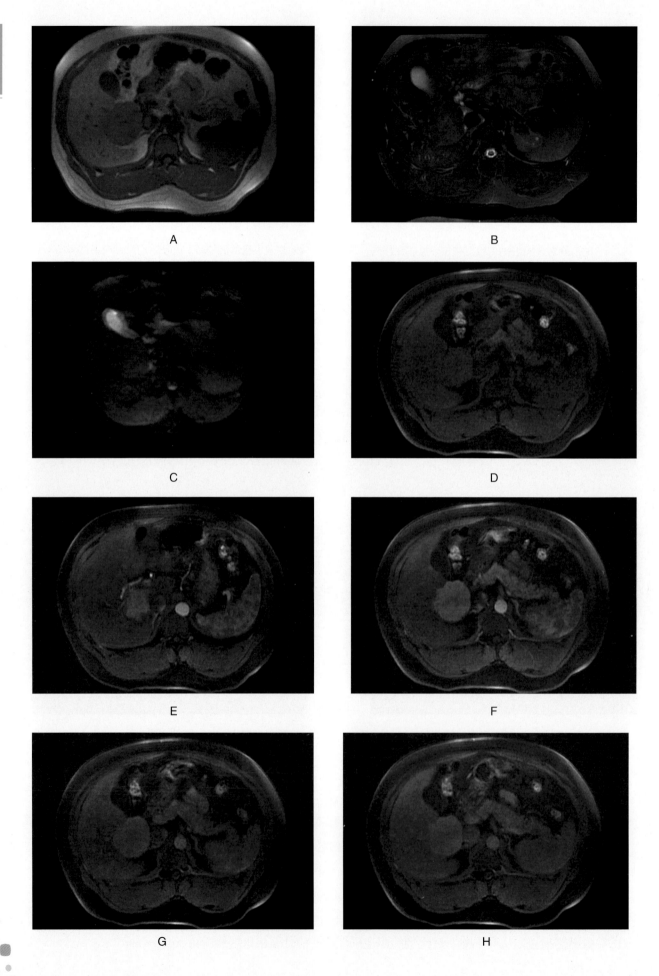

A

B

C

D

E

F

G

H

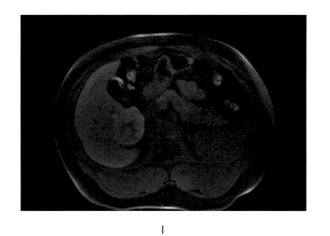

I

A. MRI中T1WI序列示肝S5/S6段类圆形病灶，边界清楚，呈稍低信号，中央见星芒状瘢痕及放射状分隔影，呈更低信号；B. MRI中T2WI脂肪抑制序列示病灶呈略低信号，中央见星芒状瘢痕呈较高信号；C. MRI的弥散加权成像序列（DWI）示病灶呈略高信号；D. MRI中T1WI脂肪抑制序列示病灶呈略高信号；E、F. 动脉期病灶明显不均匀强化，中央星芒状瘢痕及放射状分隔影呈低信号，其中E显示肝动脉供血病灶；G、H. 门脉期、延迟期强化程度稍减退，但仍呈高信号，中央星芒状瘢痕及放射状分隔影呈等信号；I. 延迟20min后的肝细胞特异期，病灶呈高信号，但中央星芒状瘢痕及放射状分隔影呈低信号

图12-49 肝S5/S6段FNH

【鉴别诊断】

当FNH呈不典型表现时其诊断常较难，FNH主要与原发性肝癌、肝细胞腺瘤及肝血管瘤等鉴别。

（1）原发性肝癌：FNH主要与原发性肝癌中的纤维板层型肝细胞癌鉴别，纤维板层型肝细胞癌的瘢痕由于为纤维组织，所以在T1WI及T2WI均呈低信号，这与FNH的星状疤痕不一致，而且病灶主体T2WI呈稍高信号，若采用Gd-EOB-DTPA，肝细胞特异期病灶主体呈低信号。

（2）典型的血管瘤：T2WI呈明显高信号（"灯泡征"），其强化方式为早期从周边开始呈结节状或环形强化，并逐渐向中央扩张，延时期呈等密度或稍高密度充填，即"早出晚归"。

（3）肝细胞腺瘤：易自发出血，存在完整包膜，T1WI呈中等低信号至中等高信号，T1WI反相位较正相位信号减低，T2WI呈中等高信号，增强扫描动脉期均匀或不均匀强化，强化程度常弱于典型FNH，门静脉期和延迟期强化减退呈等信号；若采用Gd-EOB-DTPA，肝细胞特异期通常没有对比剂摄取而表现为低信号。

（江婷 王劲）

第十八节 肝脏淋巴瘤

肝脏淋巴瘤是起源于肝脏淋巴组织或残留造血组织的肝脏少见恶性肿瘤，其发病率仅占肝脏恶性肿瘤的0.1%，占结外淋巴瘤的0.4%，分为原发性和继发性两大类，以原发性更少见，包括霍奇金病（HD）与非霍奇金病（NHL）。原发肝脏淋巴瘤起源于肝脏但无肝外侵犯及淋巴结肿大，多为NHL，常见于器官移植、AIDS、乙肝或丙肝感染患者，多为中老年人；而继发性肝脏淋巴瘤，多有肝外病灶和非引流区淋巴结肿大，NHL与HD均可发生，可见于任何年龄。肝脏淋巴瘤无特异性临床表现，常见症状包括发热、消瘦和盗汗等。

【MRI表现】

原发性及继发性肝脏淋巴瘤的MRI表现相似，主要有以下几种：①肝内孤立病变（图12-50）；②肝内多发性病变（图12-51）；③弥漫性肝脏浸润。肝脏淋巴瘤的MRI表现有一定特征性。据文献报道原发性肝脏淋巴瘤孤立病灶占64%，多发病灶占36%，无弥漫性肝浸润表现；而继发性肝脏淋巴瘤中，孤立病灶只占8%，多发病灶占66%，弥漫性肝浸润占26%。病变多位于门静脉左右支附近或位于汇管区。由于细胞密集度高，富含水分的间质成分少，DWI呈明显高信号，与肝脏信号相比，淋巴瘤T1WI为等、稍低信号，T2WI信号表现多样，可呈稍低信号、等信号或稍高信号，偶可见低信号包膜，其中T2WI等信号或相对低信号对诊断有一定价值。大多数病灶信号均匀，很少合并出血、坏死、纤维化和钙化。当汇管区的淋巴瘤侵犯胆管时可有胆管扩张。另外，继发性肝脏淋巴瘤常伴有腹腔或腹膜后淋巴结肿大，而非引流区淋巴结异常肿大对继发性肝脏淋巴瘤的诊断更有意义。

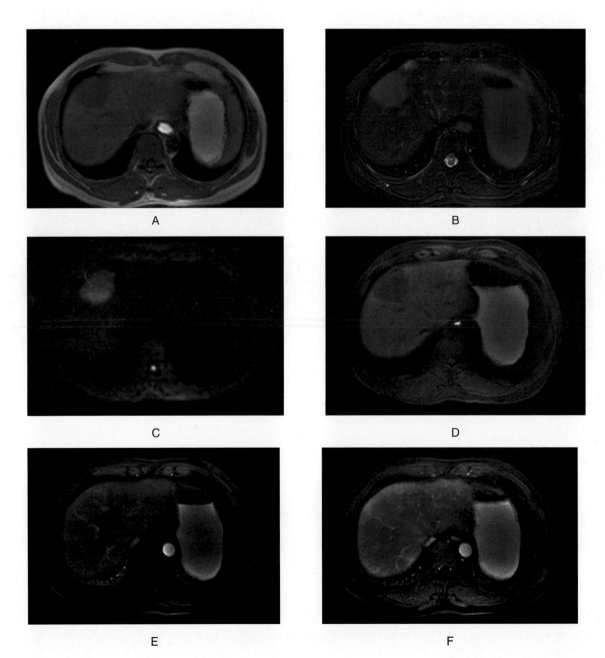

A

B

C

D

E

F

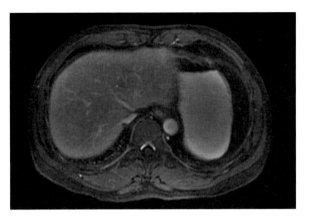

G

　　男，54岁，因体检发现肝内占位1天。手术病理证实为肝脏原发性B细胞源性淋巴瘤。A．MRI 中T1WI正相位示肝S4/S8段肝包膜下类圆形稍低信号影，信号均匀，边界清楚；B．MRI 中T2WI压脂序列示病灶呈稍高信号；C．MRI的DWI序列示病灶呈明显高信号；D．MRI 中T1WI脂肪抑制序列：病灶呈稍低信号。E~G．MRI 中T1WI增强三期：E为动脉期，病灶呈轻度不均匀强化；F为门脉期，病灶强化程度减退，但仍呈略高信号，门静脉右前支穿过病灶后部，呈"血管漂浮征"改变；G为静脉期，病灶呈等、略高信号，边界前清，门静脉右前支管壁光滑，充盈良好

图12-50　肝内孤立变化

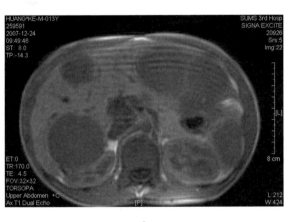

A

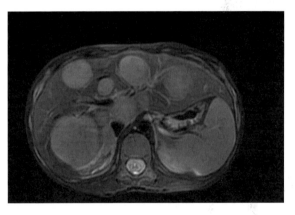

B

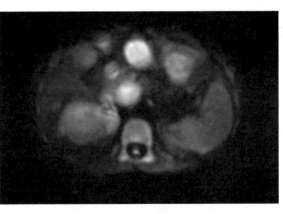

C

　　男，54岁，因体检发现肝内占位1天。手术病理证实为肝脏继发性淋巴瘤，骨髓、右颌下淋巴结穿刺病理证实为Burkitt's淋巴瘤。A．MRI 中T1WI正相位示肝内多发类圆形稍低信号影，信号均匀，边界清楚；B．MRI 中T2WI压脂序列示病灶呈稍高信号，多位于门静脉左右支附近或位于汇管区；C．MRI的DWI序列示病灶呈明显高信号

图12-51　肝内多发性病变

209

肝脏淋巴瘤为乏血供肿瘤，大多数病灶动态增强呈进行性轻-中度延迟强化，增强扫描动脉期呈轻度强化，强化不明显，门静脉期呈轻-中度强化，小病灶较均匀，较大病灶不均匀，门脉期强化较动脉期稍增强，但明显弱于正常肝实质，大多数病灶在门脉期病灶边界显示更清楚，因此，门脉期扫描非常重要，它常常能发现平扫不能发现的病灶。增强扫描时部分病灶内见肝脏固有血管，类似"血管漂浮征"。另外肝脏淋巴瘤的其他强化方式包括：部分肿瘤出现一过性、境界模糊的病灶周边淡片状强化，类似异常灌注；部分肿瘤出现向心性充填现象；部分肿瘤表现为淡薄的边缘强化；弥漫浸润型淋巴瘤中残存正常肝实质及病灶强化均不明显。

【鉴别诊断】

　　在MRI上，肝脏淋巴瘤主要与以下疾病相鉴别。

　　（1）胆管细胞癌：肝左叶多见，动态增强扫描早期病灶常无明显强化，病灶中心多有持续强化，另外常伴有邻近肝脏包膜皱缩，和邻近胆管的扩张。

　　（2）肝转移瘤：有原发肿瘤病史，常见多发，大小不一，散在分布，有时呈"靶征"或"牛眼征"，增强扫描后可表现为边缘强化并可见肿大淋巴结，一般边缘强化较淋巴瘤明显。

　　（3）肝脏炎性病灶：通常边界不清，增强扫描强化明显者如肝脓肿与淋巴瘤鉴别相对较容易，部分强化不明显类似于淋巴瘤，有时很难与弥漫型淋巴瘤相鉴别，但无"血管漂浮征"及腹腔或腹膜后淋巴结肿大。

（江婷　王劲）

第十九节　肝脏血管肉瘤

　　肝脏血管肉瘤（hepatic angiosarcoma）又称血管内皮肉瘤、枯否氏细胞肉瘤、恶性血管内皮瘤，起源于血管内皮细胞，是肝脏间叶组织来源的恶性肿瘤，极为罕见，仅占原发肝脏肿瘤的0.4%～2.0%。其病因尚不明确，可能与接触某些致癌物质（如氧化钍、砷剂、氧化乙烯等）或血色素沉着症有关。肝脏血管肉瘤临床表现无特异性，腹痛、发热、体重下降为常见症状，可有肝肿大、腹水、黄疸等，肝功能可有不同程度损害，肿瘤指标（如CEA、AFP）多正常。血小板减少症和弥散性血管内凝血被认为是肝脏血管肉瘤的特征性临床表现，这可能与肿瘤所致的局部凝血因子和血细胞紊乱有关。

【MRI表现】

　　肝脏血管肉瘤的MRI表现按其生长方式、肿瘤形态将其分为4种类型：弥漫微小结节型、弥漫多结节型、巨块型和混合型。病灶常为多发性，也可单发，常较大，边界欠清，无包膜。由于肝脏血管肉瘤的肿瘤细胞形成不成熟的血管样结构，又存在内源性凝血因子的消耗，所以极易出现肿瘤内部出血，文献报道约27%的患者可自发性破裂出血；另外肿瘤沿肝内血管间隙生长，极易侵犯肝窦、中央静脉及门静脉小分支，导致肝细胞缺血坏死；从而在MRI的T1WI上相应的表现为点状、斑片状高信号区，在T2WI上瘤灶主体呈血管瘤样明显高信号或稍高信号，但其信号并不均匀，内部见分隔状、斑片状低信号区，呈"镶嵌征"，高信号区为肿瘤成分、坏死区或新鲜出血，而低信号区反映了纤维化、含铁血黄素沉着或者陈旧出血，以巨块型多见；有时在T2WI上可见液平面。

210

　　肝脏血管肉瘤为富血供的肿瘤，所以MRI的动态增强对其诊断有重要的意义。增强扫描动脉期病灶常呈明显不均匀强化，随时间推移可有充填，但充填速度较慢，延迟期病灶因内部出血、坏死、纤维化而不均匀，也可以局灶性不规则强化或周边环形强化。动脉期呈条索状、斑片状周边和（或）中心强化，其强化程度均明显高于肝实质，但多低于腹主动脉，部分病灶内部可见中心杂乱新生血管影；在门脉期渐进性持续强化，强化区向内外侧同时充填，在延迟期不能完全充填，中央均见无强化区，而充填区内信号也不均匀，内部见散在灶状无强化区。

　　弥漫微小结节型由于坏死区域较局限，强化相对均匀。弥漫多结节型增强扫描动脉期呈不规则局灶性强化，部分结节可见周边不完整的环形强化（图12-52）。巨块型病灶增强动脉期，病灶中心及周边均可见明显不均匀强化，周边常呈花边状强化，病灶内部多呈粗条、小团状强化，其程度高于肝实质而低于腹主动脉，门脉期及延迟期强化区域不断增大并比较慢的速度向病灶中心充填。混合型可出现以上三种分型的强化方式。当病灶三期增强扫描均无明显强化时，可能是由于坏死、纤维化成分过多引起。

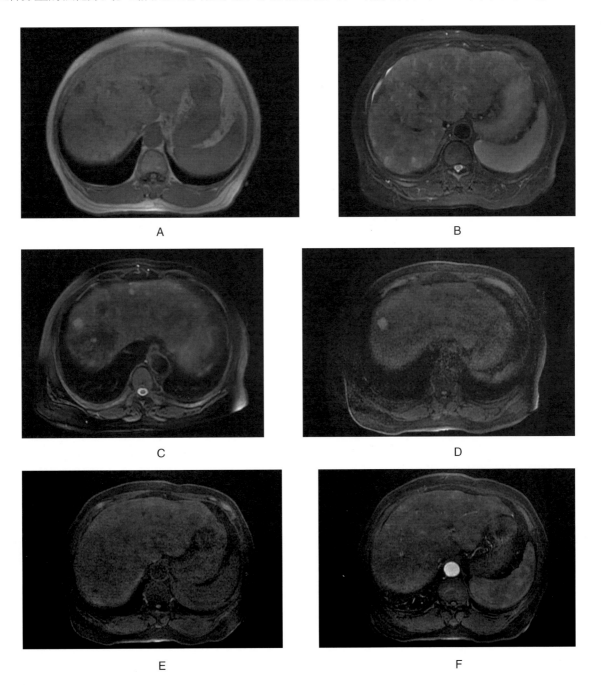

A

B

C

D

E

F

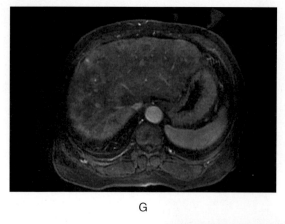

G

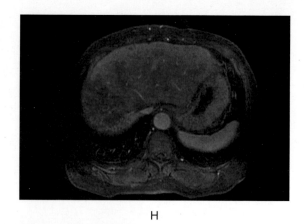

H

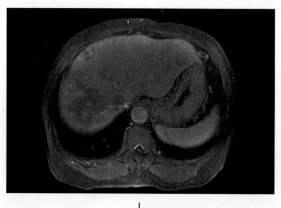

I

女，66岁，因上腹部胀6个月入院。手术病理证实为肝脏血管肉瘤。A．MRI中T1WI正相位示肝内多发稍低信号影，部分内见更低信号区，信号欠均匀，边界清楚；B、C．MRI中T2WI压脂序列示病灶呈高信号，内有不规则低信号区；D、E．MRI中T1WI脂肪抑制序列示病灶大部分呈稍低信号，其中肝S8段见类圆形高信号影。F~I．MRI中T1WI增强三期：F为动脉期，病灶边缘呈明显不均匀强化，但强化程度低于同层主动脉信号；G为门脉期，病灶呈边缘向中心持续强化，略有填充，其程度进一步增强；H为静脉期，病灶边缘向中心进一步填充，其程度减退；I为延迟期，部分病灶呈等信号，部分呈稍低信号

图12-52　肝脏血管肉瘤

另外，在MRI的动态增强扫描中，还可见异常灌注、肝内动脉血管包绕、门静脉栓塞、动-静脉分流或动-门脉分流等表现。

【鉴别诊断】

肝脏血管肉瘤的MRI表现主要应与肝脏富血供肿瘤鉴别。

（1）海绵状血管瘤：T2WI呈明显高信号，动脉期周边结节样强化，强化程度与同层腹主动脉相似，门脉期及延迟期向心性充填。

（2）肝细胞肝癌：呈快进快出强化，极少呈渐进性持续强化。

（3）转移性肿瘤：肝脏富血供转移（如神经内分泌肿瘤）常表现为多发强化的结节灶，与弥漫多结节型血管肉瘤不易鉴别，但出血、坏死不如后者常见。

（江婷　王劲）

参考文献

［1］ 陈丽英，孟令平.肝硬变的MRI诊断［J］.临床医学影像杂志，1995，6（1）：2~4.

［2］ 陈胜利，曹立荣，纪盛章，崔存成.肝脓肿MRI征象分析［J］.实用放射学杂志，2008，04：490-492.

［3］ 程伟中，严福华，周康华，等.肝脏炎性假瘤：13例MR征象［J］.临床放射学杂志，2003，22（1）：30-32.

［4］ 丁建辉，彭卫军，周良平，等.肝脏淋巴瘤CT和MRI表现［J］.中国医学计算机成像杂志，2008，14（5）：409－414.

［5］ 丁可，黄仲奎，龙莉玲，等.肝腺瘤的影像学诊断［J］.实用放射学杂志，2007，23（12）：1636－1639.

［6］ 董爱生，田建明，陆建平，等.DWI、T2WI及动态增强MRI对早期肝脓肿的诊断价值［J］.第二军医大学学报，2009，02：166-169.

［7］ 顾军，李钦，晏福华，等.肝胆管囊腺癌的CT、MR诊断［J］.中国临床医学，2002，9（5）：541-543.

［8］ 郭启勇.实用放射学［M］.北京：人民卫生出版社，2011：785-787，827-828.

［9］ 郝鹏，许乙凯，吴元魁，等.MSCT和MRI诊断肝移植术后并发症［J］.放射学实践，2010，25（3），323-327.

［10］ 何德华，詹镕洲.肝脏病理学［M］.上海：第二军医大学出版社，1997：233-234.

［11］ 黄汉平，张丽.25例肝结核临床分析［J］.临床肺科杂志，2008，13（9）：1144-1146.

［12］ 黄加胜，袁曙光，闫东，等.MRI在肝移植中的应用［J］.实用放射学杂志，2007，23（1）：60-62.

［13］ 贾长库.肝脏原发性神经内分泌肿瘤的诊治［J］.实用医学杂志，2011，27：1449-1451.

［14］ 江柳，唐光健.肝胆特异性磁共振对比剂 Gd-EOB-DTPA 的临床研究进展［J］.国际医学放射学杂志，2011，34（6）：564－568.

［15］ 李若坤，曾蒙苏，强金伟，等.原发性肝脏血管肉瘤的MRI表现与病理对照研究［J］.中国医学计算机成像杂志，2011，17（5）：420-424.

［16］ 李又成，殷薇薇，李建策，等.肝内胆管囊腺瘤和囊腺癌的CT、MRI及病理表现［J］.中华肝胆外科杂志，2007，13（7）：441-444.

［17］ 梁长虹.肝脏疾病CT诊断［M］.北京：人民卫生出版社，2009：328-332.

［18］ 龙莉玲，李向荣，黄仲奎，等.慢性肝病脑部异常的MRI和MR氢质子波谱表现与临床研究［J］.中华放射学杂志，2006，40（12）：1237-1240.

［19］ 陆蓉，周建军，李敏，等.肝脏淋巴瘤：动态增强CT 的诊断价值［J］.临床放射学杂志，2009，28（2）：218-220.

［20］ 马林，高元桂，蔡幼铨，等.肝豆状核变性的脑MRI诊断［J］.中华放射学杂志，1995，29：515.

［21］ 欧阳墉，欧阳雪晖，顾苏宾，等.成人肝海绵状血管瘤并发动静脉短路的DSA 检查和诊断［J］.中华放射学杂志，2000，34（8）：253-255.

［22］ 彭旭红，张雪林，吴元魁，等.肝结核的 CT 诊断价值［J］.放射学实践，2007，22（5）：478-480.

［23］孙波，戴建平. Wilson病脑MRI表现［J］. 中华放射学杂志，1995，29：519-522.

［24］唐浩，邹丹凤，陈卫国. 肝脏少见原发性恶性肿瘤的CT表现［J］. 放射学实践，2012，27（2）：182-185.

［25］童颖，杨甲梅. 转移性肝癌的治疗现状［J］. 中国医师杂志，2000，2（4）：197-199.

［26］王成林，刘小平. 肝脏肿瘤性囊性病变的CT、MR诊断［J］. 中国CT和MR杂志，2004，2（1）：52-55.

［27］王成林. 肝脏非肿瘤囊性病变的病理研究［J］. 中华肝脏病杂志，2004，12（10）：639-640.

［28］王劲，何炳均，廖碧红，等. MRI诊断56例肝移植术后移植肝实质并发症［J］. 中国医学影像技术，2011，27（5），997-1000.

［29］王洋，李燚. 102例脂肪肝病因分析及防治［J］. 齐齐哈尔医学院学报，2013，34（4）：513.

［30］王宇明. 肝性脑病的定义、命名和诊断［J］. 中华肝脏病杂志，2004，12（5）：305-306.

［31］王宇明. 肝性脑病的最新共识［J］. 中华肝脏病杂志，2003，11（5）：261-264.

［32］吴建明，马周鹏，章顺壮，等. MSCT 动态增强扫描对肝脏淋巴瘤的诊断分析［J］. 中国临床医学影像杂志，2011，22（5）：312-315.

［33］吴孟超. 肝脏外科学［M］. 2版. 上海：上海科学技术文献出版社，2000：386-387.

［34］武忠弼，杨光华. 中华外科病理学［M］. 北京：人民卫生出版社，2002：830.

［35］向元明，许向东. 肝外缘隆突征象在肝癌诊断中的价值［J］. 实用医学杂志，2006，22（8）：904-905.

［36］徐海波，孔祥泉，熊茵，等. 脂肪肝：MRI影像表现及MRI序列选择［J］. 放射学实践，2001，16（1）：48-50.

［37］徐鹏举，纪元，严福华，等. 肝内胆管囊腺肿瘤的MRI表现（附6例报告并文献复习）［J］. 放射学实践，2007，03：262-264.

［38］许乙凯，全显跃. 肝胆胰脾影像诊断学［M］. 北京：人民卫生出版社，2007：400-403.

［39］严福华，曾蒙苏，程伟中，等. 肝结核瘤的 MRI 征象［J］. 临床放射学杂志，2002，21（6）：439-442.

［40］严福华，曾蒙苏，周康荣. 肝脏螺旋CT多期扫描在小血管瘤和小肝癌鉴别诊断中的作用和限度［J］.临床放射学杂志，1997，16（5）：279-282.

［41］严福华，周康荣. 计算机X线体层扫描和磁共振成像在肝癌定性诊断中的价值［J］. 中华肝脏病杂志，2004，11（9）：563.

［42］严福华. 肝血管瘤的影像学诊断［J］. 中国实用外科杂志，2003，23（11）：644-646.

［43］余日胜，孙继红，李蓉芬. 肝结核的CT与MRI表现［J］. 中华放射学杂志，2001，35（5）：367-369.

［44］张铎，孟恒，韩向君，等. 小儿肝母细胞瘤的影像学诊断［J］. 中国医学影像技术，2003，02：203-205.

［45］张帆，张雪林，邱士军，等. CT对肝结核的诊断价值［J］. 中华放射学杂志，1996，30（3）：151-154.

［46］张静，叶慧义，蔡幼铨，等. 胆管囊腺癌的MRI表现与病理的对照分析［J］. 中华放射学杂志，2007，04：378-381.

［47］张亮，程红岩，周巍，等. 肝胆管囊腺瘤的影像学表现［J］. 实用放射学杂志，2011，27（1）：

73-75.

［48］赵树军. 浆膜型肝结核 MRI 表现与分型探讨（附1例报告）［J］. 中国临床医学影像杂志，2009，20（10）：801-802.

［49］中国胃肠胰神经内分泌肿瘤病理专家组. 中国胃肠胰神经内分泌肿瘤病理学诊断共识［J］. 中华病理学杂志，2011，40：257-262.

［50］周康荣，陈祖望. 体部磁共振成像［M］. 上海：上海医科大学出版社，2000：800.

［51］周康荣. 腹部CT［M］. 上海：上海医科大学出版社，1993：139-142.

［52］周梅玲，严福华，叶芳，等. 原发性肝脏血管肉瘤的影像学表现［J］. 中华肝脏病杂志，2008，16（2）：136-137.

［53］SCHNEIDER G. 肝脏磁共振成像［M］. 李宏军，译. 北京：人民卫生出版社，2010：182-189.

［54］ARRIVÉ L, FLÉJOU J F, VILGRAIN V, et al. Hepatic adenoma: MR findings in 51 pathologically proved lesions［J］. Radiology, 1994, 193（2）: 507-512.

［55］ASHIDA C, FISHMAN E K, ZERHOUNI E A, et al. Computed tomography of hepatic cavernous hemangioma［J］. J Comput Assist Tomogr, 1987, 11（3）: 455-460.

［56］BALCI N C, SEMELKA R C, NOONE T C, et al. Pyogenic hepatic abscesses: MRIfindings on T1- and T2-weighted and serial gadolinium-enhanced gradient-echo images［J］. J Magn Reson Imaging, 1999, 9（2）: 285-290.

［57］BIRTH M, ORTLEPP J, BONTILKOUS S, et al. Intermittent activity-induced hemobilia caused by liver hemangioma［J］. Dig Surg, 2000, 17（3）: 292-296.

［58］BOUYN C I, LECLERE J, RAIMONDO G, et al. Hepatic focal nodular hyperplasia in children previously treated for a solid tumor// Incidence, risk factors, and outcome［J］. Cancer, 2003, 97（12）: 3107-3113.

［59］BRANCATELLI G, FEDERLE M P, GRAZIOLI L, et al. Focal nodular hyperplasia: CT findings with emphasis on multiphasic helical CT in 78 patients［J］. Radiology, 2001, 219（1）: 61-68.

［60］BUETOW P C, BUCK J L, ROS P R, et al. Malignant vascular tumors of the liver: radiologic-pathologic correlation［J］. Radiographics, 1994, 14: 153-166.

［61］CARLSON S K, JOHNSON C D, BENDER C E, et al. CT of focal nodular hyperplasia of the liver［J］. AJR, 2000, 174（3）: 705-712.

［62］CARUSO S, MIRAGLIA R. Imaging in liver transplantation［J］. World J Gastroenterol, 2009, 15（6）: 675-683.

［63］CELIKBILEK M, DENIZ K, TORUN E, et al. Primary hepatic carcinosarcoma［J］. Hepatobiliary Pancreat Dis Int, 2011, 10（1）: 101-103.

［64］CHANG S K, CHUNG Y F, THNG C H, et al. Focal nodular hyperplasia presenting as acute abdomen［J］. Singapore Med J, 2005, 46（2）: 90-92.

［65］CHATELAIN D, MAES C, YZET T, et al. Primary hepatic lymphoma of MALT type: a tumor that can simulate a liver metastasis［J］. Ann Chir, 2006, 131: 121.

［66］CHOI B Y, NGUYEN M H. The diagnosis and management of benign hepatic tumors［J］. J Clin Gastroenterol, 2005, 39（5）: 401-412.

［67］CHUNG K Y, MAYO-SMITH W W, SAINI S, et al. Hepatocellular adenoma: MR imaging features with

215

pathologic correlation ［J］. AJR, 1995, 165（2）: 303-308.

［68］COBEY F C, SALEM R R. A review of liver masses in pregnancy and a proposed algorithm for their diagnosis and management ［J］. Am J Surg, 2004, 187（2）: 181-191.

［69］COUMBARAS M, WENDUM D, MONNIER-CHOLLEY L, et al. CT and MR Imaging Features of Pathologically Proven Atypical Giant Hemangiomas of the Liver ［J］. AJR, 2002, 179: 1457-1463.

［70］DELIS S G, TOULOUMIS Z, BAKOYIANNIS A, et al. Intrahepatic biliary cystadenoma: a need for radical resection ［J］. Eur J Gastroenterol Hepatol, 2008, 20: 10-14.

［71］EOM D W, HUH J R, KANG Y K, et al. Clinicopathological features of eight Korean cases of primary hepatic lymphoma ［J］. Pathol Int, 2004, 54（4）: 830-836.

［72］FOSTER J H, BERMAN M M. The malignant transformation of liver cell adenomas ［J］. Arch Surg, 1994, 129（7）: 712-717.

［73］FREENY P C, MARKS W M. Hepatic hemangioma: dynamic bolus CT ［J］. AJR, 1986, 147（4）: 711-719.

［74］GAZELLE G S, LEE M J, HAHN P F, et al. US, CT and MRI of primary and secondary liver lymphoma ［J］. J Comput Assist Tomogr, 1994, 18: 412-415.

［75］GITLIN J D. Wilson disease ［J］. Gastroenterology, 2003, 125: 1868-1877.

［76］GLINKOVA V, SHEVAH O, BOAZ M, et al. Hepatic haemangiomas: possible association with female sex hormones ［J］. Gut, 2004, 53（9）: 1352-1355.

［77］GRAZIOLI L, FEDERLE M P, BRANCATELLI G, et al. Hepatic Adenomas: Imaging and Pathologic Findings ［J］.Radiographics, 2001, 21（4）: 877-892.

［78］GUPTA A A, KIM D C, KRINSKY G A, et al. Pictorial essay: CT and MRI of cirrhosis and its mimics ［J］. AJR, 2004, 183: 1595-1601.

［79］GUSTAFSSON B I, KIDD M, MODLIN I M. Neuroendocrine tumors of the diffuse neuroendocrine system ［J］. Curr Opin Oncol, 2008, 20: 1-12.

［80］HANAFUSA K, OHASHI I, HIMENO Y, et al. Hepatic hemangioma: findings with two-phase CT ［J］. Radiology, 1995, 196（2）: 465-469.

［81］HAZINEDAROGLU S M, KAYAOGLU H A, ALI YERDEL M. Enucleation of centrally located giant hepatic hemangioma: report of two cases ［J］. Dig Dis Sci, 2006, 51（7）: 1213-1217.

［82］HERMAN P, PUGLIESE V, MACHADO M A, et al. Hepatic adenoma and focal nodular hyperplasia: differential diagnosis and treatment ［J］. World J Surg, 2000, 24（3）: 372-376.

［83］HESTER N, VAN WASSENEAR-VAN Hall, et al. Initital and follow-up brain MRI findings and correlation with the clinical coruse in Wilson's disease ［J］. AJNR, 1995, 16: 2021.

［84］HUSSAIN H K, CHENEVERT T L, LONDY F J, et al. Hepatic fat fraction: MR imaging for quantitative measurement and display-early experience ［J］. Radiology, 2005, 237（3）: 1048-1055.

［85］HUSSAIN S M, TERKIVATAN T, ZONDERVAN P E, et al. Focal nodular hyperplasia: findings at state-of-the-art MR imaging, US, CT, and pathologic analysis ［J］. Radiographics, 2004, 24（1）: 3-17.

［86］JANG H J, CHOI B I, KIM T K, et al. Atypical small hemangiomas of the liver: "bright dot" sign at two-phase spiral CT ［J］. Radiology, 1998, 208（2）: 543-548.

［87］JEONG Y Y, YIM N Y, KANG H K, et al. Hepatocellular carcinoma in the cirrhotic liver with helical CT and MRI：Imaging spectrum and pitfalls of cirrhosis-related nodules［J］. AJR，2005，185：1024-1032.

［88］KABAYSHI M，IKEDA K，HOSAKA T，et al. Dysplastic nodules frequently develop into hepatocellular carcinoma in patients with chronic viral hepatitis and cirrhosis［J］. Cancer，2006，106：636-647.

［89］KERLIN P，DAVIS G L，MCGILL D B，et al. Hepatic adenoma and focal nodular hyperplasia：clinical，pathologic，and radiologic features［J］. Gastroenterology，1983，84（5 Pt 1）：994-1002.

［90］KIM H R，RHA S Y，CHEON S H，et al. Clinical features and treatment outcomes of advanced stage primary hepatic angiosarcoma［J］. 2009，20：780-787.

［91］KIM H S，KIM Y A，KIM C J，et al. Telangiectatic focal nodular hyperplasia of the liver：a case detected at birth［J］. J Korean Med Sci，2003，18（4）：746-750.

［92］KIM K W，KIM T K，HAN J K，et al. Hepatic hemangiomas with arterioportal shunt：findings at two-phase CT［J］. Radiology，2001，219（3）：707-711.

［93］KING D，WALHE M，KENDALL E，et al. Cranial MR imaging in Wilson's disease［J］. AJR，1996，167：1579.

［94］KOYAMA T，FLETCHER J G，JOHNSON C D，et al. Primary hepatic angiosarcoma：findings at CT and MR imaging［J］. Radiology，2002，22（2）：667-673.

［95］KWON J H，KANG Y N，KANG K J. Carcinosarcoma of the liver：a case report［J］. Korean J Radiol，2007，8（4）：343-347.

［96］LEVINC C. Primary macronodular hepatic tuberculosis：US and CT appearances［J］. Gastrointest Radiol，1990，15：307.

［97］LEWIN M，MOURRA N，HONIGMAN I，et al. Assessment of MRI and MRCP in diagnosis of biliary cystadenoma and cystadenocarcinoma［J］. Eur Radiol，2006，16（2）：407-413.

［98］LIM J H，JANG K T，RHIM H，et al. Biliary cystic intraductal papillary mucinous tumor and cystadenoma/cystadenocarcinoma：differentiation by CT［J］. Abdom Imaging，2007，32：644-651.

［99］LYBURN I D，TORREGGIANI W C，HARRIS A C，et al. Hepatic epithelioid hemangioendothelioma：sonographic，CT，and MR imaging appearances［J］. AJR，2003，180（5）：1359-1364.

［100］MARIN D，BRANCATELLI G，FEDERLE M P，et al. Focal nodular hyperplasia：typical and atypical MRI findings with emphasis on the use of contrast media［J］. Clin Radiol，2008，63：577-585.

［101］MATHIEU D，KOBEITER H，CHERQUI D，et al. Oral contraceptive intake in women with focal nodular hyperplasia of the liver［J］. Lancet，1998，352（9141）：1679-1680.

［102］MCLARNEY J K，RUCKER P T，BENDER G N，et al. Fibrolamellar carcinoma of the liver：radiologic-pathologic correlation［J］. Radiographics，1999，19（2）：453-471.

［103］MORTELÉ K J，PRAET M，VAN V H，et al. CT and MR imaging findings in focal nodular hyperplasia of the liver：radiologic-pathologic correlation［J］. AJR，2000，175（3）：687-692.

［104］NAKASHIMA O，KOJIRO M. Recurrence of hepatocellular carcinoma：multicentric occurrence or intrahepatic metastasis//a viewpoint in terms of pathology［J］. J Hepatobiliary Pancreat Surg，2001，8：404-409.

［105］NASR BEN AMMAR C，CHAARI N，KOCHBATI L，et al. Primary non-Hodgkin lymphoma of the liver：case report and review of the literature［J］. Cancer Radiother，2006，10（8）：595-601.

［106］NG W W，CHEUNG Y S，LEE K F，et al. Is regular follow-up scan for giant liver haemangioma necessary

217

［J］．Hong Kong Med J，2007，13（5）：353-358.

［107］NGUYEN B N，FLÉJOU J F，TERRIS B，et al．Focal nodular hyperplasia of the liver：a comprehensive pathologic study of 305 lesions and recognition of new histologic forms［J］．Am J Surg Pathol，1999，23 （12）：1441-1454.

［108］OHMOTO K，HIROKAWA M，TAKESUE M，et al．Hepatic angiosarcoma with early central enhancement and arterioportal sshunt on dynamic C T［J］．Hepatogastro-enterology，2000，47（36）：1717-1718.

［109］OHTOMO K，ITAI Y，OHTOMO Y，et al．Regenerating nodules of cirrhosis：Mrimaging with pathologic correlation［J］．AJR，1990，154：505-507.

［110］ORIGLIANO N，MERCANTINI P，AMODIO P M，et al．Hemoperitoneum from a spontaneous rupture of a giant hemangioma of the liver：report of a cas［J］．Surg Today，2003，33（6）：459-463.

［111］PARADIS V，BIÈCHE I，DARGÈRE D，et al．A quantitative gene expression study suggests a role for angiopoietins in focal nodular hyperplasia［J］．Gastroenterology，2003，124（3）：651-659.

［112］PAULSON E K，MCCLELLAN J S，WASHINGON K，et al．Hepatic adenoma：MR characteristics and correlation with pathologic findings［J］．AJR，1994，163（1）：113-116.

［113］PUJOL A，PUJOL J，GRAUS F，et al．Hyperintense Globs Pallidus on T1-Weighted MRI in Cirrhotic Patients is Associated with Severity of Liver Failure［J］．Neurology，1993，43（1）：65-69.

［114］RINGE K I，HUSARIK D B，SIRLIN C B，et al．Gadoxetate disodium-enhanced MRI of the liver：part 1，protocol optimization and lesion appearance in the noncirrhotic liver［J］．AJR，2010，195（1）：13-28.

［115］RIZZI E B，SCHININA V，CRISTOFARO M，et al．Non Hodgkin's lymphoma of the liver in patients with AIDS：sonographic，CT，and MRI findings［J］．J Clin Ultrasound，2001，29：125.

［116］SCALORI A，TAVANI A，GALLUS S，et al．Risk factors for focal nodular hyperplasia of the liver：an Italian case-control study［J］．Am J Gastroenterol，2002，97（9）：2371-2373.

［117］SCHUCHMANN S，WEIGEL C，ALBRECHT L，et al．Non-invasive quantification of hepatic fat fraction by fast 1.0，1.5 and 3.0T MR imaging［J］．Eur J Radiol，2007，62（3）：416-422.

［118］SHERMAN M．Screening for hepatocellular carcinoma［J］．Best practice & Research Clinical Gastroenterology，2005，19：101-118.

［119］SICA G T，ROS，P R．CT and MR imaging of hepatic metastases［J］．Am J Radiol，2000，174（3）：691-698.

［120］SKEHAN S，NORRIS S，HEGARTY J，et al．Brain MRI Changes in Chronic Liver Disease［J］．Eur Radiology，1997，7（6）：905-909.

［121］TERKIVATAN T，DE WILT J H，DE MAN R A，et al．Indications and long-term outcome of treatment for benign hepatic tumors：a critical appraisal［J］．Arch Surg，2001，136（9）：1033-1038.

［122］TROTTER J F，EVERSON G T．Benign focal lesions of the liver［J］．Clin Liver Dis，2001，5（1）：17-42.

［123］VOGL T J，OWN A，HAMMERSTINGL R，et al．Transarterial embolization as a therapeutic option for focal nodular hyperplasia in four patients［J］．Eur Radiol，2006，16（3）：670-675.

［124］WANLESS I R，MEDLINE A．Role of estrogens as promoters of hepatic neoplasia［J］．Lab Invest，1982，46（3）：313-320.

［125］YOON S S，CHARNY C K，FONG Y，et al．Diagnosis，management，and outcomes of 115 patients with hepatic hemangioma［J］. J Am Coll Surg, 2003, 197（3）: 392-402.

［126］YU R S, CHEN Y, JIANG B, et al. Primary hepatic sarcoma: CT findings［J］. Eur Radiol, 2008, 18: 2196-2205.

［127］YU R S, ZHANG S Z, WU J J, et al. Imaging diagnosis of 12 patients with hepatic tuberculosis［J］. World J Gastroentrol, 2004, 10（17）: 1639-1642.

第十三章
胆囊疾病MRI诊断

第一节　胆囊结石

在胆汁淤滞和胆道感染等因素的影响下，胆汁中的胆色素、胆固醇、黏液物质和钙盐析出、凝集而形成胆结石，发生在胆囊内的称胆囊结石。

【MRI表现】

胆囊内结石在T1WI上多表现为低信号灶，少数可呈高信号，与胆结石成分相关，在T2WI上，高信号的胆囊内可清楚显示低信号的胆结石（图13-1）。

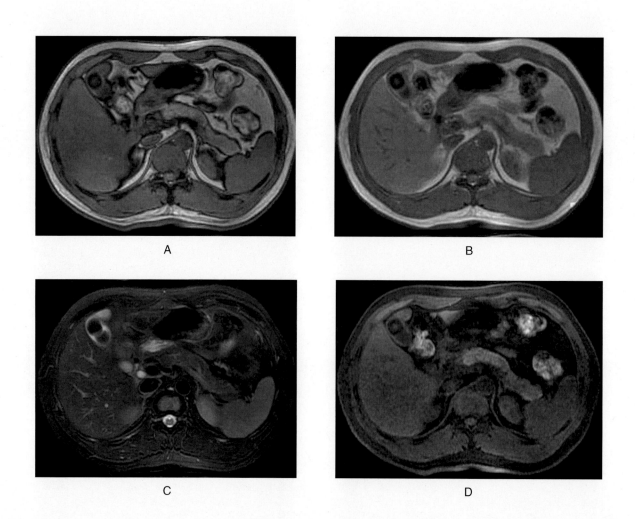

A

B

C

D

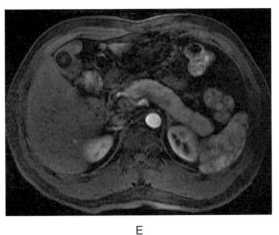

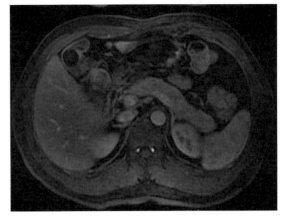

E　　　　　　　　　　　　　F

　　女，40岁，右上腹钝痛半年，近期加重。A. 横断面out-phase序列平扫示胆囊内类圆形低信号影；B. 横断面in-phase序列平扫示胆囊内病灶呈低信号影；C. 脂肪抑制横断面T2WI平扫示胆囊内病灶呈类圆形低信号影；D. 横断面LAVA平扫示胆囊内病灶呈不均匀低信号，中心呈斑点状高信号；E. 横断面LAVA增强扫描动脉期胆囊内病灶未见强化；F. 横断面LAVA增强扫描门脉期胆囊内病灶未见强化

图13-1　胆囊结石

<h1 align="center">第二节　急性胆囊炎</h1>

　　急性胆囊炎（acute cholecystitis）为常见急腹症。通常由于胆结石嵌顿，引起胆囊管阻塞，胆汁瘀滞，胆囊内压力增高，压迫胆囊壁血管和淋巴管，胆囊血供障碍导致炎症发生。

【MRI表现】

　　胆囊增大（直径>5cm），胆囊壁增厚（厚度>3mm）。增厚的胆囊壁因水肿而出现T1WI低信号，T2WI高信号。胆囊内的胆汁含水量增加，T1WI呈低信号，T2WI为高信号（图13-2）。

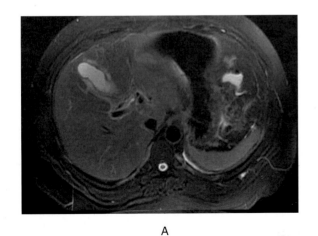

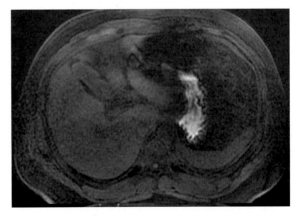

A　　　　　　　　　　　　　B

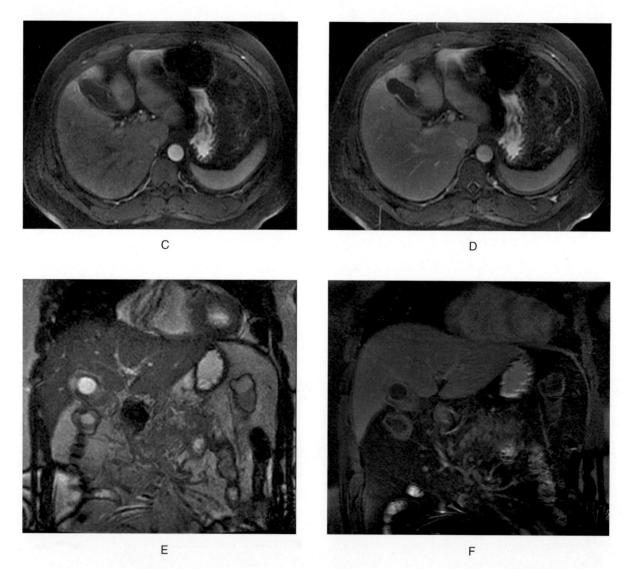

男，49岁，突发右上腹疼痛，Murphy征阳性。A．脂肪抑制横断面T2WI平扫示胆囊增大，胆囊壁增厚，厚壁呈高信号，胆囊周围见长高信号的水肿带；B．横断面LAVA平扫示胆囊壁呈等信号；C．横断面LAVA增强扫描动脉期示胆囊壁呈轻度强化；D．横断面LAVA增强扫描动脉期示胆囊壁呈持续强化；E．冠状面Fiesta序列示胆囊壁增厚，呈环形低信号灶；F．冠状面LAVA增强扫描门脉期示胆囊壁持续强化，胆囊内未见异常强化灶，胆囊周围水肿带未见强化

图13-2　急性胆囊炎

第三节　慢性胆囊炎

慢性胆囊炎（chronic cholecystitis）多由反复发作的急性胆囊炎发展而来，也可没有明显的急性过程。发病过程常与胆结石并存和互为因果。

【MRI表现】

多见胆囊缩小，为胆囊萎缩所致；也可增大，由胆囊积水引起。胆囊壁均匀或不均匀增厚，可有钙化；对比增强检查，增厚的胆囊壁显示均匀强化。

【MRI诊断与鉴别诊断】

慢性胆囊炎的胆囊壁增厚需与胆囊癌鉴别，后者胆囊壁的增厚更显著，一般超过5mm以上，且不规则，胆囊变形，壁僵硬等（图13-3）。

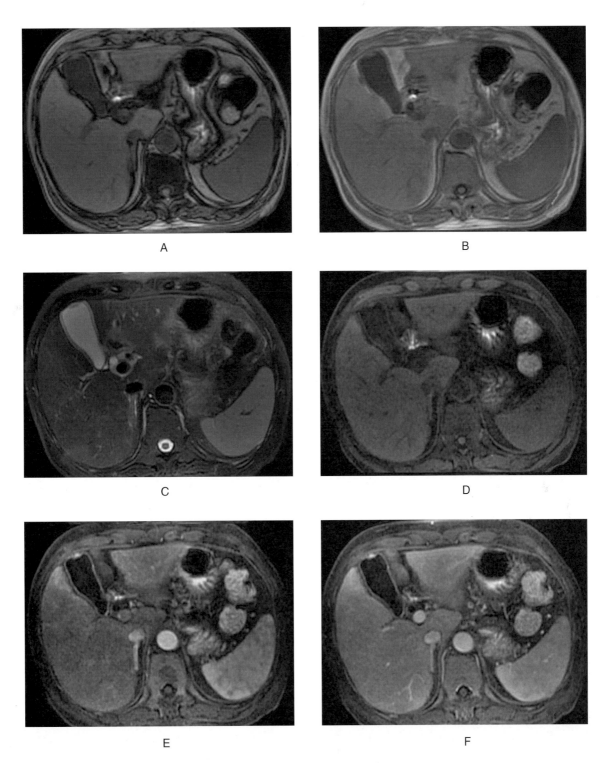

女，59岁，右上腹疼痛一年。A. 横断面out-phase序列平扫示胆囊增大，胆囊壁均匀增厚，呈等信号灶；B. 横断面in-phase序列平扫示胆囊壁呈略低信号；C. 脂肪抑制横断面T2WI平扫示胆囊壁呈高信号，周围未见明显水肿影，胆囊内未见异常信号影；D. 横断面LAVA平扫示胆囊壁呈等信号；E. 横断面LAVA增强扫描动脉期示胆囊壁呈轻度强化；F. 横断面LAVA增强扫描门脉期示胆囊壁呈持续强化，胆囊内未见异常强化灶，胆囊周围水肿带未见强化

图13-3　慢性胆囊炎

223

第四节　胆囊息肉样病变

胆囊息肉（polyp of gallbladder）是相对比较常见的胆囊良性肿块。

【MRI表现】

可见自胆囊壁向腔内突出的软组织密度小结节，邻近胆囊壁无增厚，呈长T1、稍长T2改变，对比增强可见均匀强化。

【MRI诊断与鉴别诊断】

胆囊息肉周围囊壁均匀，当发现肿块直径超过1cm或肿块位于胆囊颈部，并有邻近胆囊壁增厚时，应高度警惕恶性肿瘤的可能性（图13-4）。

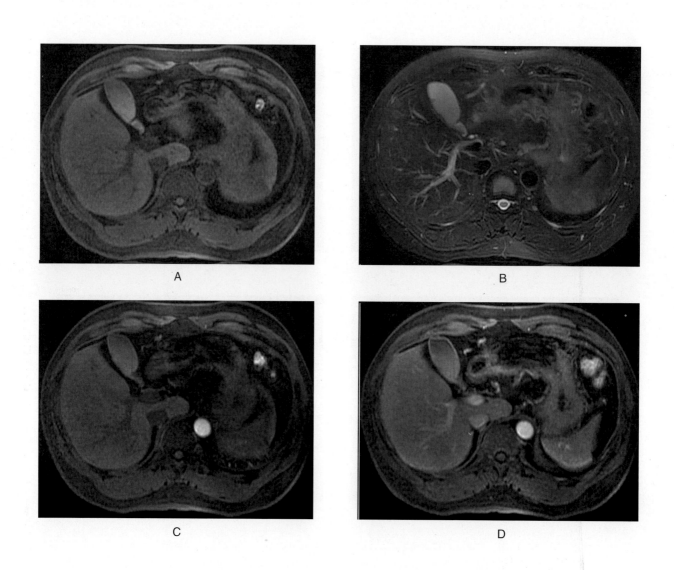

A

B

C

D

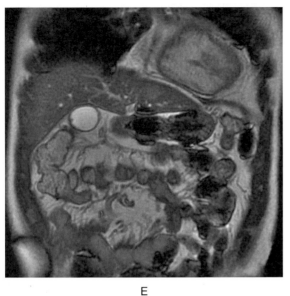
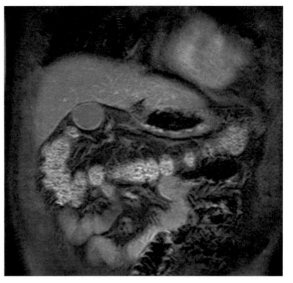

E   F

　　女，35岁，吃油腻食物后上腹部不适。A. 脂肪抑制横断面T2WI平扫示胆囊增大，胆囊壁不厚，胆囊壁可见稍低信号的小粟粒灶突入高信号胆囊腔内；B. 横断面LAVA平扫示胆囊壁上见小粟粒状低信号影；C. 横断面LAVA增强扫描动脉期示胆囊壁上小粟粒状呈轻度强化；D. 横断面LAVA增强扫描门脉期示胆囊壁上小粟粒灶呈持续强化；E. 冠状面Fiesta序列示胆囊壁上小粟粒状呈低信号灶；F. 冠状面LAVA增强扫描门脉期示胆囊壁上小粟粒灶呈持续强化，胆囊内未见异常强化灶

图13-4　胆囊息肉

第五节　胆　囊　癌

　　胆囊癌（carcinama of gallbladder）为胆系最常见的恶性肿瘤。原因不明，但可能与胆囊结石和慢性胆囊炎的长期刺激有关。早期无症状，很难获得诊断。患者出现症状多属进展期，影像学诊断比较容易，但预后不良。

　　【MRI表现】

　　（1）壁厚型：胆囊壁局限性或弥漫性不规则增厚，大于3.5mm为异常。

　　（2）肿块型：胆囊内可见T1WI低信号、T2WI稍高信号的实质性肿块，与胆囊壁广基，可以是巨大肿块，占据大部或全部胆囊。T2WI上肿块周围的肝实质可出现不规则高信号带，提示肿瘤侵犯肝脏。

　　（3）腔内型：单发或多发、结节状或菜花状肿块，有蒂。

　　（4）阻塞型：胆囊管区软组织肿块影，胆囊增大，肝内肝管扩张。胆囊癌常伴有胆囊炎、胆囊结石。常伴有肝门区、肝脏侵犯或肝脏、腹腔淋巴结转移，增强扫描较明显强化。MRCP对观察胆囊癌侵犯胆管有诊断价值（图13-5）。

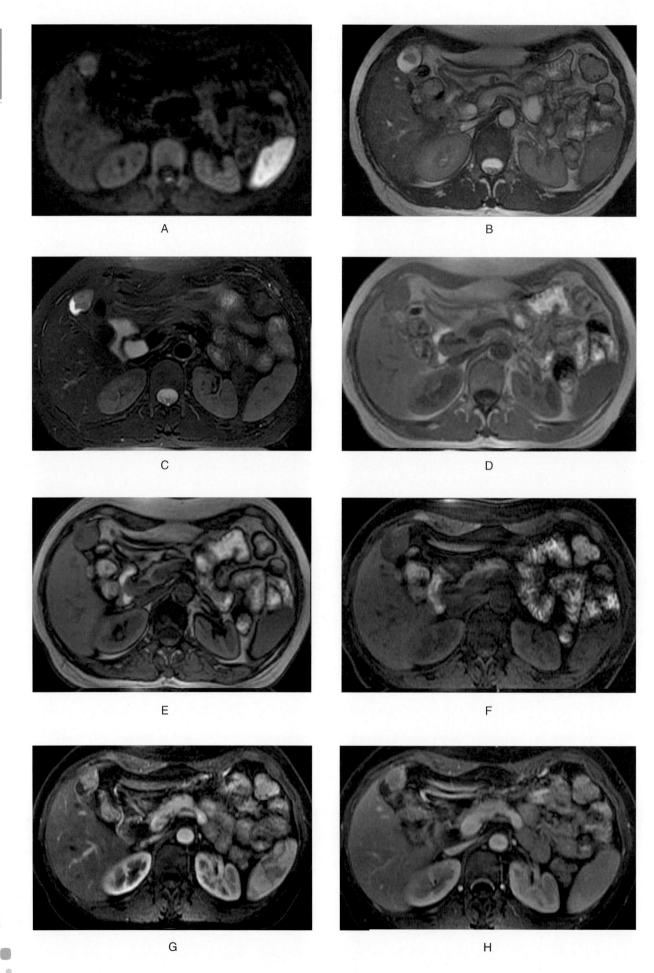

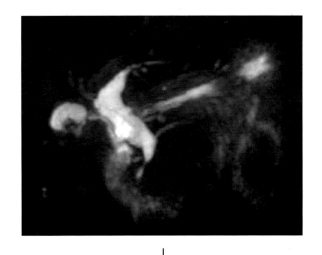

I

女，56岁，右上腹痛一年，加重半个月。A．DWI序列示胆囊底部可见结节状稍高信号，边界欠清；B．横断面Fiesta序列示胆囊底部结节灶呈稍高信号；C．脂肪抑制横断面T2WI平扫示胆囊底部结节灶呈高信号；D．横断面in-phase序列平扫示胆囊底部结节呈等信号灶；E．横断面out-phase序列平扫示胆囊底部结节呈不均匀等信号灶；F．横断面LAVA平扫示胆囊底部结节灶呈不均匀略高信号；G．横断面LAVA增强扫描动脉期示胆囊底部结节灶呈不均匀明显强化；H．横断面LAVA增强扫描门脉期示胆囊底部结节灶呈不均匀持续强化，胆囊壁均匀强化；I．3D MRCP示胆囊内可见充盈缺损，边界欠规整

图13-5　胆囊癌

第六节　黄色肉芽肿性胆囊炎

黄色肉芽肿性胆囊炎（xanthogranulomatous cholecystitis，XGC）是一种不常见的胆囊肉芽肿性炎症。

【MRI表现】

（1）胆囊壁弥漫性增厚病例在增强扫描时胆囊壁的黏膜层、浆膜层增强明显，中间肌层增强相对较弱，表现为典型的夹心饼干征。MRI可以显示胆囊壁中的黄色肉芽肿，表现为增厚的胆囊壁内出现较长T1、长T2信号结节影。

（2）胆囊黏膜线一般完整或部分完整。

（3）团块样增生病例胆囊腔明显变窄，但不闭塞。

【MRI诊断与鉴别诊断】

需要与胆囊癌相鉴别，胆囊癌无典型夹心饼干征，黏膜线破坏，且常伴有淋巴结转移或远处脏器的转移。

第七节 胆囊腺肌症

胆囊腺肌症（adenomyomatosis of gallbladder）也称腺肌瘤病、胆囊壁憩室症。比较常见，发病率为2.8%～5%。为不明原因的黏膜上皮及肌层异常增生的胆囊良性病变。

【MRI表现】

胆囊缩小，胆囊壁局限性或弥漫性增厚，可达2cm以上，对比增强有强化。T2WI显示Rokitansky-Aschoff窦比较有价值。可见增厚的胆囊壁内有多发直径为4～7mm的类圆形高信号灶，对比增强T1WI表现胆囊壁强化而其中的Rokitansky-Aschoff窦无强化。

【MRI诊断与鉴别诊断】

本病需与胆囊炎及胆囊癌鉴别。胆囊炎表现为胆囊壁均匀弥漫增厚水肿、无Rokitansky-Aschoff窦，若合并胆囊穿孔、胆囊窝积脓等则更支持胆囊炎诊断。胆囊癌表现为胆囊壁不规则增厚，肿瘤边界不清，可突入胆囊腔内，增强扫描可见不均匀明显强化，持续时间一般较长，无Rokitansky-Aschoff窦显示。如有胆囊壁增厚伴邻近结构侵犯，部分脏器转移及淋巴结肿大，则应高度怀疑胆囊癌（图13-6）。

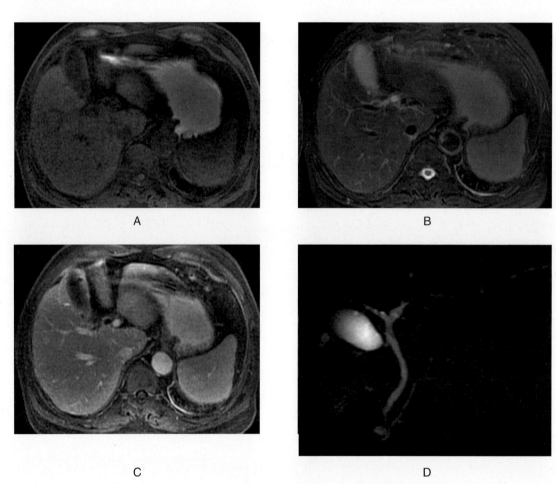

A   B

C   D

女，32岁，吃油腻食物后右上腹不适。A. 脂肪抑制横断面LAVA平扫示胆囊壁多个小类圆形低信号影，边界尚清；B. 脂肪抑制横断面T2WI平扫示胆囊壁多个小类圆形高信号影，边界清楚，胆囊壁不厚；C. 脂肪抑制横断面LAVA增强扫描示胆囊壁多发小圆形低强化灶，周围胆囊壁均匀强化；D. 2D MRCP示胆囊壁多个小类圆形高信号灶

图13-6 胆囊腺肌症

（郭若汩　王劲）

参考文献

［1］ 白人驹，张雪林. 医学影像诊断学［M］. 北京：人民卫生出版社，2011.

［2］ 张小玲，刘起旺，张辉，等. MRI、MRCP对原发性胆囊癌的诊断价值［J］. 临床放射学杂志，2005，24（8）：707–710.

［3］ 陈维亮，李善杰. MRI对胆囊癌诊断、肿瘤分期及鉴别诊断价值［J］. 中国CT和MRI杂志，2010，8（2）：34–36.

［4］ 黄子星，陈光文，鲁昌立，等. 黄色肉芽肿性胆囊炎的MRI表现特点［J］. 中国临床医学影像杂志，2010（12）：856–859.

［5］ 俞伉，董海波. MRI对黄色肉芽肿性胆囊炎的诊断价值［J］. 现代实用医学，2007（08）：635–636.

第十四章
胆道疾病MRI诊断

第一节　急性梗阻性化脓性胆管炎

急性梗阻性化脓性胆管炎（acute obstructive suppurative cho1angilis，AOSC）多为胆管结石、胆道蛔虫或胆道蛔虫残骸阻塞胆管继发胆道感染所致，少数胆管癌晚期患者也可发生。

【MRI表现】

MRI和MRCP对肝内外胆管扩张、结石和胆囊病变显示非常满意。本病的综合表现有：病灶主要分布于左叶外侧段和右叶Ⅶ和Ⅷ段内，圆形（与胆管走向垂直）或辫子状（与胆管走向平行）的囊性扩张的肝内胆管。腔内有"1"、"十"或"米"字形分隔表现为梅花瓣状为特征，反映了其病理变化。增强扫描见其壁、间隔有轻到中度持续、渐进性强化，邻近肝实质无明显强化。

【MRI诊断与鉴别诊断】

（1）与胆管癌鉴别：本病有明显炎症引起的肝叶或弥漫病灶的胆总管壁增厚，厚度<4mm，无特征性。

（2）原发性硬化性胆管炎，原发性硬化性胆管炎胆管通常不会扩张，而且肝内结石较少见。

（3）Caroli病（先天性肝内胆管扩张）难同本病鉴别，但是Caroli病通常不会出现肝外胆管扩张（图14-1）。

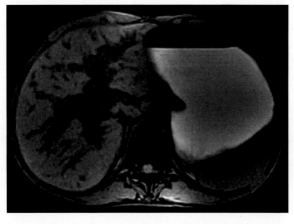
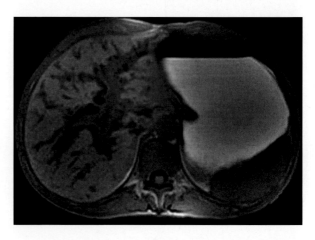

A　　　　　　　　　　　　　　　　　　　　B

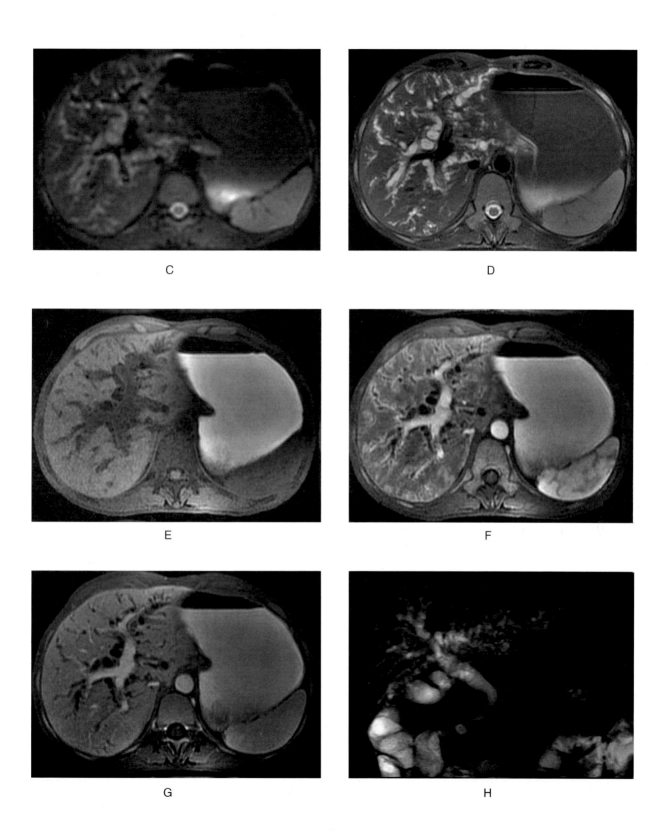

C

D

E

F

G

H

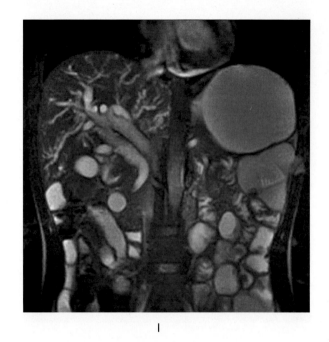
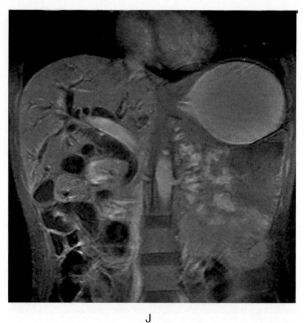

I

J

男，46岁，突然右上腹痛，伴黄疸、高热。A、B. 横断面out-phase、in-phase示肝内胆管中重度扩张，管壁增厚；C. DWI示肝内中重度扩张胆管呈条片状高信号灶；D. 脂肪抑制横断面T2WI肝内外胆管中重度扩张，呈条状高信号，周围肝实质未见异常信号；E. 横断面LAVA平扫示肝内外胆管中重度扩张，呈条状低信号；F、G. 横断面LAVA动脉期、门静脉示扩张的肝内外胆管壁明显均匀强化；H、I. MRCP及冠状面Fiesta示肝内外胆管中重度扩张，胆总管末端狭窄；J. 冠状面LAVA门静脉肝内外胆管壁呈均匀延迟性强化

图14-1　急性梗阻性化脓性胆管炎

第二节　反流性胆管炎

反流性胆管炎（reflux esophagitis，RE）是胆肠吻合术产生的并发症之一，是食物及胃肠液的逆流形成的胆道逆行感染。

【MRI表现】

肝内胆管扩张，伴积气或结石，管壁增厚，增强扫描不均匀强化（图14-2）。

【MRI诊断与鉴别诊断】

有手术病史，是本病诊断要点之一。

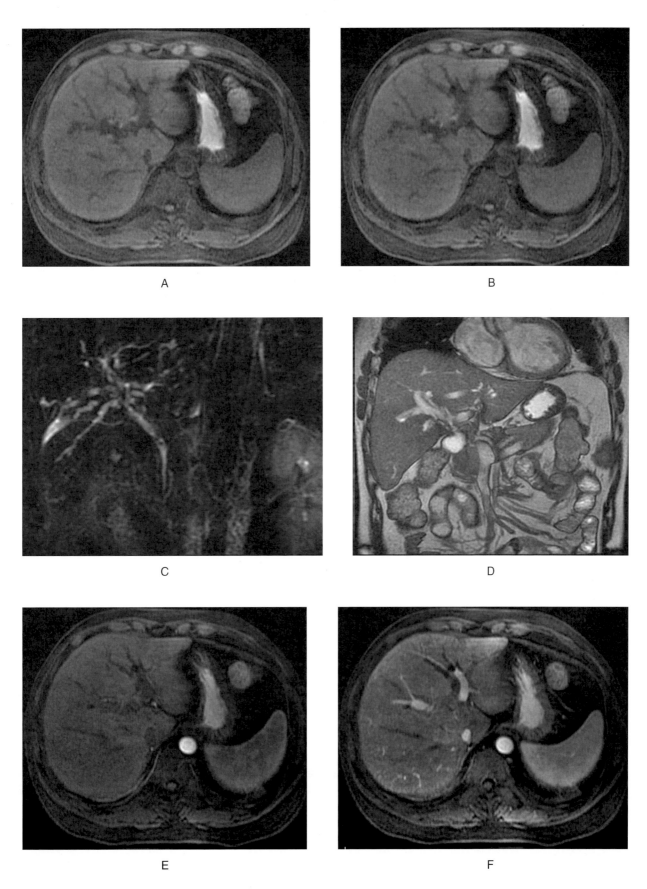

A

B

C

D

E

F

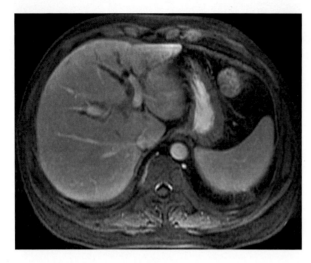

G

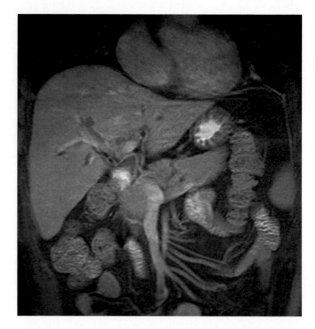

H

女，40岁，有十二指肠手术病变，右上腹钝痛。A. 脂肪抑制横断面T1WI平扫示肝内胆管轻中度扩张，管壁僵硬，呈低信号；B～D. 脂肪抑制横断面T2WI平扫、MRCP、冠状面Fiesta示肝内外胆管轻中度扩张，管壁僵硬、增厚，呈高信号，扩张的胆管内可见小点状充盈缺损，管壁周围未见渗出改变；D～F. 横断面LAVA增强扫描动脉期、门脉期及静脉期示肝内胆管轻中度扩张，管壁僵硬、增厚，且均匀强化；G. 冠状面LAVA延迟扫描示肝内胆管轻中度扩张，管壁僵硬，呈延迟性强化

图14-2 反流性胆管炎

第三节 先天性胆道闭锁

先天性胆道闭锁是一种新生儿及婴儿期的少见畸形，是新生儿及婴儿持续性黄疸的主要病因之一。畸形可发生于胆道系统任何部位，根据发生部位可分为肝内型和肝外型，常同时存在。

【MRI表现】

（1）肝内胆道闭锁，并常合并肝外胆道闭锁。

（2）常有胆囊皱缩。

（3）于T2WI上肝门区可见软组织高信号。

【MRI诊断与鉴别诊断】

胆道闭锁需与新生儿肝炎鉴别，后者常表现为肝内胆道细小、闭锁，常无肝外胆道受累。肝门区常无软组织高信号影，但常有门静脉及其分支周围广泛的水肿而显示的环状的高信号，呈黑靶征。

第四节　先天性胆管扩张症

先天性胆管扩张症是较常见的先天性胆道畸形，以往认为是一种局限于胆总管的病变，因此传统称为先天性胆总管囊肿。近年来通过影像学检查发现，囊性扩张的病变可以发生在肝内及肝外任何部位，因此目前称为先天性胆管囊性扩张症。

【MRI表现】

Ⅰa型，表现为胆总管弥漫性呈囊袋状扩张；Ⅰb为局限性胆总管囊肿；Ⅰc为弥漫性胆总管梭状扩张。Ⅱ型，表现为肝外胆管憩室型囊肿，突出于胆总管侧方。Ⅲ型，表现为胆总管末端扩张呈球形膨出于十二指肠内。Ⅳa型表现为多发性肝内外胆管囊肿扩张；Ⅳb型，表现为肝外胆管多发性囊性扩张。Ⅴ型为肝内胆管多发性囊性扩张即Caroli病（图14-3）。

【MRI诊断与鉴别诊断】

Caroli病的囊性病灶需与肝内多发囊肿、多囊肝的囊性病灶相鉴别，后二者不与胆道相连。

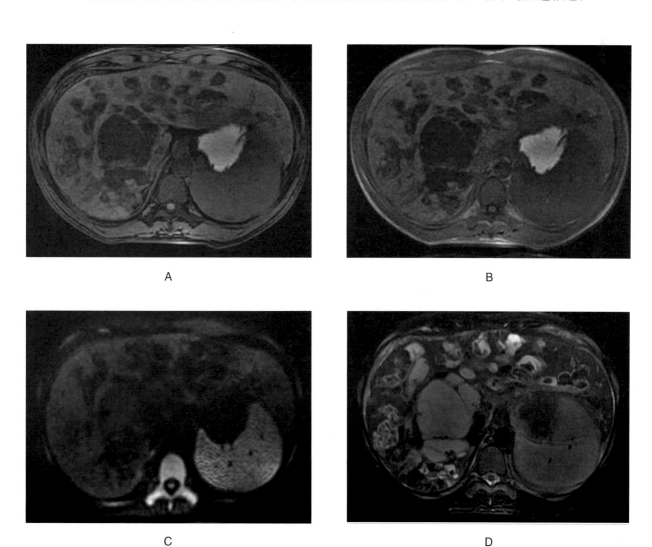

A

B

C

D

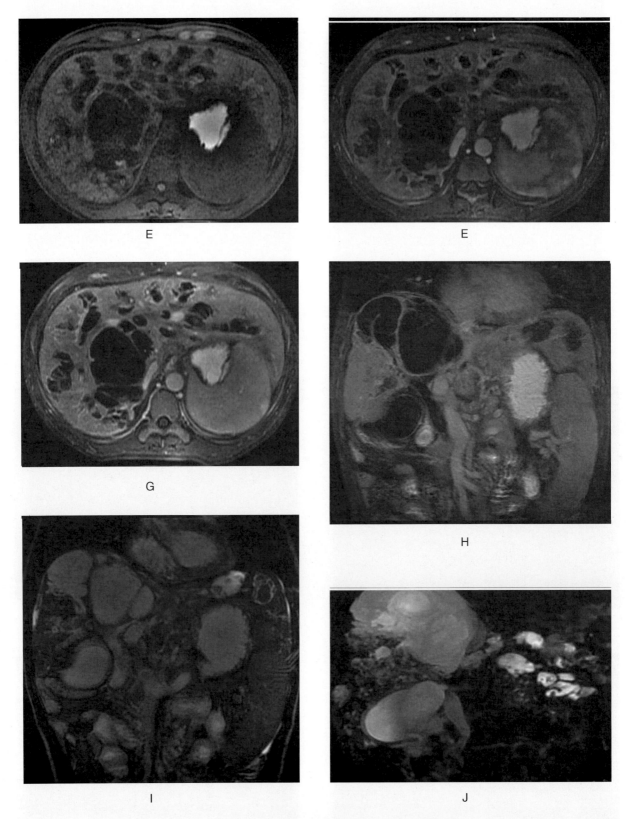

女，36岁，体检发现肝内多发囊性病变，多年来饭后上腹部不适。A、B．横断面out-phase、in-phase示肝内胆管囊性扩张，管壁稍增厚，呈低信号；C．DWI序列示肝内胆管扩张，呈均匀低信号；D．脂肪抑制横轴面T2WI示肝内胆管重度囊性扩张，管壁稍增厚，部分扩张的肝内胆管内可见小充盈缺损结石影，胆管周围未见异常信号影；E．脂肪抑制T1WI平扫示肝内胆管重度扩张，管壁稍增厚；F～H．脂肪抑制横断面LAVA增强扫描动脉期、门脉期、冠状面延迟扫描示肝内胆管扩张，增厚的管壁明显强化，周围肝实质未见异常强化灶；I、H．冠状位Fiesta及MRCP示肝内胆管扩张，管壁稍增厚，部分扩张的肝内胆管内可见小充盈缺损结石影

图14-3　先天性胆管扩张症（Caroli病）

第五节　胰胆管汇合异常

　　胰胆管汇合异常包括两层含义：①胰管与胆总管在十二指肠壁外汇合并形成一条≥8mm的共同管。②胰管与胆总管不汇合，分别开口于十二指肠壁。

【MRI表现】

　　MRCP对该异常的诊断有很大优势，胆胰管汇合异常分为：①P-B型（胰管开口于胆管）。②B-P型（胆管开口于胰管）。③分别开口型。其中前两型的特点是胆管和胰管在十二指肠壁外汇合，形成共同管且长度≥8mm，而后者胆总管与主胰管不汇合，分别开口于十二指肠壁。

第六节　Mirizzi综合征

　　Mirizzi综合征为胆囊管或胆囊颈结石嵌顿引起肝总管梗阻的统称。该综合征有以下特点：①胆囊管存在解剖结构上的变异，与肝总管并行。②结石嵌顿于胆囊管或胆囊颈。③结石本身或周围继发感染引起肝总管的机械性梗阻。④反复发作的胆管炎。

【MRI表现】

　　胆囊管或胆囊颈可见充盈缺损影，呈长T1、等短T2改变；偶可见周围肝内一过性动脉期强化。MRCP对该病的诊断有很大价值，Mirizzi综合征在胆道造影上的典型表现为：胆管位于胆囊管或胆囊直接对应之处可见较宽的弧形充盈缺损，边缘光滑，其上胆管扩张（图14-4）。

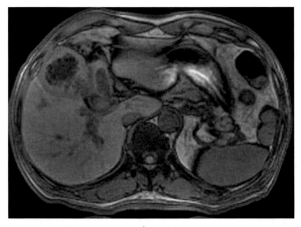

A

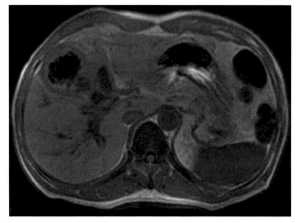

B

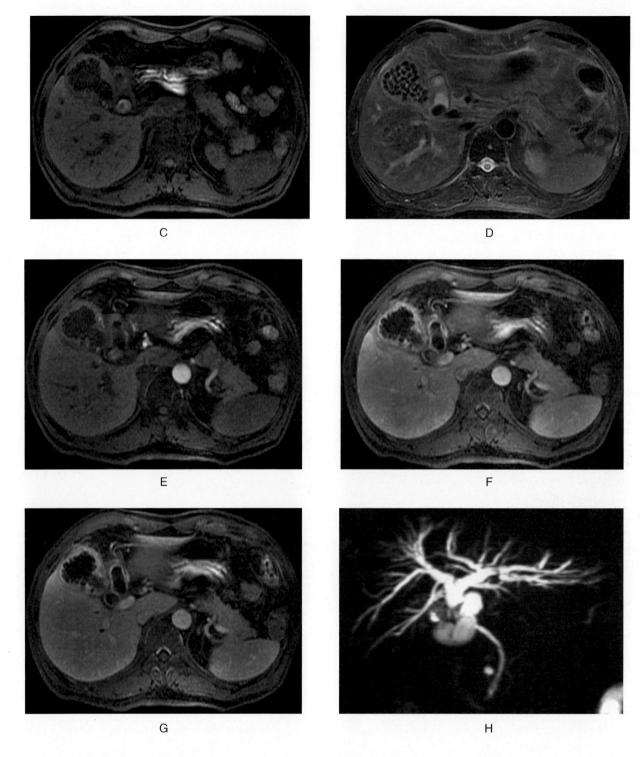

C

D

E

F

G

H

　　男，39岁，腹痛半个月余，黄疸3天，加重1天。A、B. 横断面out-phase、in-phase示胆囊及胆囊管内可见多发充盈缺影，且压迫肝总管；C. 脂肪抑制横断面T1WI平扫示胆囊及胆囊管内多发充盈缺影，呈低信号，边界不清；D. 脂肪抑制横断面T2WI示胆囊及胆囊管内多发充盈缺影亦呈低信号，边界清楚；E~G. 横断面LAVA 动脉期、门脉期及静脉期示胆囊及胆囊管内多发充盈缺影未见强化，胆囊壁增厚、延迟强化；H. MRCP示胆囊及胆囊管内可见多发充盈缺影，且压迫肝总管

图14-4　Mirizzi综合征

第七节　胆总管结石

　　在胆汁淤滞和胆道感染等因素的影响下，胆汁中的胆色素、胆固醇、黏液物质和钙盐析出、凝集而形成胆结石，发生在胆总管内的称胆总管结石。

　　【MRI表现】

　　胆总管内结石在T1WI上多表现为低信号灶，少数可呈高信号，与胆结石成分相关，在T2WI上，胆总管内可显示低信号的胆结石。MRCP既可以观察到低信号的结石及其部位、大小、形态、数目等，又能显示梗阻上方胆管的扩张程度。MRCP显示的扩张胆总管下端呈倒杯口状充盈缺损，为胆总管结石的典型表现（图14-5）。

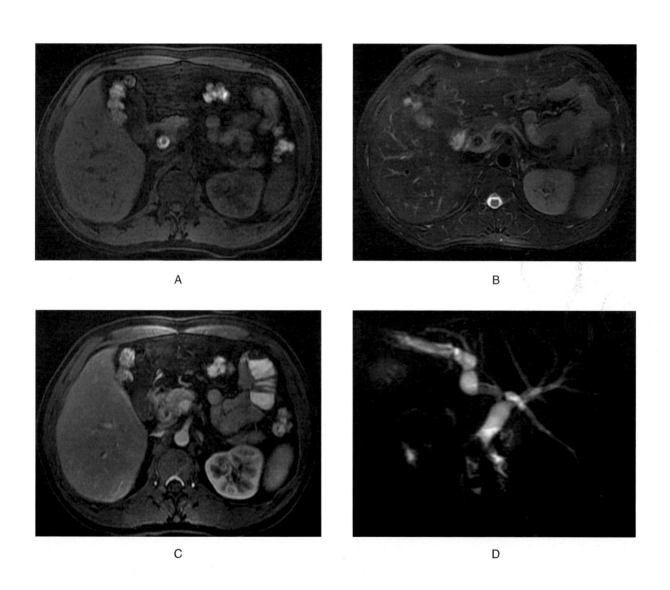

A

B

C

D

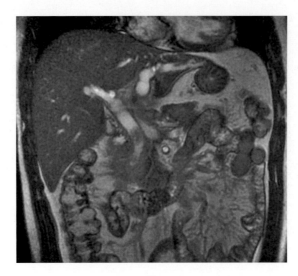

E

男，34岁，腹部绞痛1天。A. 脂肪抑制横断面T1WI平扫示胆总管胰腺段类圆形低信号充盈缺损影，其上段胆管轻度扩张；B. 脂肪抑制横断面T2WI平扫示胆总管胰腺段类圆形充盈缺损影亦呈低信号；C. 横断面LAVA增强扫描示胆总管胰腺段管壁增厚、增强，其内充盈缺损影呈低信号；D、E. MRCP及冠状面Fiesta示胆总管胰腺段可见类圆形低信号充盈缺损影

图14-5　胆总管结石

第八节　肝胆管结石

在胆汁淤滞和胆道感染等因素的影响下，胆汁中的胆色素、胆固醇、黏液物质和钙盐析出、凝集而形成胆结石，发生在肝内胆管内的称肝胆管结石。

【MRI表现】

肝胆管内结石在T1WI和T2WI上表现与胆管总管结石一样，MRCP同样对肝内胆管结石的诊断很有价值（图14-6）。

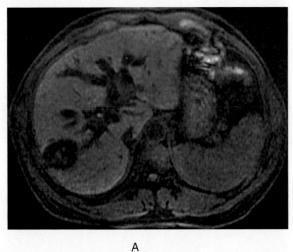

A　　　　　　　　　　　　　　　B

ＭＲＩ

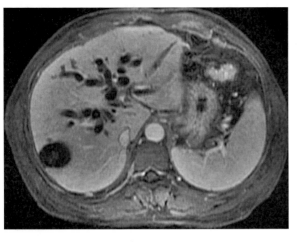
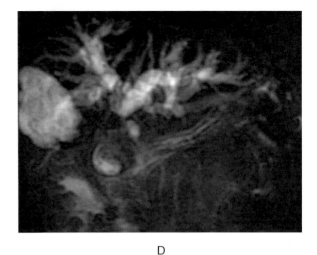

C   D

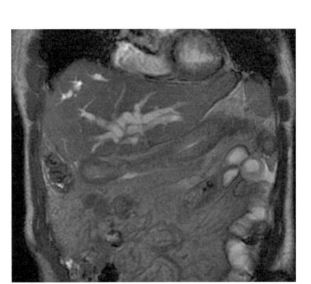

E

　　女，35岁，右上腹痛1个月。A. 脂肪抑制横断面T1WI平扫示肝内胆管中度扩张，部分扩张胆管内可见类圆形低信号影；B. 脂肪抑制横断面T2WI示肝内扩张的肝内胆管呈高信号，部分扩张胆管内见类圆形低信号影；C. 横断面脂肪抑制T1WI增强扫描示中度扩张的肝内胆管可见类圆形低信号充盈缺损影，胆管壁强化；D、E. MRCP及冠状面Fiesta示肝内胆管轻中度扩张，部分胆管内可见小类圆形充盈缺损

图14-6　肝胆管结石

第九节　胆　管　癌

　　左、右肝管及其以下的肝外胆管癌，不包括肝内周围型胆管细胞癌，称为胆管癌。按其发生部位分为上段胆管癌，包括左、右肝管、汇合部、肝总管的肿瘤，肿瘤位于肝门，因此也称为肝门部胆管癌；中段胆管癌，指肝总管和胆囊管汇合部以下至胆总管中段的肿瘤；下段胆管癌，为胆总管下段、胰腺段和十二指肠壁内段的肿瘤。上段胆管癌占肝外胆管癌50%。

241

【MRI表现】

上段胆管癌位于肝门，70%的病例可发现肝门软组织肿块，肝内胆管扩张，扩张的左、右肝管多不发生汇合。中段和下段胆管癌表现肝内和近段胆管扩张，扩张的胆总管突然变小或中断，该处即为肿瘤所在部位，并可见局部胆管壁增厚或形成软组织肿块，对比增强检查肿瘤明显强化。MRCP在显示胆管扩张的同时，可见扩张胆管末端的肿瘤表现为T1WI低信号，T2WI不均匀高信号的肿块。肝门部等处淋巴结肿大提示淋巴结转移（图14-7）。

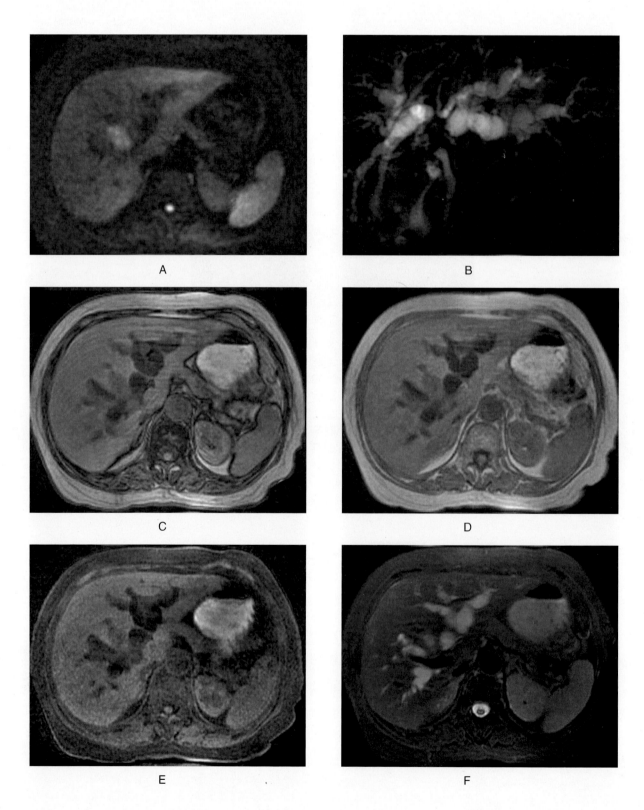

A

B

C

D

E

F

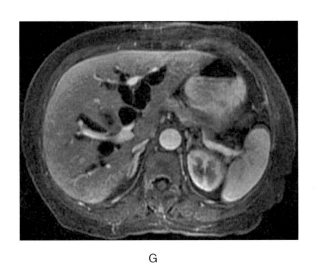

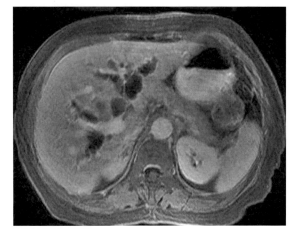

G

H

女，51岁，腹痛、黄疸1个月。A. 横断面DWI序列示肝门部可见类圆形高信号影，边界清楚；B. MRCP示肝门部胆管显影欠清，局部见充盈缺损，肝内胆管中重度扩张，管壁僵硬；C、D. 横断面out-phase、in-phase示肝门部低信号结节灶，边界欠清，肝内胆管扩张；E. 脂肪抑制横断面T1WI平扫示肝内胆管中重度扩张，管壁僵硬；F. 脂肪抑制横断面T2WI平扫示肝内中重度扩张的胆管呈高信号，管壁僵硬，肝门部见软组织肿块影；G、H. 横断面LAVA增强扫描动脉期及门脉期），肝内胆管呈中重度扩张，增强扫描胆管管壁延迟强化，肝门部肿块动脉期轻度强化，门脉期持续强化，且侵犯周围胆管

图14-7 肝门部胆管癌

第十节 胆道损失及良性胆道狭窄

胆道损失及良性胆道狭窄在临床上并不少见，其原因有胆道结石，胆道蛔虫病，肝胆系手术后胆道狭窄，胆道感染，原发性硬化性胆管炎，胆道先天性畸形，胰腺病变如慢性胰腺炎、胰腺假性囊肿压迫，乳头部炎性狭窄等。

【MRI表现】

管腔逐渐变细或呈鼠尾状狭窄，管壁均匀增厚，未见结节影突入管腔内，增强扫描中轻度强化（图14-8）。

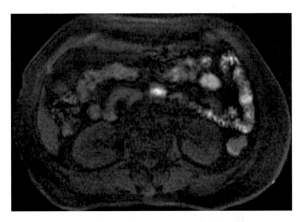

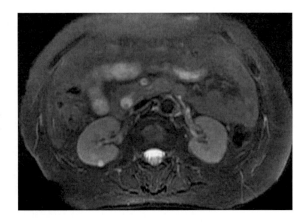

A

B

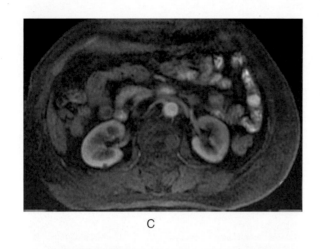

C

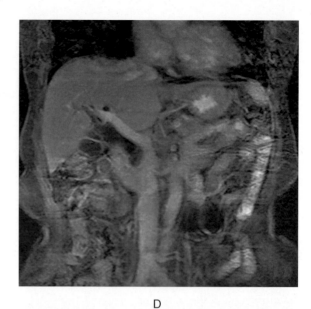

D

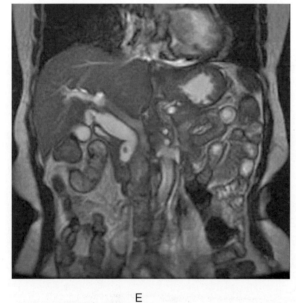

E

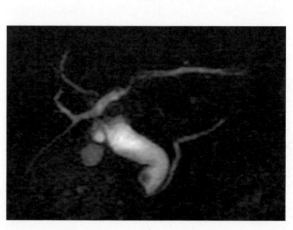

F

女，34岁，上腹部疼痛半年，加重一周。A. 脂肪抑制横断面 T1WI平扫示轻度扩张胆总管呈低信号，胆总管末端狭窄；B. 脂肪抑制横断面T2WI平扫示轻度扩张胆总管呈高信号，胆总管胰腺段可见小类圆形低信号影，胆总管末端狭窄；C、D. 横断面、冠状面LAVA增强扫描示扩张的胆总管未见强化，其内低信号灶亦未见强化；E、F. 冠状面Fiesta、MRCP示胆总管扩张，胆总管胰腺段见小类圆形充盈缺损结石影，胆总管末端逐渐狭窄

图14-8　胆总管良性狭窄

第十一节　十二指肠乳头旁憩室综合征

十二指肠乳头旁憩室（periampullary diverticula，PAD）合并胆胰系统症状，临床上称之为PAD综合征。

【MRI表现】

MRCP除可清楚显示胆胰管系统外，还可显示十二指肠结构，达到类似十二指肠造影的目的，从而帮助分辨壶腹部，还可判断胆系外病变对胆胰管系统的影响。从影像学上基本分为三型：即憩室开口于十二指肠乳头旁肠壁的乳头旁型（周围型）、乳头开口于憩室内的憩室内型及乳头开口于憩室颈的边缘型，周围型又可分为乳头上型、乳头下型。这几种型中，憩室内型、边缘型及乳头上型易引起胆管梗阻、胆胰炎性疾病等胆胰系症状（图14-9）。

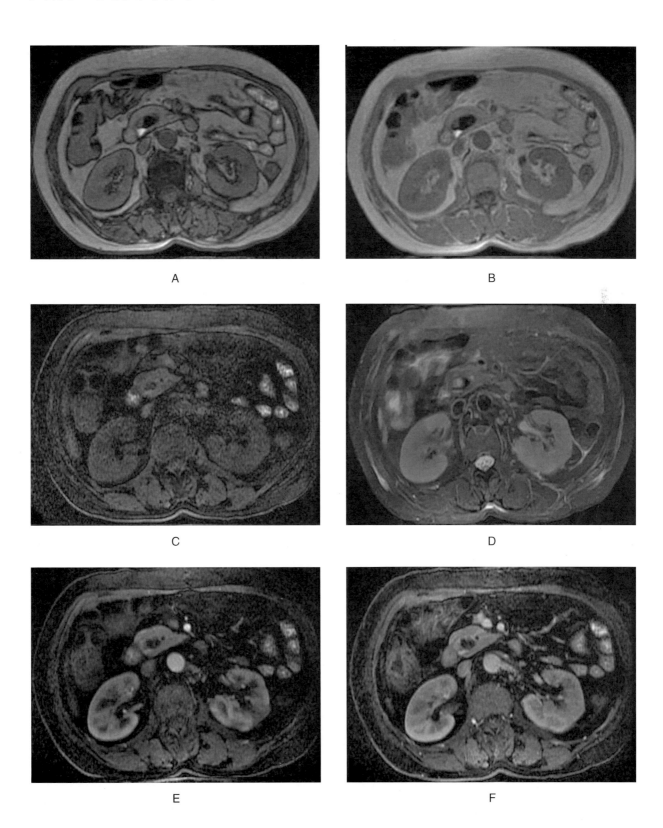

A

B

C

D

E

F

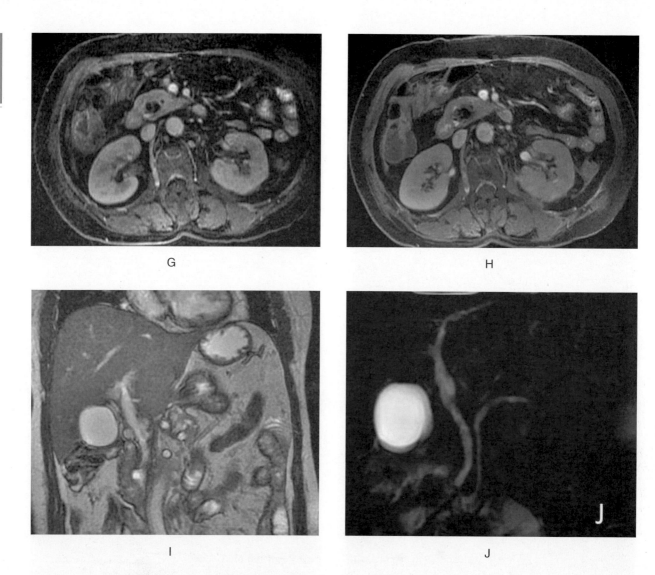

女，38岁，饱餐后上腹不适三年，体检发现胆总管末端囊性占位病变。A、B. 横断面out-phase、in-phase示胆总管壶腹段旁可见低信号囊袋影，其内未见脂性信号影；C. 脂肪抑制横断面T1WI平扫，胆总管壶腹段旁可见低信号囊袋影，边界较清；D. 脂肪抑制横断面T2WI平扫示胆总管壶腹段旁高信号囊袋影，开口于十二指肠乳头旁；E～H. 横断面LAVA增强扫描动脉期、门脉期、静脉期及延迟期示胆总管壶腹段旁低信号囊袋影未见强化；I、J. 冠状面Fiesta及MRCP示胆总管壶腹段旁见囊袋状长T2影，憩室开口于十二指肠乳头旁

图14-9　十二指肠乳头旁憩室综合征

第十二节　胆道蛔虫病

　　蛔虫是最常见的引起胃肠道寄生性感染的寄生虫之一，典型的成虫长约15~50cm，直径约3~6mm。蛔虫可在空肠内生活1~2年而无任何症状，当蛔虫移行至十二指肠乳头进入胆道内则会导致胆绞痛、胆囊炎、化脓性胆管炎、胰腺炎、肝脓肿甚至败血症等严重并发症。

【MRI表现】

胆道蛔虫在T1WI上表现为条状稍高信号，在T2WI上表现为条状低信号，活体蛔虫肠道内吞入的液体则表现为低信号中央见线状稍高信号，形成所谓的"三线"征，在横轴位上表现为眼镜征。MRCP利用水成像原理，是唯一非侵入的显示胆管及胆囊内蛔虫的检查方法，且可同时显示胆管及胰管系统。胆道蛔虫在MRCP上表现为条状低信号充盈缺损（图14-10）。

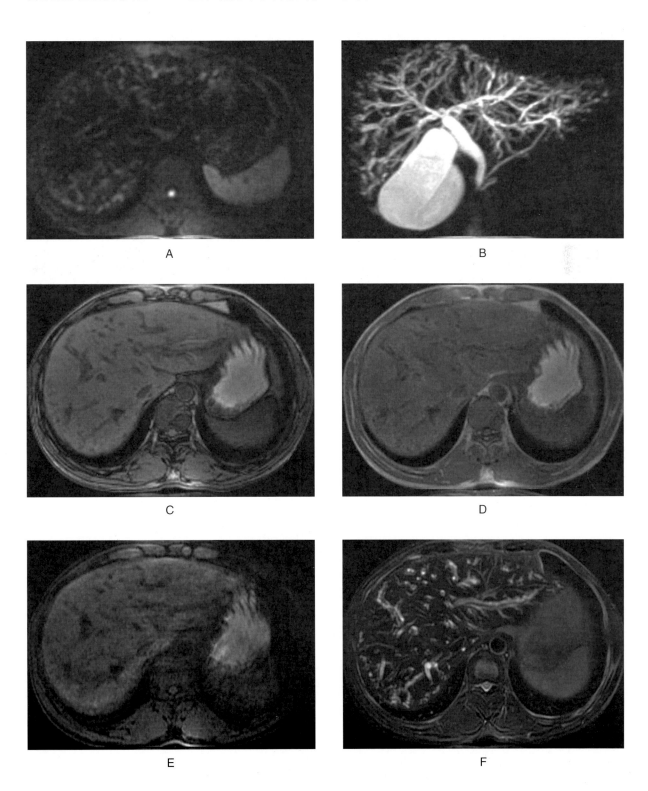

A

B

C

D

E

F

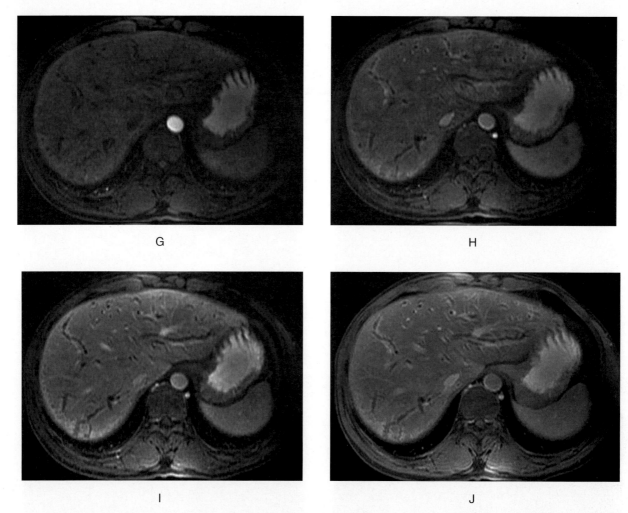

女，29岁，食用生鱼片后，上腹疼痛半个月，黄疸1天。A．DWI示肝内胆管轻度扩张，未见异常高信号影；B．MRCP序列，肝门部及肝内胆管呈轻中度扩张，扩张的胆管腔内见条状稍短T1、短T2影；C、D．横断面out-phase、in-phase示肝内胆管轻度扩张，未见脂性信号降低；E．脂肪抑制横断面T1WI平扫示轻度扩张的肝内胆管管壁增厚，管腔内见细条状稍高信号影；F．脂肪抑制横断面T2WI平扫轻度扩张的肝内胆管呈高信号，管腔内见细条状低信号影；G～J．横断面LAVA增强扫描 动脉期、门脉期、静脉期及延迟期示轻度扩张的肝内胆管管壁强化，动脉期肝内见多发斑片状异常强化灌注灶

图14-10　胆道蛔虫病

【MRI诊断与鉴别诊断】

本病应与胆道结石、沉积物、气体、肿瘤及其他寄生虫等相鉴别。①结石：T1WI、T2WI及MRCP上均表现为低信号，呈圆形或椭圆形。②沉积物：多不定形，很少为条状，T1WI及T2WI多为稍低信号。③气体：T1WI、T2WI均为极低信号。④肿瘤：胆管癌、胆囊癌显示壁不规则增厚，呈结节状或乳头状，T1WI为稍低信号，T2WI稍高信号，增强后可有强化。⑤华支睾吸虫：比蛔虫小得多，长8～15mm，呈扁平状。⑥肝片吸虫：比华支睾吸虫大，但仍比蛔虫小，长约8～40mm，直径比蛔虫小。

第十三节　肝移植相关性胆管炎

　　肝移植是治疗终末期肝病的有效手段，然而术后胆管并发症严重影响移植肝和患者生活质量，缺血性胆管病变（ischemic-type biliary lesions，ITBL）是其中最难处理的一种，其发生率为5%～15%。

【MRI表现】

　　根据MRI及MRCP上胆管病变累及的部位和范围将ITBL分为肝门型（Ⅰ型）、弥漫型（Ⅱ型）和肝内型（Ⅲ型）。Ⅰ型：病变累及胆总管、肝总管、汇合部、左右肝管及其二级分支。肝总管不扩张，胆管壁增厚，T1WI示肝门部管腔内短T1信号影（胆泥）。MRCP图像可见肝总管、汇合部、肝管显影变淡、管腔细，管壁不光滑，腔内信号不均，肝内胆管继发性成比例扩张。Ⅱ型：病变广泛累及供肝肝内、外胆管。供肝肝总管管腔扩张，胆管壁增厚。MRCP示肝总管及左、右肝管间断显影，粗细不均，管壁不光整，肝内胆管不规则扩张，粗细不均，多伴发胆汁湖。Ⅲ型：病变累及肝内小胆管，肝门部及肝外胆管未受累。常规MRI示供体肝总管及胆总管管腔均不扩张，增强扫描延迟期管壁未见增厚，偶伴有肝门部积液。MRCP示肝门部胆管显影，肝内小胆管不规则、节段性扩张，扩张不成比例、粗细不均呈串珠样（图14-11）。

【MRI诊断与鉴别诊断】

　　移植病史是本病诊断要点之一。

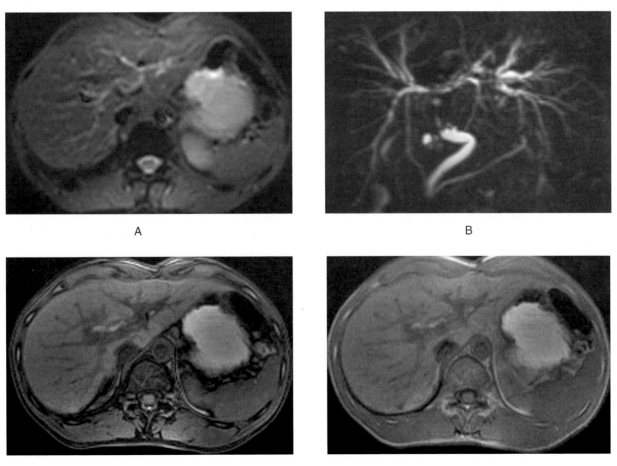

A

B

C

D

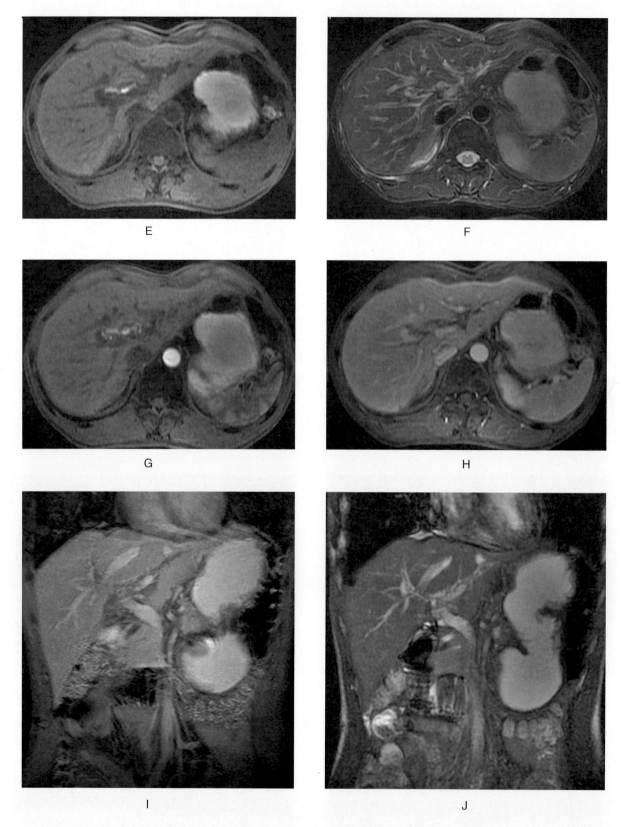

E

F

G

H

I

J

男，51岁，肝移植术后黄疸4天。A. 横断面DWI示肝内胆管轻度扩张，未见异常高信号影；B. MRCP序列示肝内胆管轻度扩张，粗细不均呈串珠样改变，肝门部胆管显示欠清；C、D. 横断面out-phase、in-phase示肝内胆管轻度扩张，粗细不均呈串珠样改变，out-phase序列未见肝实质信号降低；E. 脂肪抑制横断面T1WI平扫示肝内胆管间断显影，粗细不均，管壁不光整，呈低信号改变；F. 脂肪抑制横断面T2WI平扫示肝内胆管间断显影，粗细不均，管壁不光整、增厚，管腔内呈高信号改变。胆总管不扩张，肝门部胆管显示欠清；G～I. 横断面、冠状面LAVA增强扫描动脉期、门脉期示肝内扩张的胆管管壁增厚，强化，间断显影，粗细不均；J. 冠状面Fiesta示肝内胆管轻度扩张，粗细不均呈串珠样改变

图14-11　肝移植后胆管炎

第十四节　原发性硬化性胆管炎

原发性硬化性胆管炎（primary sclerosing cholangitis，PSC）又称狭窄性胆管炎，是一种少见、原因不明，以肝内外胆管慢性纤维化狭窄和闭塞为特征的疾病。其特点是肝内外胆道系统的炎症、纤维化和破坏，最后可导致胆汁性肝硬化。

【MRI表现】

（1）PSC胆管的MRCP表现：82%PSC患者肝内胆管可见扩张，呈弥漫性、多发性环状节段性胆管狭窄，累及肝内外胆管，且交替出现正常或轻度扩张胆管，整体上呈串珠状，远段胆管截断呈剪枝样。

（2）PSC肝实质表现（图14-12）：①肝脏形态改变：PSC肝形态改变不同于其他病因所致的晚期肝硬化表现。98%PSC肝硬化具有尾状叶肥大，这提示肝尾状叶胆管不受影响或较少受影响。肝左外侧叶和肝右后叶萎缩也可见，这与大多数其他类型肝硬化所致的肥大相反。②硬化结节：典型肝硬化再生结节信号表现为平扫T1WI呈等信号，T2WI呈低信号；增强双期（动脉期和实质期2 min后）T1WI均呈不强化者多见，呈等信号弱强化次之。③肝周边部楔形区：T2WI上常可见肝实质信号不均匀，肝边缘区可见楔形高信号和纤细的网状结构，表明这些区域发生在慢性胆管梗阻附近，为部分肝萎缩和疤痕。④动脉期肝周实质强化区：研究认为系因为肝内血液动力学改变所致，由于胆汁引流减少，门静脉血流下降，肝动脉血流代偿性增加。⑤胆管周边软组织延时强化区，导致延时强化原因：a. 胆管周边肝组织炎症；b. 再生毛细血管的对比剂外漏，炎症程度越重，对比剂外漏越多。⑥肝门区淋巴结改变：约77%PSC可伴肝门区淋巴结肿大。⑦并发胆管癌：胆管癌为最常见的胆管肿瘤，有几种组织类型和生长表现，以胆管腺癌最常见。

【MRI诊断与鉴别诊断】

必须排除其他原因引起继发性硬化性胆管炎的类似胆管造影改变，其中包括胆管结石致细菌性胆管炎、炎症性胆管炎、先天性胆道闭锁、胆管癌、缺血损伤、肝移植术后以及5-Fu丝裂霉素或甲氨蝶呤治疗后所出现的胆管改变。尤其要注意与胆管癌鉴别，后者通常胆管扩张较为严重，管壁增厚常>5 mm，有时可见肿块，最具特征性改变是胆总管突然中断，形态不规则。而PSC则表现为逐渐变细或呈鼠尾状狭窄。

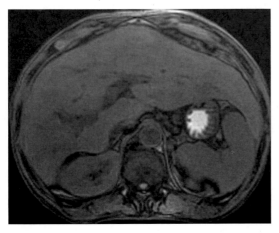

A	B

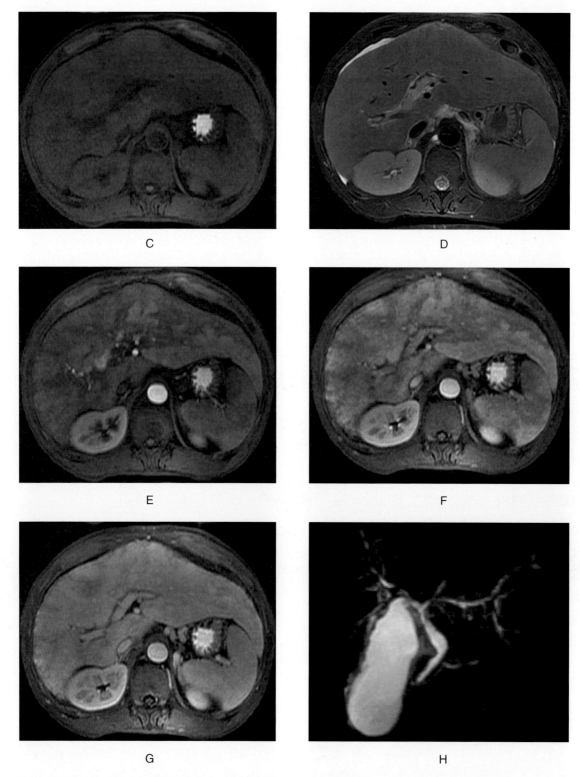

C

D

E

F

G

H

男，56岁，腹痛、黄疸、发热5天，既往有肝炎病史。A、B. 横断面out-phase、in-phase示肝脏形态不规则，边界凹凸不平，肝内部分胆管轻度扩张，管壁增厚；C. 脂肪抑制横断面 T1WI平扫示肝脏形态不规则，肝内部分胆管轻度扩张，管壁增厚；D. MRI中的T2WI压缩扫描，肝脏形态不规则，肝内部分胆管轻度扩张，呈串珠状改变，肝脏信号增高，肝周见少许液性高信号影；E～G. 脂肪抑制横断面 T1WI增强扫描动脉早期、动脉晚期及门脉期示肝脏形态不规则，肝内部分胆管轻度扩张，管壁增厚，肝内见多发异常灌注灶；H. MRCP示肝内胆管呈串珠状改变。肝脏各叶比例失调，动脉期肝周实质可见多发斑片状强化区

图14-12　原发性硬化性胆管炎

252

（郭若汨　王劲）

参考文献

［1］ 白雪巍，刘杰，武林枫，等．肝吸虫致急性梗阻性化脓性胆管炎的诊治［J］．中华肝胆外科杂志，2013，19（2）：151-152.

［2］ 林胜璋，徐鲁白．老年人急性梗阻性化脓性胆管炎的诊治［J］．中华急诊医学杂志，2001，10（5）：334-335.

［3］ 王国祥，张欣，缪杨德，等．老年人急性梗阻性化脓性胆管炎的临床分析［J］．中华老年医学杂志，2008，27（3）：207-208.

［4］ 于树森，栾海．胆总管十二指肠吻合术致反流性胆管炎一例［J］．中华消化外科杂志，2009，8（2）：84.

［5］ 汤甫秋．反流性胆管炎的病因分析及诊治研究［J］．中外医学研究，2012，10（8）：17-18.

［6］ 楼海燕，漆剑频，黄志华，等．磁共振在先天性胆道闭锁的诊断及鉴别中的应用评价［J］．中华小儿外科杂志，2005，26（3）：159-161.

［7］ 白人驹，张雪林．医学影像诊断学［M］．北京：人民卫生出版社，2011.

［8］ 崔文胜．儿童先天性胆管扩张症CT、MRI诊断［J］．实用放射学杂志，2007（01）：138-140.

［9］ 李飞鹏，王加伟．先天性胆管扩张症的MRI检查分析［J］．现代实用医学，2009（10）：1107-1136.

［10］ 赵亮，姚兰辉．先天性胆管扩张症的影像学诊断［J］．新疆医科大学学报，2008（10）：1474-1476.

［11］ 文宇，李永国．胰胆管异常连接［J］．临床外科杂志，2001（05）：326-327.

［12］ 刘玉品，杨小庆，高修成．MRCP对Mirizzi综合征的诊断价值［J］．放射学实践，2004（06）：408-411.

［13］ 毛小峰，张辉，刘起旺．磁共振T2加权像结合磁共振胰胆管成像对Mirizzi综合征的诊断价值［J］．滨州医学院学报，2007（04）：257-260.

［14］ 罗雪芬，董海波．MRCP对Mirizzi综合征的诊断价值［J］．医学影像学杂志，2008（07）：770-772.

［15］ 周晓初，刘汉桥，刘鹏程．磁共振胰胆管成像在胆总管结石方面的临床应用价值［J］．中国医学影像技术，2003（08）：1070-1071.

［16］ 尹卫民，周建新，仇毓东．磁共振胆管成像在胆总管结石诊断中的应用［J］．现代医学，2004（06）：395-396.

［17］ 李莉，任转琴，陈涛，等．磁共振扩散加权成像在胆管癌诊断中的价值研究［J］．中国医学影像学杂志，2011（01）：76-80.

［18］ 刘影，黄寒梅，程惠敏，等．磁共振胰胆管成像在肝门部胆管癌分型中的诊断价值［J］．中国临床保健杂志，2008（04）：358-359.

［19］ 陈建华，段青，薛蕴菁，等．3.0T磁共振成像对肝门部胆管癌的诊断价值［J］．中国CT和MRI杂志，2010（01）：46-49.

［20］ 吴建伟，刘绪舜．胆管癌的磁共振成像表现及其临床意义［J］．临床肿瘤学杂志，2003（05）：358-360.

［21］ 陈任政，戴良桥，陈丽云．胆管癌的磁共振成像诊断［J］．实用医技杂志，2007（03）：289-290.

［22］ 杨永岩，杨熙章，杨利．肝移植术后并发胆道狭窄和胆泥淤积影像诊断及介入治疗［J］．医学影像

学杂志，2007（07）：704-706.

［23］陈奕，穆学涛，钟心，等. 磁共振胰胆管成像对肝移植术后胆道狭窄的评价［J］. 广西医学，2006
　　　（09）：1378-1380.

［24］王豪杰，曾小伟. 十二指肠乳头旁憩室综合征的影像学诊断价值［J］. 中国临床医学影像杂志，
　　　2008（08）：599-601.

［25］杨小庆，龚永驰，邵华，等. 十二指肠乳头旁憩室综合征影像学诊断价值的研究［J］. 临床放射学
　　　杂志，2004（04）：309-312.

［26］宋冬喜，王丽华，谢瑞峰，等. 十二指肠乳头旁憩室综合征的MRI及MRCP表现及诊断价值［J］.
　　　中国社区医师（医学专业），2011（09）：183.

［27］何强. MRCP序列对胆道蛔虫在MRI检查中的应用［J］. 医疗卫生装备，2010（04）：367.

［28］刘中银，张羲娥，刘杨. 胆道蛔虫的MRI及MRCP诊断［J］. 西南国防医药，2008（05）：717-719.

［29］王歌，王玉柱，王东，等. 胆总管结石合并胆道蛔虫临床分析［J］. 新乡医学院学报，2010
　　　（04）：405-406.

［30］刘静静，王劲，姜在波，等. MRI在肝移植术后缺血性胆管病变中的应用［J］. 中国医学影像技
　　　术，2011（12）：2490-2494.

［31］何炳均，刘静静，王劲，等. 肝移植术后胆道并发症的MRCP表现［J］. 中山大学学报（医学科学
　　　版），2012（01）：85-88.

［32］王劲，何炳均，廖碧红，等. MRI诊断56例肝移植术后移植肝实质并发症［J］. 中国医学影像技
　　　术，2011（05）：997-1000.

［33］侯新萌，靳二虎. 原发性硬化性胆管炎的影像学研究进展［J］. 国际医学放射学杂志，2012
　　　（05）：447-449.

［34］关键. MRCP在原发性硬化性胆管炎的应用［J］. 放射学实践，2003（05）：356.

［35］张小玲，刘起旺. 原发性硬化性胆管炎的影像学诊断进展［J］. 国外医学（临床放射学分册），
　　　2004（05）：312-315.

第十五章
胰腺疾病MRI诊断

第一节　急性胰腺炎

急性胰腺炎是常见的急腹症之一，有单纯水肿性和出血坏死性两种，前者占大多数。各种原因导致的胰蛋白酶原溢出，至胰腺间质和胰腺周围组织内被激活成胰蛋白酶，消化自身组织，引起急性胰腺炎。早期表现为胰腺轻度肿胀，间质充血、水肿，少数炎性细胞浸润，随着病情进展，可出现胰腺内局限性或周围弥漫性坏死、出血，胰腺结构破坏，胰腺内部、周围、肠系膜、网膜及腹膜后组织不同程度的坏死。随着MRI技术的进展，在揭示急性胰腺炎病因、显示胰腺及胰周改变、评估急性胰腺炎的严重程度等方面发挥了重要作用。

【MRI表现】

1. 急性单纯水肿性胰腺炎

胰腺局部或全胰形态饱满，体积增大，但有时其增大变化极其轻微，胰腺形态可正常，T1WI信号减低，T2WI信号稍增高，增强扫描均匀强化，不出现无强化坏死区。有研究表明单纯水肿性胰腺炎胰腺体积和信号的改变不常见，而最常见的MRI征象是胰腺被膜、左侧肾筋膜及肾周脂肪的信号异常，表现为胰腺轮廓模糊，周围少量炎性渗出，T2WI压脂序列上胰腺周围脂肪间隙呈高信号。左肾前筋膜增厚是诊断急性胰腺较敏感指征，尤其是早期胰腺肿胀和周围渗出不明显时，出现左侧肾前筋膜增厚时要结合临床表现和血、尿淀粉酶指标变化考虑急性胰腺炎可能（图15-1、图15-2）。

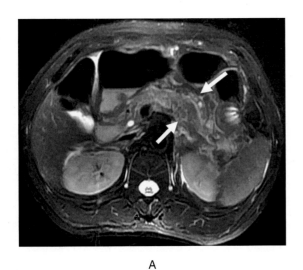
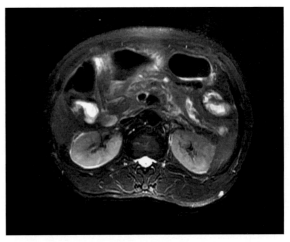

A　　　　　　　　　　　　　　　　　B

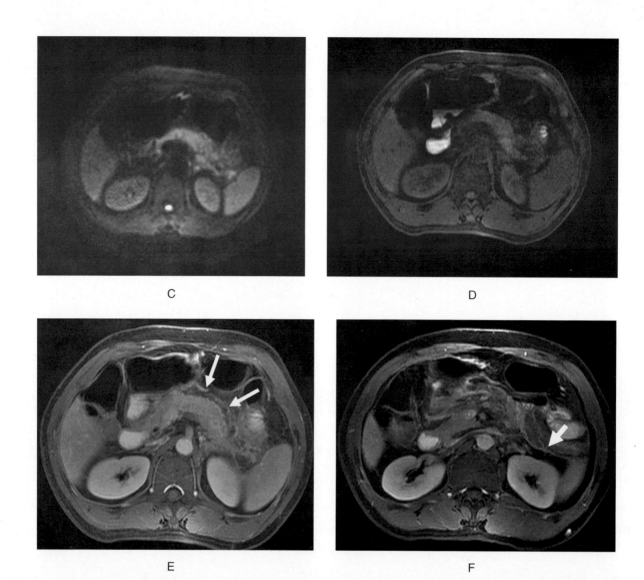

A. 脂肪抑制横断面T2WI平扫示胰腺体部稍增大，信号稍增高，欠均匀，胰腺周围炎性渗出，脂肪间隙信号不均匀增高（白箭头）；B. 脂肪抑制横断面T2WI平扫示肠系膜根部渗出，信号不均匀增高，左侧肾前筋膜增厚，呈高信号；C. DWI示胰腺信号弥漫性增高；D. 脂肪抑制横断面LAVA平扫示胰腺信号稍不均匀减低；E. 横断面LAVA增强扫描平衡期示胰腺强化均匀，未见异常强化病灶，胰腺周围脂肪间隙不均匀强化（白箭头）；F. 横断面LAVA增强扫描平衡期：左侧肾前筋膜增厚，强化明显（白箭头），肠系膜根部毛糙

图15-1　急性单纯水肿性胰腺炎

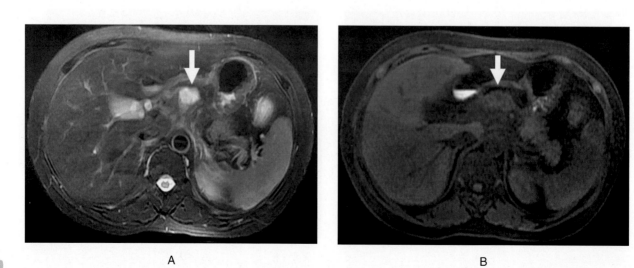

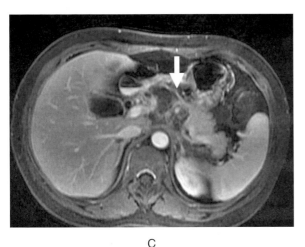
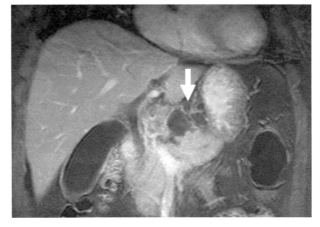

C   D

A. 脂肪抑制横断面T2WI平扫示胰颈部上方见一不规则类圆形明亮高信号影，边界清楚（白箭头）；B. 脂肪抑制横断面LAVA平扫示胰颈部上方病灶呈等信号（白箭头）；C. 横断面LAVA增强扫描示囊肿壁强化，壁薄且强化尚均匀，囊内无明显强化（白箭头）；D. 冠状面LAVA增强扫描示胰颈部假性囊肿囊壁薄，明显强化，囊内无明显强化（白箭头）

图15-2　急性水肿性胰腺炎并胰周假性囊肿形成

常规MRI检查可显示胰腺形态及周围渗出情况，但当胰周无明显渗出时，仅凭胰腺大小改变诊断较为困难，易漏诊。笔者收集了临床确诊的急性单纯水肿性胰腺炎患者19例，进行DWI扫描，发现炎症胰腺呈高或明显高信号，ADC值减低，而正常胰腺组织为等或稍高信号。DWI诊断单纯水肿性胰腺炎的阳性率为84.21%，明显高于常规MRI检查。其机制是急性胰腺炎时细胞肿胀，炎症细胞浸润，细胞间空间减小，水分子弥散受限，而DWI对于炎性渗出及细胞毒性水肿导致的弥散受限较为敏感，出现信号增高。并且，DWI可较准确地反映胰腺组织损伤的严重程度：损伤越严重，局部水分子弥散越受限，ADC值越低。

2. 急性出血坏死性胰腺炎

与单纯水肿性胰腺炎表现有显著差异，伴有出血、坏死和胰周不同程度的积液。

（1）胰腺改变：胰腺形态失常，信号不均，T1WI压脂序列、T2WI信号不均，增强扫描明显不均匀强化。胰腺内坏死区域T1WI为低信号，T2WI上呈不均匀高信号或高低混杂信号，增强扫描无明显强化。坏死常常累及胰体、胰尾部前缘，较少累及胰头，这可能与胰头丰富的血供有关，表现为局部脂肪间隙信号增高、包裹性积液（脓），MRI上可较好地区分坏死部分与坏死周围的积液（图15-3）。胰腺坏死范围也是预测病人预后的重要指标之一。MRI诊断出血灶较CT敏感，显示为胰腺内小片状T1WI高信号影。此外，胰管中断也被认为是急性坏死性胰腺炎一个重要征象。胰腺坏死累及胰管上皮导致胰管的中断或不连续，若治疗不当，可引起持续性胰瘘或胰周积液感染。诊断胰管中断的影像学特征包括：①至少2cm的胰腺坏死；②坏死部分远侧有存活的胰腺组织；③胰管造影显示主胰管内造影剂外溢；④ MRCP显示胰管以近似直角进入积液或坏死组织中。

（2）胰腺周围改变显著：表现为脂肪坏死、胰腺周围或胰腺外积液，分布于小网膜囊、左肾前间隙、右肾前间隙、肾周间隙甚至扩散到肝实质、脾脏、肠系膜、椎旁、盆腔等，范围广泛，以前二者最为常见。大部分积液可局限化，由纤维组织包裹，4～6周后形成假性囊肿，大多为单房，少数为多房，圆形、椭圆形或不规则形，呈均匀长T1长T2信号，壁较薄且厚度均匀，增强扫描时壁有强化。直径<6 cm 的假性囊肿经保守治疗后可能会吸收。假性囊肿的合并症包括感染、出血、破裂或造成肠道穿孔，表现为不均匀混杂信号。如果在病灶区域出现少量低信号的气体信号影，是继发细菌感染的有力证据，若囊肿壁增厚，增强扫描环形强化，则对于脓肿形成有一定提示。此外，若大量气体积聚或

257

出现大的气液平面，还需要考虑肠道穿孔的可能（图15-3）。

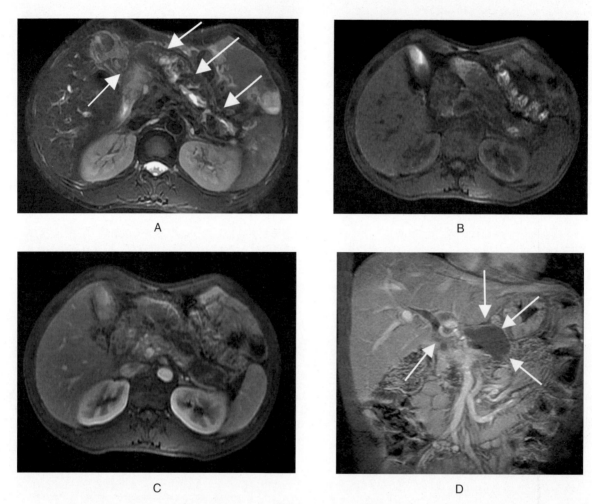

A. 脂肪抑制横断面T2WI平扫示胰体尾部基本消失，胰头缩小，胰腺周围、肝门部见大片不规则高信号影及稍高信号渗出影（白箭头），信号不均，边界不清；B. 横断面LAVA平扫示胰腺周围、肝门部坏死区呈大片不规则等略高信号，信号混杂，边界尚清；C. 横断面LAVA增强扫描动脉期示胰腺坏死区域呈不均匀环形强化，坏死部分强化不明显；D. 冠状面LAVA增强扫描示胰腺周围、肝门部见大片不规则无强化坏死区（白箭头），边界尚清，呈环形强化，周围脂肪间隙信号增高，不均匀强化。肝内胆管轻度扩张

图15-3 急性出血坏死性胰腺炎

（3）并发症：由于胰液缓慢侵蚀周围血管，导致血管破裂出血，被纤维组织包裹形成假性动脉瘤，是出血坏死性胰腺炎一个重要的并发症，以脾动脉最为常见。MRI上可见动脉周围圆形或不规则混杂信号影，T1WI上其内部为不均匀高信号，增强扫描不均匀强化。若假性囊肿邻近的血管受侵蚀，导致出血，则患者病死率极高，胰腺炎也可引起门静脉系统闭塞或血栓形成，表现为血管腔内的充盈缺损，无强化，可伴随大量侧支血管（图15-4）。

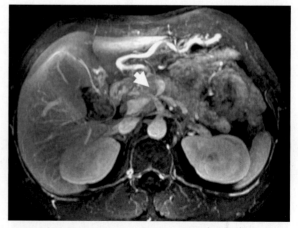

MIP重建：胰腺体积缩小，边缘毛糙、模糊，肠系膜上静脉、脾静脉及门静脉主干受累变窄（白箭头）

图15-4 急性出血坏死性胰腺炎累及周围血管

第二节　慢性胰腺炎

慢性胰腺炎是指各种原因造成的胰腺慢性进展性炎症，导致胰腺实质和胰管组织的不可逆损害，并伴有不同程度的胰腺外分泌和（或）内分泌功能障碍。其主要的病理学改变是胰腺组织结构的慢性损害，胰腺局部的、节段性的或弥漫性的纤维化、钙化、假性囊肿形成以及继发的胰管、胆管扩张。

【MRI诊断】

（1）胰腺形态改变：胰腺体积可以缩小或增大，但超过50%的患者有胰腺的萎缩，轮廓不规则，少数轻型患者其胰腺大小、轮廓表现正常，晚期胰腺均萎缩、变小。T1WI压脂序列上正常胰腺实质信号强度等于或高于肝实质，胰肝信号强度的对比被认为是鉴别胰腺实质正常与否的最好指标。由于胰腺局部或弥漫性的纤维化、胰腺内血液流量降低、胰腺分泌液中蛋白含量降低等原因，慢性胰腺炎时T1WI压脂序列上胰腺信号降低，T2WI上病变区信号可轻度增高或呈高低不均匀信号改变。

增强扫描胰腺无强化或相对低强化。与正常胰腺的动脉期早期强化不同，T1WI压脂序列动态增强扫描慢性胰腺炎的胰腺信号在静脉期或延迟期增加最明显，这种动态增强后胰腺强化信号的变化甚至出现在胰腺形态和信号未发生改变之前，有利于慢性胰腺炎的早期发现。

（2）主胰管及其分支异常，伴有胰管内或胰腺实质内钙化：慢性胰腺炎的钙化多呈粗大片状、团块或结节状，分布于胰管内为多，大于5mm则表现为边界不清的低信号区，但常规MRI对钙化的显示不如CT敏感，难以显示小的钙化灶（图15-5）。胰管形态的异常主要表现为主胰管及其分支不规则扩张，包括节段性扩张、狭窄，串珠状改变及分支胰管扩张。MRCP对于显示胰管串珠样扩张直观、立体，胰管内钙化或结石在MRCP上表现为充盈缺损，结合T2WI压脂序列可发现直径≥2mm的结石，并能显示阻塞远端胰管的扩张（图15-5）。CT与MRI、MRCP结合对于慢性胰腺炎的诊断与鉴别诊断更具优势。

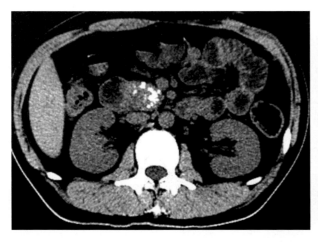

A

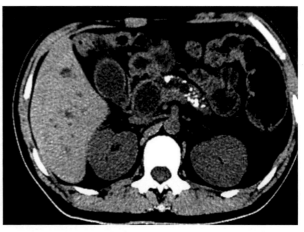

B

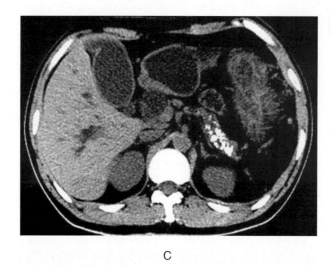

C

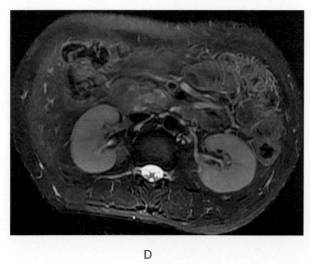

D

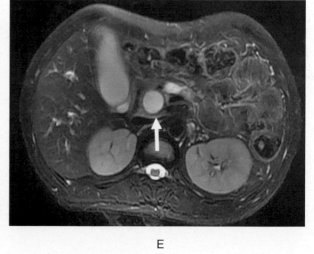

E

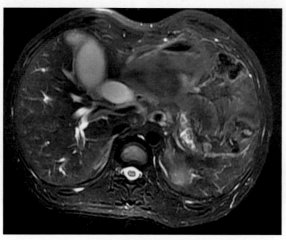

F

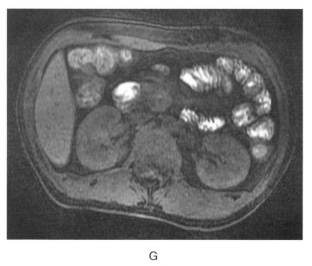

G

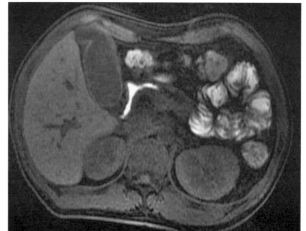

H

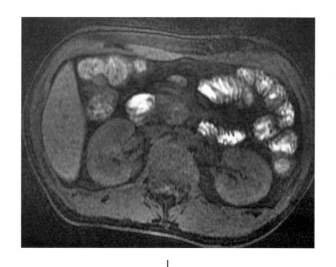

I

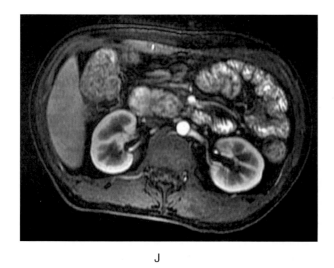

J

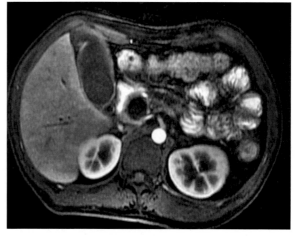

K

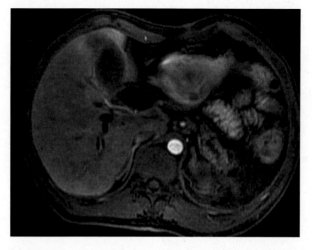

L

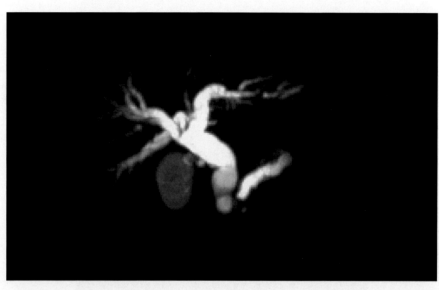

M

A~C. 慢性胰腺炎横断面CT平扫示胰腺重度萎缩，以胰体尾部为著，可见多发钙化沿胰管分布，胰管重度扩张，胰管内多发大小不等高密度结石影；D~F. 脂肪抑制横断面T2WI平扫示胰腺重度萎缩，信号不均，胰管显著扩张，呈明亮高信号，其内可见点状低信号钙化和结石影，显示灵敏度不及CT，胰管扩张不规则，呈串珠样改变。胰头部类圆形高信号影为扩张之胆总管胰腺段（白箭头）；G~I. 横断面LAVA平扫示胰头部信号欠均匀，胰管显著扩张；J~L. 横断面LAVA增强扫描动脉期：胰腺实质强化均匀，未见明显异常强化肿块影；M. MRCP示主胰管呈串珠样扩张，肝内外胆管中重度扩张

图15-5　慢性胰腺炎

（3）假性囊肿形成：T1WI为低信号，T2WI为低信号，增强扫描无明显强化。囊肿内出血、感染和残留坏死组织时，信号混杂（图15-6）。

（4）胰腺周围脂肪间隙模糊，周围筋膜增厚，压脂序列信号增高。

（5）假性动脉瘤以及静脉血栓等并发症的MRI表现与急性胰腺炎相似。

【鉴别诊断】

慢性胰腺炎若合并炎性肿块形成时表现为胰腺局限性肿大，肿块多位于胰头部，此时要与胰头癌鉴别，二者都可以有胰体尾部萎缩、胰管扩张，在临床表现和实验室检查方面有诸多相似，缺乏特异性，因此两者的鉴别诊断尤为重要。

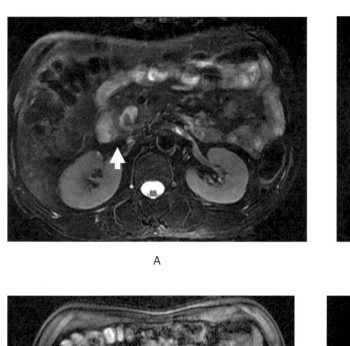
A

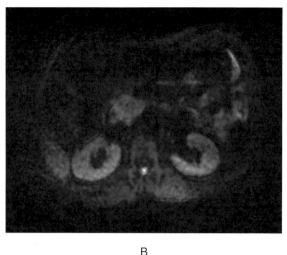
B

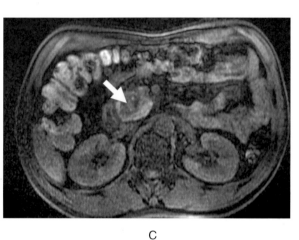
C

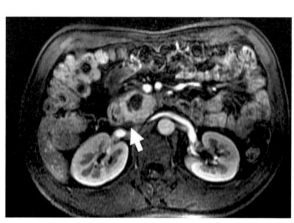
D

A. 脂肪抑制横断面 T2WI平扫示胰腺钩突部肿大，内见一不均匀囊状高信号影（白箭头），边界欠清晰，其内后缘可见条片状等T2充盈缺损影，为少量出血灶，病灶周围胰腺组织边缘模糊、少许渗出；B. DWI示胰头部病灶呈等信号；C. 横断面LAVA平扫示胰腺钩突病灶内部信号不均，呈不均匀稍低信号改变，其内后缘见少许出血灶，呈条片状高信号（白箭头）；D. 横断面LAVA增强扫描动脉期示病灶周围及其分隔呈进行性持续性强化，未见明确异常强化肿块影。邻近十二指肠降段内侧壁稍增厚（白箭头）

图15-6 慢性胰腺炎，胰腺钩突假性囊肿形成并感染、少许出血

（1）T1WI、T2WI压脂序列信号差异：T1WI压脂序列图像上，正常胰腺组织由于含有丰富的水样蛋白而呈现出高于肝脏的信号，慢性胰腺炎信号略低于肝脏信号与其相近，而胰腺癌的信号则要低于肝脏的信号；T2WI压脂序列图像上，胰腺癌呈明显的高信号区，慢性胰腺炎的肿块信号可轻度增高或呈高低不均信号改变，但信号强度比胰腺癌低，而正常胰腺组织呈明显的低信号改变。

（2）强化特征：胰腺癌为缺乏血供肿瘤，增强扫描强化程度明显低于正常胰腺，尤其是在动脉期图像上。而慢性胰腺炎的强化程度与炎性组织的纤维化程度有关，纤维化程度越高，增强后信号越低，大多数肿块型慢性胰腺炎在动态增强MRI中，相对于正常胰腺组织呈稍低或低信号，强化程度高于恶性肿瘤。

（3）胰胆管扩张情况：有学者提出胰管穿通征有助于胰腺癌与慢性胰腺炎的鉴别诊断。胰管穿通征是指MRCP上显示主胰管穿过炎性肿块呈光滑的狭窄型改变或无异常。肿瘤段的胰管有狭窄但无管壁的不规则改变属于胰管穿通征阳性，提示胰头慢性胰腺炎，胰管的扩张不均匀，常呈串珠样扭曲，

263

若同时出现胆总管扩张，则扩张程度较轻，多呈鼠尾状改变，无中断。主胰管阻断伴远端胰管的扩张或不扩张、肿瘤段胰管狭窄并有胰管壁的不规则，则多提示为胰腺恶性肿瘤，多同时伴有胆管梗阻扩张，于胰头或钩突水平骤然狭窄中断，呈双管征。也有人认为扩张的主胰管直径与相应胰腺直径比值小于1/2，多为慢性胰腺炎，反之则胰腺癌可能大。

（4）胰腺囊肿：胰腺癌的发生率较低，多位于肿瘤远端胰腺组织内且一般不超出胰腺轮廓。胰腺炎囊肿的发生率较高，位置不定且多超出胰腺轮廓。

（5）胰周侵犯和远处转移：病灶对周围血管对侵犯和癌栓形成，病变周围、肝门区、腹膜后淋巴结肿大以及远处转移，则考虑胰腺癌。

但是，由于慢性胰腺炎可发展为胰腺癌，而胰腺癌也可以合并有肿瘤周围组织的纤维化，甚至病理学上有时也会很难区分，因此有时两者在术前鉴别诊断仍存在困难。

第三节　胰腺囊肿

胰腺囊肿根据其内壁有无上皮细胞覆盖，胰腺囊性病变包括真性囊肿和假性囊肿两类。假性囊肿多见，占80%～90%，常发生在胰腺炎或外伤后，结合临床病史常能确诊。真性囊肿少见，包括肿瘤性囊肿和非肿瘤性囊肿。假性囊肿与肿瘤性囊肿详见相关章节。非肿瘤性囊肿又可分为先天性囊肿，如单纯囊肿、多囊病等，和后天性囊肿，如潴留囊肿、寄生虫囊肿等。

一、单纯性囊肿

胰腺先天性单纯囊肿少见，多为单房、单发，一般不与胰管相通，呈水样长T1长T2信号，囊壁薄而光整，囊内无分隔及实性成分，增强扫描无强化。合并出血时，囊内出现T1WI和T2WI高信号。合并感染时囊壁可有不规则增厚，增强扫描可呈环形强化（图15-7），此时，与肿瘤性囊肿鉴别诊断困难。

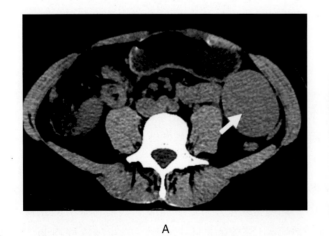

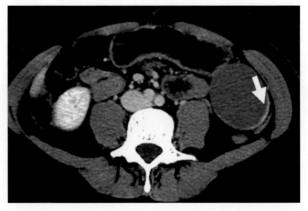

A B

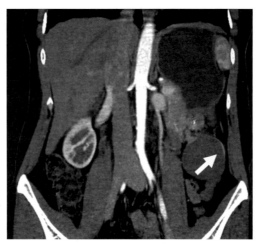

C

A．CT平扫示胰尾部可见一个类圆形囊状低密度影（白箭头），边缘光滑，边界清楚，病灶内密度均匀，CT值约34HU；B．CT增强扫描示外侧囊壁稍厚（白箭头），中等强化，囊内未见强化；C．冠状面CT增强扫描重建图像示胰体尾部大小形态正常，囊性病灶位于胰尾部，囊壁薄，外壁稍增厚（白箭头）

图15-7　胰尾部单纯性囊肿并慢性感染

二、潴留囊肿

潴留囊肿罕见，由于肿瘤、结石、炎症等导致胰导管阻塞，胰液潴留积聚，使胰腺远端导管扩张形成的囊样改变，称为潴留性囊肿，其囊壁被覆上皮为胰腺导管上皮。

潴留性囊肿位于被阻塞的胰腺导管远端，以胰腺体尾部多见，多为单房，直径1～3cm，其特征性表现为囊肿与胰腺导管相连，MRCP检查显示这一特征具有优势。CT和MRI可很好显示潴留囊肿，囊肿内密度或信号多较均匀，囊壁通常较单纯性囊肿为厚（图15-8）。若在胰腺体尾部发现囊性病变，则一定需留意病灶近端有无引起梗阻之原发病灶。如果胰管梗阻原因为肿瘤性病变，则囊肿的近端常可见到增大的胰腺肿块，增强扫描常可鉴别实性肿块与正常的胰腺组织。因此，对于较小的肿瘤，影像学检查常常可以是先发现潴留囊肿，再进一步发现肿块。因此，有时潴留囊肿可作为提示肿瘤性病变的一个重要征象。当囊肿合并感染时囊壁可有增厚，此时也需要与肿瘤性囊肿鉴别。

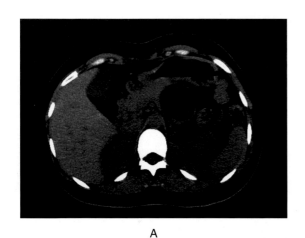
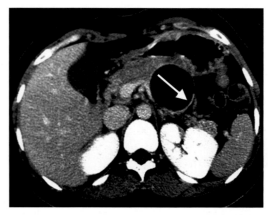

A 　　　　B

A．CT平扫示胰腺边界尚清，胰周脂肪间隙清晰，胰体部明显增大，可见一类圆形囊性低密度影，CT值约30HU，边缘光滑，边界清楚；B．CT增强扫描平衡期示上述病灶未见明显强化，囊壁稍厚（白箭头）

图15-8　胰体部潴留性囊肿

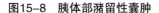

第四节 胰 腺 脓 肿

胰腺脓肿是指胰腺炎后在胰腺内或腹腔内邻近胰腺部位的包裹性积脓，可能来源于胰腺局限性坏死液化继发感染，通常在胰腺炎发病4～6周后形成，也可来自胰腺假性囊肿继发感染或形成于胰腺炎发病很久之后。

影像表现为急慢性胰腺炎基础上，胰内或胰周单发或多发脓肿样包裹腔，CT值常高于单纯积液和无菌性的假性囊肿。MRI T2WI显示胰腺周围渗出，脓腔内为高信号，脓肿壁为稍高信号，内壁为肉芽组织不光滑，在增强扫描后出现环形强化对诊断有帮助（图15-9）。脓腔内出现积气则强烈提示胰腺或胰腺周围脂肪组织内的蜂窝组织炎或脓肿的形成，但是这种征象的出现率仅为29%～66%，并需和胰瘘相鉴别。

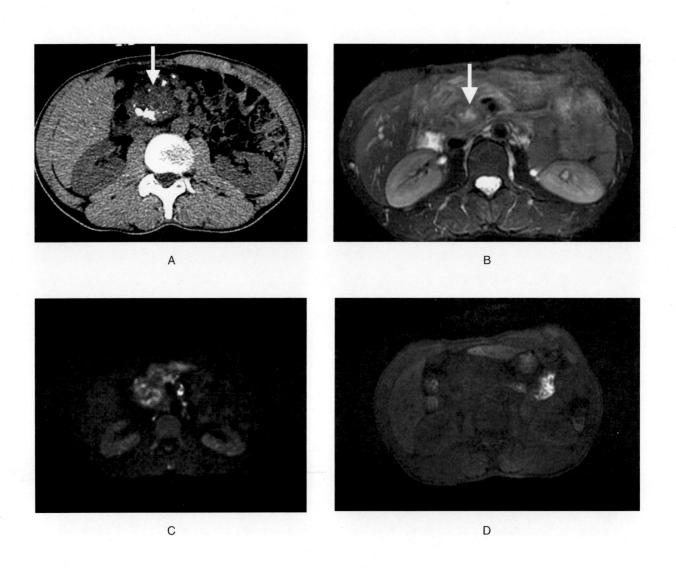

A

B

C

D

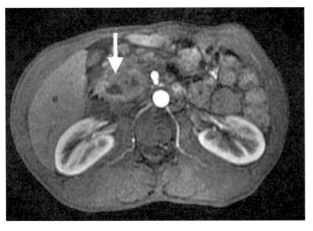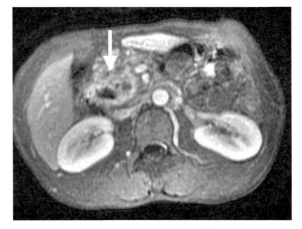

E　　　　　　　　　　　　　　　　　　　F

　　A．CT平扫示胰头体积增大，以钩突部明显，密度不均（白箭头），可见多发斑片状高密度钙化影；B．脂肪抑制横断面T2WI平扫示胰头体积增大，以钩突部明显，呈等稍高信号，内可见不规则片状更高信号影，边界欠清，大小约22mm×26mm（白箭头），胰周脂肪间隙模糊；C．DWI示胰头部信号明显不均匀增高，钩突部病灶中心部分呈低信号，周围环形高信号；D．横断面LAVA平扫示胰头部信号不均匀，钩突部病灶呈高低混杂信号；E．横断面LAVA增强扫描动脉期示胰头钩突部病灶轻度环形强化（白箭头），呈稍高信号，中心部分未见强化；F．横断面LAVA增强扫描平衡期示胰头部强化欠均匀，钩突部病灶周围进一步强化（白箭头），内壁不光滑，可见明显强化的结节状突起及分隔影，中心部分不强化，呈低信号。钩突部后方下腔静脉受压变形

图15-9　慢性胰腺炎并胰头局部脓肿形成

第五节　胰腺囊腺瘤和囊腺癌

　　胰腺囊腺瘤和囊腺癌少见，又可分为浆液性和黏液性囊腺瘤，后者具有高度潜在恶性。

一、浆液性囊腺瘤

　　浆液性囊腺瘤相对常见，良性，无恶变倾向。肿瘤呈多房型小囊，故又称小囊性腺瘤或微囊性囊腺瘤，其子囊直径多小于1cm，若超过2cm则提示为黏液性囊腺瘤或恶变，介于1～2cm，则二者皆有可能。MRI上呈圆形或椭圆形，肿瘤大小约1～12cm，平均5cm，边缘光滑锐利。肿瘤由众多小囊组成，囊内有薄的分隔，内壁可见壁结节，T1WI为低信号，T2WI囊内液体为明亮高信号，囊壁与分隔为中等信号，由于多个小囊聚集，肿瘤呈蜂窝状改变。有研究者认为，若病灶包含有6个以上小囊，则提示为浆液性囊腺瘤而非黏液性囊腺瘤。增强扫描壁结节和肿瘤分隔轻度延迟强化，肿瘤与周围组织分界清楚，无侵犯（图15-10）。

　　中心星状疤痕伴钙化被认为是浆液性囊腺瘤特征性表现，可出现在20%以上肿瘤，T2WI上疤痕区则呈低信号，其钙化为中心性，与黏液性囊腺瘤的囊壁边缘钙化可鉴别。

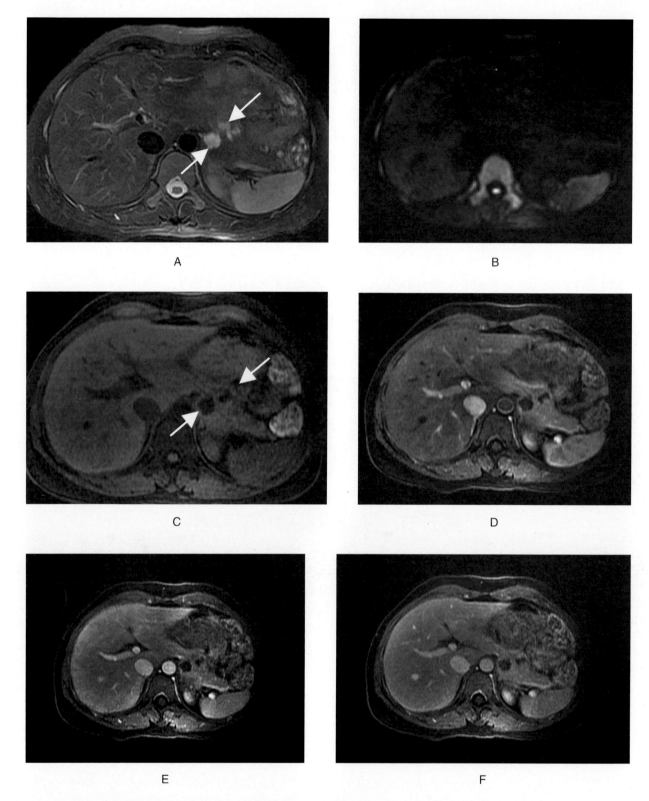

A. 脂肪抑制横断面T2WI平扫示胰腺体尾部稍增大，其内可见两枚类圆形明亮高信号影（白箭头），边界清楚。胰腺周围脂肪间隙清晰，胰管未见扩张；B. 横断面DWI示胰体尾部病灶均未见高信号；C. 横断面LAVA平扫示胰体尾部病灶呈低信号（白箭头）；D. 横断面LAVA增强扫描动脉期示胰体尾部病灶周边轻度强化；E. 横断面LAVA增强扫描门脉期示胰体尾部病灶周边持续性强化，较大的病灶内可见条状强化影；F. 横断面LAVA增强扫描平衡期示胰体尾部病灶周边部分及较大的病灶内条状影呈持续性强化

图15-10 胰体部浆液性囊腺瘤

二、黏液性囊腺瘤

　　黏液性囊腺瘤70%～95%发生于胰腺体尾部，常大于10cm，呈圆、卵圆形，单房或多房，囊内含黏液，因此T1WI信号混杂，T2WI为高信号。肿瘤外壁稍厚，但光滑规则，囊内有分隔，子囊直径超过1～2cm，增强扫描囊壁和分隔有强化，内壁有时可见结节状突起，或沿内壁有继发性小囊（图15-11）。10%～25%肿瘤有边缘钙化，藉此可与浆液性囊腺瘤的中心钙化鉴别。黏液性囊腺瘤可为良性或恶性，单凭影像学检查常无法排除恶性的可能，因此应手术切除为宜。当出现以下征象时需注意囊腺癌的可能：肿瘤壁增厚、不规则，分隔厚而不均匀，出现壁结节，增强扫描明显强化（图15-12）。囊腺癌可侵犯临近脏器和发生肝脏等远处转移。

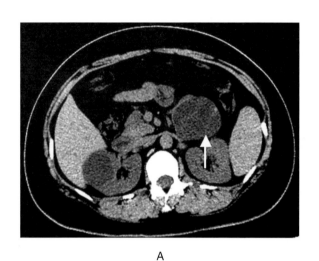

A

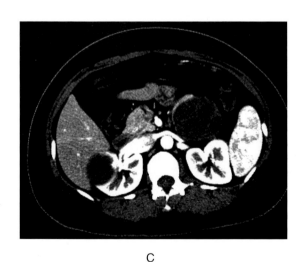

C

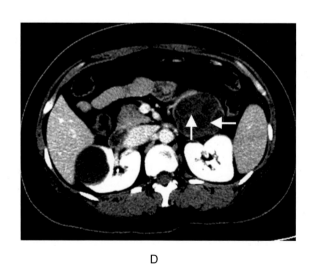

D

　　A. CT平扫示胰尾体积增大，其内见一类圆形囊状低密度灶，边界清晰，平扫CT值约16HU，囊壁薄，其内尚见等密度分隔影（白箭头），边界欠清晰，边缘见一小结节钙化影；B. CT增强扫描动脉期示胰腺囊壁及其内分隔可见轻度强化；C. CT增强扫描平衡期示囊壁及其内分隔明显延迟强化（白箭头）

图15-11 胰尾部黏液性囊腺瘤

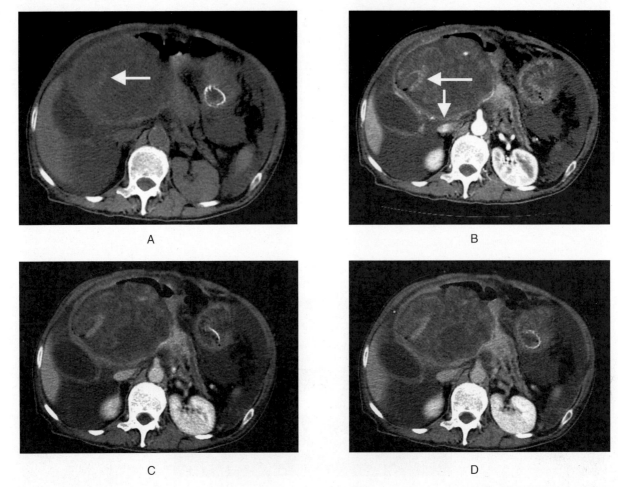

A．CT平扫示胰头部可见一巨大多房囊性肿块影，边界不清，囊壁厚薄不均，其内见粗细不等分隔（白箭头），囊内密度欠均匀，CT值约27～35HU，腹腔可见游离积液影；B．CT增强扫描动脉期示囊壁及分隔明显强化（白箭头），囊内容物不强化，胰体尾部萎缩，胰管扩张，病灶周围脂肪间隙模糊；C．CT增强扫描门脉期示囊壁及分隔进行性强化，呈高信号，囊内容物不强化；D．CT增强扫描平衡期示囊壁及分隔持续性强化，囊内容物不强化

图15-12　胰头部囊腺癌，并胰腺体尾部萎缩，胰管中度扩张；腹水

第六节　胰　腺　癌

胰腺导管细胞腺癌，简称胰腺癌，在病理上依据细胞分化程度分为高、中、低分化，多数为高分化腺癌。70%～80%的肿瘤发生在胰头部，10%～15%在胰体，5%～10%在胰尾，多灶性或弥漫性生长少见，约占1%～5%。胰腺癌具有围管性浸润和嗜神经生长的生物学特性，并且胰腺周围淋巴回流和血管结构丰富，胰腺自身无包膜，因此胰腺癌易早期出现周围脏器侵犯、局部淋巴结转移和远处血行转移。

【MRI诊断】

1. 平扫

胰腺癌的直接征象即肿块影，肿块形态不规则，边缘常不清晰，与周围正常胰腺组织分界欠清。肿瘤较小时，局限性胰腺轮廓或没有改变。肿块较大时胰腺局限性隆起或不规则肿大，少数可见胰腺弥漫性增大。远端胰腺可萎缩，胰管不同程度扩张。T1WI压脂序列上正常胰腺组织为高信号，肿块呈低信号或等信号，较CT更易发现较小的肿块（直径＜2cm）。T2WI信号变化较大，可呈不均匀高信号或等信号、低信号改变。DWI序列对于发现病灶和定性敏感性高，肿瘤呈高信号，而正常胰腺呈等信号，但其解剖分辨率低，因此与T1WI压脂序列相结合，则更容易发现肿瘤。肿瘤内可见坏死、液化、囊变，表现为不规则长T1长T2信号区（图15-13、图15-14）。

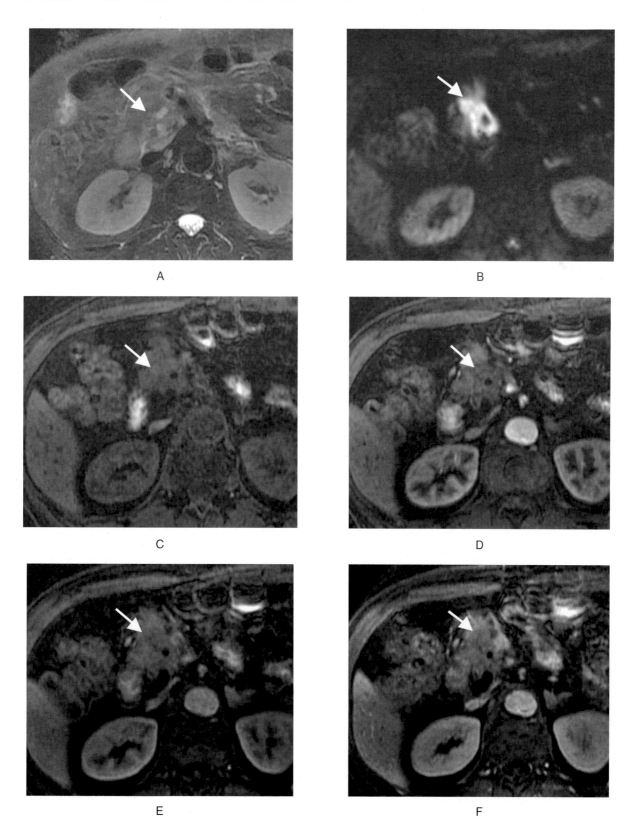

A

B

C

D

E

F

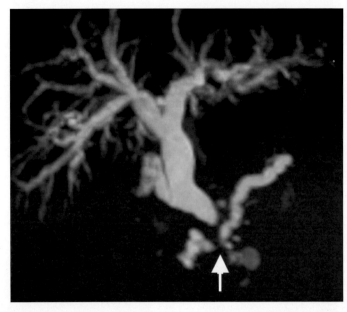

G

A．脂肪抑制横断面T2WI平扫示胰头不均匀增大，信号不均，可见等稍高信号肿块影（白箭头），边界不清；
B．DWI示肿块呈明显高信号（白箭头）；C．横断面LAVA平扫示胰头不均匀增大，信号未见明显异常（白箭头）；
D．横断面LAVA增强扫描动脉期示胰头低信号肿块（白箭头），强化低于周围正常胰腺组织，边界不清；E．横断面
LAVA增强扫描门脉期示肿块仍呈低信号（白箭头）；F．横断面LAVA增强扫描平衡期示肿块延迟强化（白箭头），与
周围胰腺组织信号差异缩小；G．MRCP示胆总管下段骤然截断（白箭头），肝内外胆管及胰管均重度扩张，呈软藤样
改变，即双管征

图15-13 胰头癌

2. 动态增强扫描

胰腺癌为少血供肿瘤，LAVA薄层动态增强扫描表现为癌肿延迟强化，即动脉期强化低于周围正常胰腺组织，门脉期仍呈低信号，但与周围胰腺组织信号差异减低。肿块较大时强化多不均匀，其内坏死、囊变表现为无强化低密度区。增强扫描还可显示肿瘤对周围血管的包绕、推压和侵犯，肿瘤与血管间的脂肪间隙信号增高（图15-13、图15-14）。

3. MRCP

（1）双管征：是胰头癌主要间接征象，在肿块较小时即可出现，中晚期胰腺癌，尤其是胰头癌基本上都会出现，对发现病变和病灶定位有重要提示作用。MRCP可直观、立体的显示胰管、胆总管、肝内胆管中重度扩张，呈软藤状改变，在胰头肿块处骤然截断，对胆道梗阻平面的确定有很大帮助（图15-13）。

（2）发生于胰体部肿瘤病变段主胰管局限性、偏心性狭窄或截断，远端胰管扩张。

（3）胰体尾癌体积较小、未侵及主胰管时，MRCP可正常。

4. 周围侵犯与转移

（1）胰腺周围脂肪间隙模糊或消失、T2WI信号增高，肿块与十二指肠、胃窦后壁、结肠等关系紧密，分界不清，局部胃肠壁增厚，甚至形成肿块突入腔内，提示肿瘤范围至胰腺外，侵犯附近的脂肪组织和邻近脏器。肿瘤侵犯大网膜，可增厚形成饼状大网膜，常常合并大量腹水（图15-14）。

（2）邻近血管受侵：T1WI压脂序列和LAVA动态增强扫描可以显示胰腺周围门静脉、腔静脉、肠系膜上动、静脉及脾动、静脉等被癌肿包绕，边界模糊，腔内癌栓形成则表现为增强扫描出现低信号充盈缺损（图15-14）。

272

（3）淋巴结转移：胰头癌易经淋巴途径转移至肠系膜上动脉根部或胃幽门下淋巴结，胰体尾癌易转移至腹腔动脉处淋巴结，再至腔静脉旁、主动脉旁、肝门区及胃周淋巴结。结合DWI序列对于发现淋巴结转移更为敏感，肿大淋巴结在DWI上表现为高信号。

（4）肝、肺、骨等远处转移：出现相应器官异常信号肿块，信号与增强扫描特征与原发病灶类似。

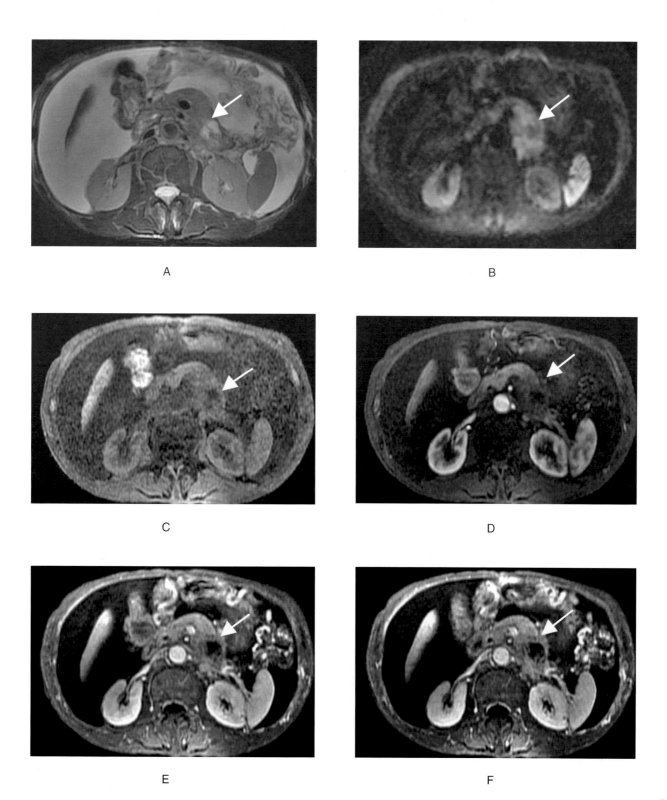

A

B

C

D

E

F

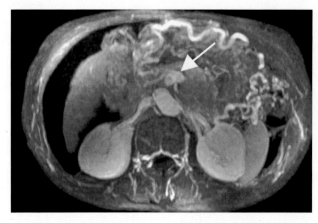

G

A．脂肪抑制横断面T2WI平扫示胰体尾部增大，可见不规则形等稍高信号肿块影，边界不清，其内可见片状更高信号囊性区（白箭头），腹腔大量游离积液影；B．DWI示胰体尾部肿块呈明显高信号（白箭头）；C．横断面 LAVA平扫示胰体尾部肿块呈稍低信号，其内见更低信号区（白箭头）；D．横断面LAVA增强扫描动脉期示肿块强化不明显，相对于周围胰腺组织呈低信号（白箭头），其内囊性信号区未见明显强化；E．横断面LAVA增强扫描门脉期示肿块仍呈低信号（白箭头），胰体尾部胰腺组织萎缩，胰管无明显扩张；F．横断面LAVA增强扫描平衡期示肿块延迟强化（白箭头），与周围胰腺组织信号差异缩小，腹膜后见多发肿大淋巴结影，彼此融合，腹膜、大网膜、肠系膜、双肾周筋膜弥漫性增厚、强化，腹部肠管纠集，肠壁模糊不清，肠间脂肪间隙混浊；G．MIP重建图像示脾静脉（白箭头）、左肾动静脉被包绕，边缘模糊

图15-14　胰体尾部胰腺癌，腹腔内广泛种植转移，网膜饼形成；腹膜后多发淋巴结转移，脾静脉左肾动静脉受侵；大量腹水

【鉴别诊断】

胰腺癌主要要与肿块型慢性胰腺炎以及胰腺其他原发或继发肿瘤相鉴别。

1. 慢性胰腺炎

慢性胰腺炎病变范围相对广泛，肿块内钙化常见，CT对于显示病变内钙化更有优势；胰管扩张不均匀；可合并肝内外胆管轻中度扩张，但胆总管逐渐变细，边缘光滑，呈枯树状；肿块型慢性胰腺炎的肿块不侵犯和包埋血管（图15-15）。而胰腺癌病变范围较局限，肿块边界不清，其内坏死、囊变和钙化少见，钙化多在慢性胰腺炎基础上的恶变时出现；胰管梗阻远端扩张形态规则或呈串珠状；扩张的胆总管呈软藤状于肿瘤处骤然截断，也提示恶性胆道低位梗阻；胰腺癌可包埋侵犯周围血管及淋巴结转移。

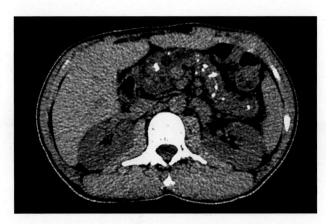

A

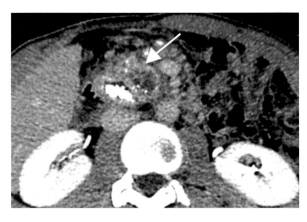
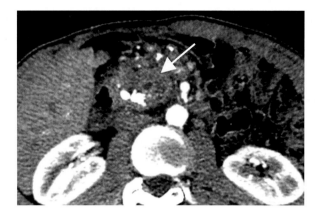

B   C

A．CT 平扫示胰腺内斑片状钙化影，沿胰管分布，胰管不规则扩张；B．CT 增强扫描动脉期示胰头增大，其内见不均匀低密度影（白箭头），病灶内及周边多发钙化；C．CT增强扫描平衡期示胰头部病灶强化不明显，仍呈低密度（白箭头），内壁不光滑，外缘边界清晰，病理证实为脓肿形成

图15-15 肿块型慢性胰腺炎

2．其他胰腺实性肿瘤

（1）转移瘤：胰腺实质转移癌少见，鼻咽癌、乳腺癌等可血行转移至胰腺实质。常转移至胰腺周围淋巴结，原发肿瘤可为肝癌、乳腺癌、胃癌、结肠癌、黑色素瘤、前列腺癌等，淋巴结明显增大包埋胰腺，并与其分界不清。当胰腺内多发肿块，并已知有原发肿瘤病史，则易于鉴别。若胰腺内孤立病灶，则需结合病史及临床表现。

（2）淋巴瘤：常为全身性非霍杰金淋巴瘤侵犯胰腺周围淋巴结，常伴有腹膜后的淋巴结肿大、融合，胰腺受推压移位，但胰腺与淋巴结之间的脂肪间隙尚存在，T1WI压脂序列较易将肿大淋巴结与高信号的正常胰腺区分开来。胰腺实质侵犯少见，可为多发病灶，胰腺萎缩、胰管扩张不常见，鉴别较困难，需结合临床病史，确诊有待病理学检查（图15-16）。

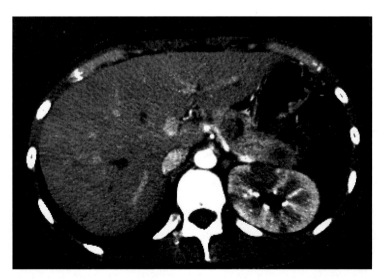

CT增强扫描示胰腺淋巴瘤。胰腺形态饱满，胰体尾部两枚低密度结节，边界欠清，胰管未见扩张。左肾实质内亦可见一低密度肿块

图15-16 胰体尾部淋巴瘤（2枚），左肾淋巴瘤

275

（3）胰腺实性或乳头状上皮肿瘤：罕见，好发于20～30岁女性，低度恶性或有恶性倾向，肿瘤多位于胰尾部，肿块大且边界清楚，形态规则，其内密度不均匀，可有坏死、囊变和出血，手术前鉴别较困难。

第七节　壶腹周围癌

壶腹周围癌指起源于壶腹部2cm以内的恶性肿瘤，范围包括Vater壶腹、胆总管下端、胰管开口处、十二指肠乳头及其附近的十二指肠黏膜等处病变，具体又分为胆总管下段癌、胰头癌、壶腹癌及十二指肠乳头癌。虽来源不同，但因其解剖部位特殊，有着相同的临床表现和相似的影像表现，手术时也难以将其截然分开，故常统称为壶腹周围癌。壶腹周围癌的早期表现为梗阻性黄疸，肿瘤体积多较小，无特异性，易被忽略，早期诊断较困难。

胆总管下段癌表现为梗阻部位管腔狭窄，管壁不均匀增厚，腔内有时可见软组织影，梗阻平面以上胆总管明显扩张，而胰管多不扩张，直至肿瘤压迫或浸润胰管时才显示扩张。MRCP可显示胆总管下段的骤然截断，肝内外胆管呈软藤样扩张。胆总管下段癌含有富血管的纤维组织，强化较明显且时间长，在动脉期及门脉期均出现明显强化，并且由于门静脉期正常胰腺组织信号已下降，相对于动脉期显示肿瘤更清晰，被部分学者认为是胆总管癌较特异的征象。

胰头癌MRCP较特异征象是胆胰管明显扩张呈分离的双管征（扩张的胆胰管末端间距大于5mm）。由于胰头癌为乏血供肿瘤，动态增强各期强化不明显，信号强度均低于正常胰腺组织。

壶腹癌MRCP则示胆胰管明显扩张呈聚拢的"双管征"（扩张的胆胰管末端间距小于5mm）。由于壶腹癌是较富血供的肿瘤，增强扫描肿瘤均匀强化或周边环状强化较明显，门静脉期肿瘤虽然强化，但与周围正常的胰腺差异明显减小，故其强化程度低于胆总管下段癌。另外，壶腹癌的解剖位置相对较低，十二指肠降段腔内充盈缺损、壶腹段胆总管壁增厚等也是鉴别诊断的重要参考（图15-17）。

十二指肠乳头癌肿瘤由于位置特殊，体积较小时即可阻塞胆胰管而出现症状。有时MRCP可以显示十二指肠乳头部的充盈缺损，胆胰管均明显扩张，但程度不如其他类型的明显。

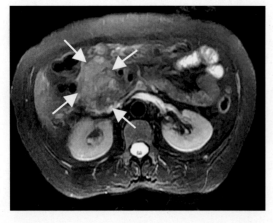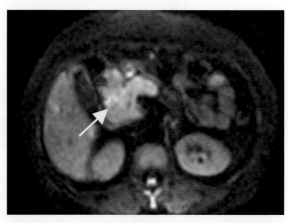

A　　　　　　　　　　　　　　B

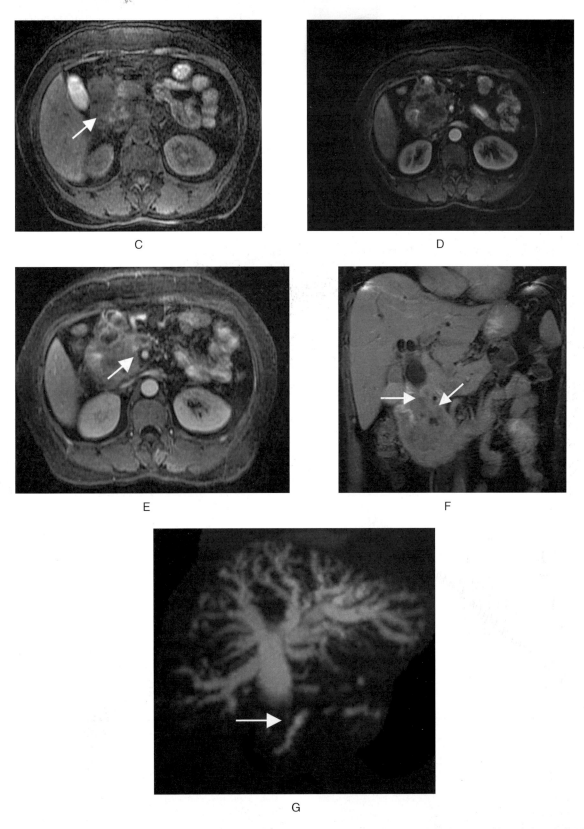

A. 脂肪抑制横断面T2WI平扫示十二指肠降段、水平段、胰头部不规则肿块（白箭头），呈等、稍高混杂信号，信号不均，边界欠清；B. DWI示肿块呈明亮高信号（白箭头）；C. 横断面 LAVA平扫示肿块呈等、稍低信号（白箭头）；D. 横断面LAVA增强扫描动脉期示病灶不均匀环形强化；E. 横断面LAVA增强扫描平衡期示肿块明显不均匀延迟强化，包绕十二指肠降段，肿瘤推移、包绕肠系膜上静脉（白箭头）；F. 冠状面LAVA增强扫描示十二指肠降段和水平段肠壁不规则增厚（白箭头），肠腔变窄，近段肠管扩张；G. MRCP示肝内胆管、胆总管及胰管中重度扩张，胆总管下段骤然截断（白箭头）

图15-17 壶腹癌，累及十二指肠降段、水平段、胰头部

第八节 胰岛素瘤

　　胰岛素瘤是最常见的一类胰腺神经内分泌肿瘤，通常为功能性肿瘤，发现时常较小，直径小于2cm。T1WI压脂序列呈低信号，T2WI压脂序列呈高信号，肿瘤较小而未采用压脂序列时由于信号差异不明显，常可能漏诊。由于是富血供肿瘤，LAVA薄层动态增强扫描对于发现肿瘤敏感性最高，动脉期呈明显的、均匀一致的强化（图15-18），体积较大者也可出现周边环形强化。恶性者出现肝转移，典型表现为肝脏内明显强化或环形强化。

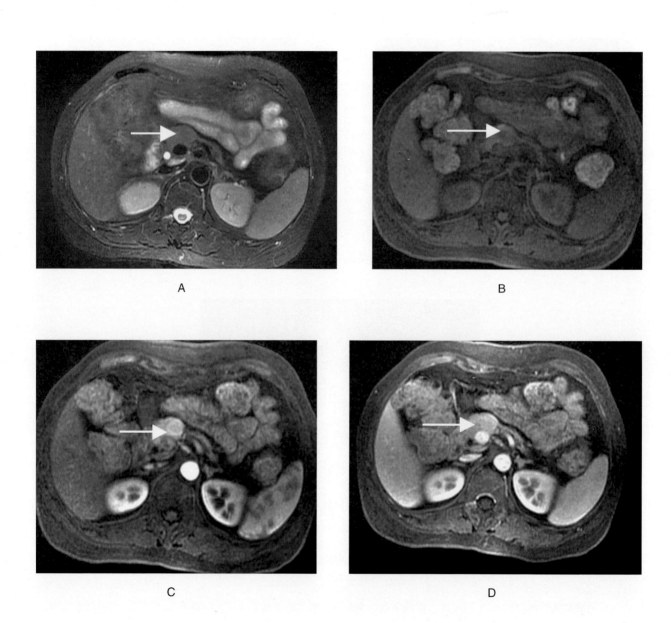

A

B

C

D

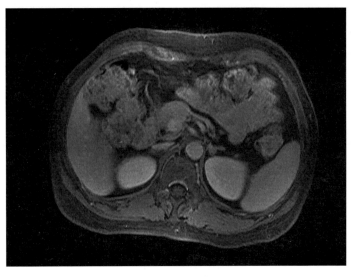

E

A. 脂肪抑制横断面T2WI平扫示胰颈部可见一等信号结节灶（白箭头），边界欠清，约15 mm×15mm；B. 横断面LAVA平扫示胰颈部结节呈低信号（白箭头），信号均匀；C. 横断面LAVA增强扫描动脉期示病灶明显均匀强化（白箭头），相对于周围胰腺组织呈明显高信号；D. 横断面LAVA增强扫描门脉期示病灶强化程度稍减退，相对周围胰腺组织呈均匀稍高信号（白箭头）；E. 横断面LAVA增强扫描平衡期示结节强化减退，呈等信号

图15-18 胰颈部胰岛素瘤

第九节 胃泌素瘤

90%以上的胃泌素瘤发生在胃泌素瘤三角区，即上起自胆囊管和胆总管的上部，下至十二指肠水平段，内至胰颈部的交界处的这一解剖区域。单发多见，多发者也不少见，T2WI抑脂序列肿瘤呈高信号，有利于发现病灶，SE T1WI抑脂序列呈低信号，增强扫描呈明显均匀的强化或环形强化（图15-19）。值得注意的是，环形强化者周边部分强化环取决于肿瘤血供，血供十分丰富时强化明显、强化环较厚，而强化环不明显或较薄时则病灶与正常胰腺组织的强化分界不清，不易观察到肿瘤的强化特征，甚至整个肿瘤呈囊性改变。

此外，胃泌素瘤导致的溃疡，表现为肠道炎性反应和肠壁增厚等，MRI LAVA薄层动态增强扫描可观察到病变部位的异常不规则强化。

MRI可以很好地显示恶性胃泌素瘤的肝转移瘤，其形态、大小一致，血供丰富，增强扫描病灶边缘均匀的环形强化非常明显。典型的转移瘤在T2WI压脂序列上呈高信号，边缘规则清晰，与血管瘤类似，鉴别诊断要点是血管瘤强化是由周边向中心的"渐进性"强化，而胃泌素瘤周边在增强扫描早期强化，随时间减退，偶尔会出现中心区域延迟强化。

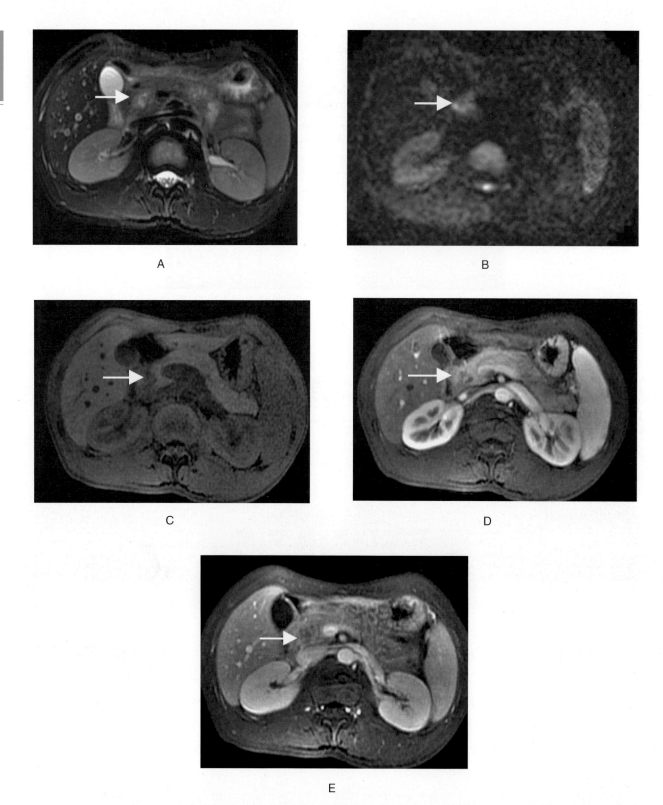

A. 脂肪抑制横断面T2WI平扫示胰头部见不规则高信号结节影（白箭头），信号不均，边界欠清；B. DWI示病灶呈不均匀高信号（白箭头）；C. 横断面 LAVA平扫示胰头部结节呈等低混杂信号（白箭头）；D. 横断面LAVA增强扫描动脉期示瘤灶明显不均匀强化（白箭头）；E. 横断面LAVA增强扫描平衡期示病灶强化程度减退，呈等、稍低信号（白箭头），与周围组织分界欠清

图15-19 胰头部胃泌素瘤

第十节　胰腺导管内乳头状黏液瘤

　　导管内乳头状黏液瘤是最常见的胰腺囊性肿瘤，低度恶性。病理特点是胰腺导管上皮的乳头状增生，伴随不同程度的黏液分泌和胰管扩张。根据肿瘤部位的不同，可分为主胰管型、分支型和混合型。主胰管型是指病灶位于主胰管内，显示为钩突、头、体或尾部主胰管段性或弥漫葡萄状囊样扩张。分支型占一半左右，肿瘤位于分支胰管内，常伴有主胰管的中度扩张。混合型则是二者同时被累及。

　　肿瘤直径可在1厘米至十几厘米不等。早期小肿瘤多局限于胰管内，匍匐生长，引起肿瘤远端胰管明显、不规则扩张，肿瘤本身较小时，增强扫描动脉期和（或）门脉期轻至中度强化。肿块较大时可呈局部浸润生长，边界常较清晰，含囊、实性两种结构，表现为T2WI上明亮的囊性结构内壁多个相对低信号的壁结节，增强扫描明显强化，外壁较光滑，结合MRCP可显示胰管内肿块及远端明显扩张的胰管。MRCP若发现囊性病变与主胰管有沟通，则有利于导管内乳头状黏液瘤的确诊（图15-20）。

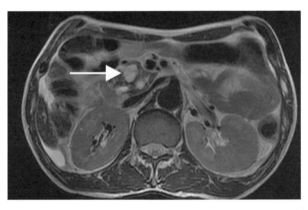

A

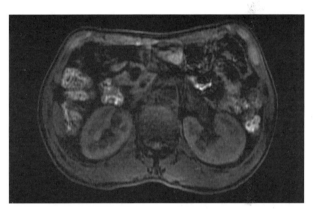

B

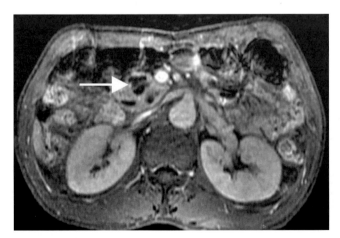

C

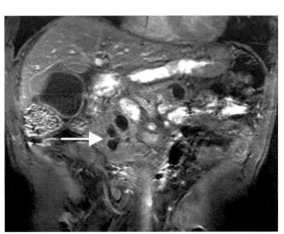

D

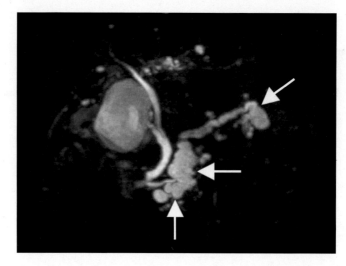

E

A．横断面T2WI平扫示胰头部一囊实性异常信号肿块影（白箭头），边界欠清，信号不均，实性部分呈等稍高信号，囊性部分呈高信号，其内可见等低信号分隔影；B．横断面LAVA平扫示胰头部肿块呈低信号；C．横断面LAVA增强扫描平衡期示增强扫描后实性部分及分隔呈明显延迟强化（白箭头），囊性部分未见明显强化；D．冠状面LAVA增强扫描示除胰头部病灶（白箭头）外，胰腺体部尚见类圆形无强化囊性信号影；E．MRCP示主胰管呈不均匀中度扩张，上述多发囊性病灶（白箭头）与邻近扩张的胰管关系密切

图15-20　胰头部及胰体部导管内乳头状黏液瘤

导管内乳头状黏液瘤具有低度恶性，提示为恶性的影像征象包括：MRCP检查显示主胰管扩张达50%以上、囊性肿块直径＞5cm、囊性肿块内出现软组织成分、壁结节直径≥3mm、囊壁或分隔增厚、胰腺实质侵犯、囊内容物钙化、胆总管有梗阻、病变侵犯十二指肠、有胰周血管累及以及淋巴结、肝或腹膜有转移等。影像学上，主胰管型较分支胰管型具有更高的恶性倾向。

第十一节　胰腺淋巴瘤

常为全身性非霍杰金淋巴瘤侵犯胰腺周围淋巴结，伴有腹膜后的淋巴结肿大、融合，胰腺受推压移位，但胰腺与淋巴结之间的脂肪间隙尚存在。T1WI压脂序列，肿大淋巴结呈中等信号，可与高信号的正常胰腺区分，T2WI呈稍高或混合信号改变，增强扫描轻中度强化，强化均匀或不规则（图15-21）。极少数淋巴瘤直接侵犯胰腺组织，可表现为多发病灶，而胰腺萎缩、胰管扩张不常见，影像诊断困难，需结合临床病史及实验室检查，确诊有待病理学检查。

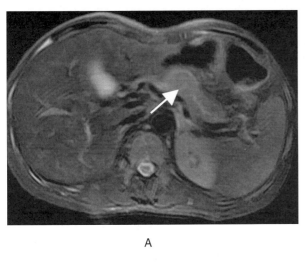

A

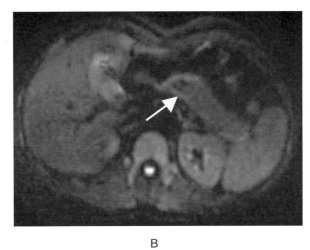

B

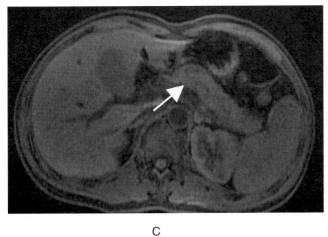

C

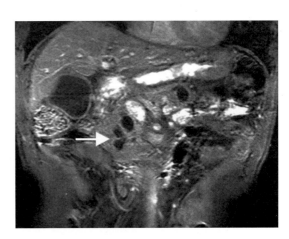

D

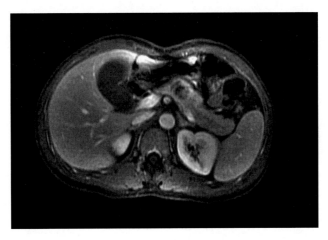

E

　　A. 脂肪抑制横断面T2WI平扫示胰体部可见一稍高信号结节影，边界欠清，信号尚均匀（白箭头）；B. DWI示胰体部结节呈低信号（白箭头）；C. 横断面LAVA平扫示病灶呈等、略低信号（白箭头）；D. 横断面LAVA增强扫描动脉期示病灶周边部分及其内分隔强化（白箭头），呈稍高信号，胰体尾部胰管轻度不均匀扩张；E. 横断面LAVA增强扫描平衡期示病灶周边部分及其内分隔持续性强化，呈稍高信号

图15-21　胰体部淋巴瘤

第十二节　胰腺实性假乳头状瘤

　　罕见的胰腺良性或低度恶性肿瘤，多见于年轻女性。

　　好发于胰头、尾部，累及全胰，范围广泛者为恶性。肿块体积较大，多大于3cm，可至十几厘米。单发，形态为圆形、类圆形和不规则分叶状，呈膨胀性改变，向胰外突起，压迫周围组织，边界清楚，大多数肿瘤有完整包膜，极少数为恶性者可突破包膜。由于肿瘤组织质地柔软，生长缓慢，因此较少引起胰胆管的扩张。

　　肿瘤通常由不同比例的囊实性成分共同组成，接近一半的病灶内囊实性比例相近，少数可表现为完全囊性或完全实性。囊实性成分的分布方式亦各不相同，或相间存在，或实性成分位于肿块周边，或大小不等的多个囊腔位于肿块边缘等。MR 平扫实性部分T2WI呈略高信号，T1WI呈等信号，囊性部分T2WI呈高信号，T1WI呈低信号，略高于脑脊液信号。增强扫描肿瘤实性部分呈渐进性强化或持续强化，囊性成分无强化，包膜均有中等程度以上的强化（图15-22）。

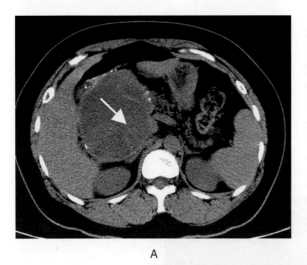
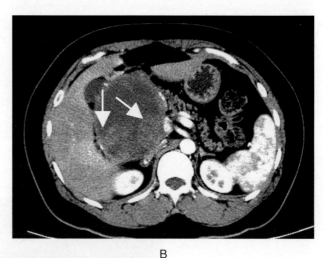

A　　　　　　　　　　　　　　　　　　　　B

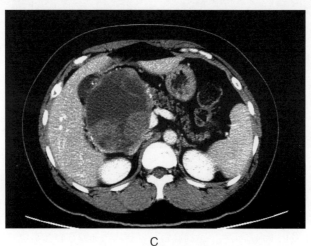

C

　　A．CT平扫示胰头部可见一巨大类圆形囊实性占位，实性部分呈不规则结节状向囊内突出（白箭头），CT值约为30HU，病灶边缘可见散在点状高密度钙化影；B．CT增强扫描动脉期示肿块实性部分强化（白箭头），囊性部分未见明显强化；C．CT增强扫描平衡期示肿块实性部分延迟强化，呈明显高密度，邻近胆囊、肠管及血管受压移位，分界尚清

图15-22　胰头部实性假乳头状瘤

出血是该肿瘤的特征表现之一，可存在于囊性部分，亦可存在于实性部分内，平扫呈T2WI高低信号、T1WI高信号，若出现于囊性部分，由于血液及囊内液性成分同时存在，部分病例可出现液-液平面。

肿块出现钙化者亦不少见。多出现于肿块边缘或包膜内，少数钙化灶亦位于肿块边缘实性成分中。MRI不易发现（图15-22）。

（颜荣华　王劲）

参考文献

［1］ 谢斯栋，王劲，单鸿，等. 磁共振扩散加权成像诊断轻症急性胰腺炎［J］. 中国医学影像技术，2011，27（7）：1426-1430.

［2］ ARVANITAKIS M, DELHAYE M, DE MAERTELAERE V, et al. Computed tomography and magnetic resonance imaging in the assessment of acute pancreatitis［J］. Gastroenterology, 2004, 126（3）：715-723.

［3］ BALCI N C, BIENEMAN B K, BILGIN M, et al. Magnetic resonance imaging in pancreatitis［J］. Top Magn Reson Imaging, 2009, 20（1）：25-30.

［4］ BALTHAZAR E J. Complications of acute pancreatitis: clinical and CT evaluation［J］. Radiol Clin North Am, 2002, 40（6）：1211-1227.

［5］ BARRAL M, SOYER P, DOHAN A, et al. Magnetic resonance imaging of cystic pancreatic lesions in adults: an update in current diagnostic features and management［J］. Abdom Imaging, 2014, 39（1）：48-65.

［6］ SONG S J, LEE J M, KIM Y J, et al. Differentiation of intraductal papillary mucinous neoplasms from other pancreatic cystic masses: comparison ofmultirow-detector CT and MR imaging using ROC analysis［J］. J Magn Reson Imaging, 2007, 26（1）：86-93.

［7］ FATTAHI R, BALCI N C, PERMAN W H, et al. Pancreatic diffusion-weighted imaging（DWI）: comparison between mass-forming focal pancreatitis（FP）, pancreatic cancer（PC）, and normal pancreas［J］. J Magn Reson Imaging, 2009, 29（2）：350-356.

［8］ KATABATHINA V S, DASYAM A K, DASYAM N, et al. Adult bile duct strictures: role of MR imaging and MR cholangiopancreatography in characterization［J］. Radiographics, 2014, 34（3）：565-586.

［9］ PROCACCI C, CARBOGNIN G, BIASIUTTI C, et al. Intraductal papillary mucinous tumors of the pancreas: spectrum of CT and MR findings with pathologic correlation［J］. Eur Radiol, 2001, 11（10）：1939-1951.

［10］ VENTRIGLIA A, MANFREDI R, MEHRABI S, et al. MRI features of solid pseudopapillary neoplasm of the pancreas［J］. Abdom Imaging, 2014, 39（6）：1213-1220.

第十六章
脾脏疾病MRI诊断

第一节　脾　囊　肿

　　脾囊肿为脾脏组织囊性病变。脾囊肿可以分为寄生虫性囊肿和非寄生虫性囊肿。寄生虫性囊肿通常由细粒棘球绦虫引起。非寄生虫性囊肿可分为原发性（真性）囊肿和继发性（假性）囊肿，其区别在于真性囊肿有内衬上皮细胞，假性囊肿无内衬上皮细胞。

　　【MRI表现】

　　真性囊肿：单发为主，边缘光滑、锐利，囊肿壁薄，囊肿内信号均匀，T1WI呈低信号，T2WI呈高信号，Gd-DTPA增强后囊壁及囊内容物无强化。外伤后囊肿：有厚的纤维壁和蛋壳样钙化，由于囊内可出现出血或机化，囊内信号可不均匀。寄生虫囊肿：其内可见分隔影，囊壁钙化，大囊套小囊，肝或其他器官也可看到囊肿，T1WI及T2WI病灶边缘均可见一低信号环征，以T2WI明显，增强扫描囊壁及分隔无强化或轻度强化。DWI/MRS有助于区别寄生虫性囊肿和非寄生虫性囊肿（图16-1）。

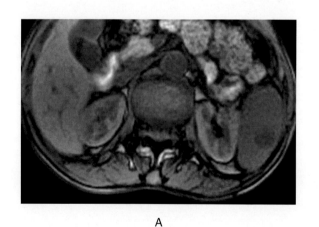

A

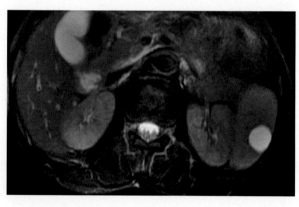

B

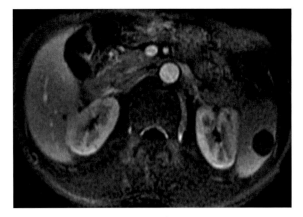

C

A. 横断面T1WI平扫示病灶呈均匀低信号；B. 脂肪抑制横断面T2WI平扫示病灶主体呈均匀高信号，周边可见低信号囊壁；C. 横断面LAVA增强扫描动脉期示病灶无强化

图16-1 脾囊肿

【鉴别诊断】

（1）囊性转移瘤：囊壁厚薄不均，内缘多欠规则，可有附壁结节，增强扫描时囊壁常可见轻度强化，典型者呈牛眼征或靶征。

（2）淋巴管瘤：有占位效应，瘤常有分隔，与单纯性囊肿不同；寄生虫性囊肿虽有分隔，但寄生虫囊肿常有钙化，且可有大囊套小囊。

（3）脾脓肿：单发或多发囊性病灶，有较厚的壁，壁有分层现象，内壁大多光滑，囊腔内出现气液平面时有特征性，增强扫描囊壁呈环形强化，瘤灶周围可有水肿带。

第二节 脾 脓 肿

脾脓肿是脾组织局限性化脓性炎症。可以真菌或细菌引起，最常见的病因是亚急性心内膜炎。

【MRI表现】

急性炎症期：炎症初期脾脏轻至中度肿大，病变T2WI呈略高信号。

化脓期和包膜形成期：脓肿壁较厚，在T1WI上信号高于脓腔而低于脾实质，T2WI呈中等信号，Gd-DTPA增强扫描呈轻度持续性强化；脓腔内容物T1WI呈低信号，当出血或蛋白质含量增高T1WI信号增高，T2WI呈高信号，Gd-DTPA增强扫描无强化，因脓腔内为黏稠脓液，DWI序列上呈明显高信号。脓肿壁外侧的水肿带T1WI呈低信号，T2WI呈明显高信号。部分脓肿内可出现小气泡，有时可见液平面（图16-2）。

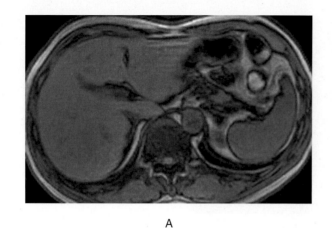

A

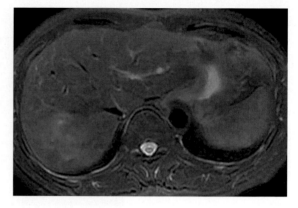

B

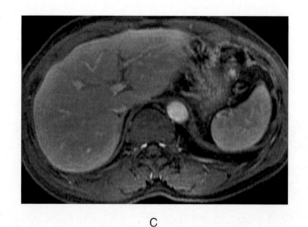

C

　　A．横断面T1WI平扫示脾脏内侧缘小结节状略低信号灶；B．脂肪抑制横断面T2WI平扫示病灶呈高信号；C．横断面LAVA增强扫描门静脉期示病灶呈明显环形强化

图16-2　脾脓肿

【鉴别诊断】

　　（1）急性炎症期脾脓肿的鉴别诊断：脾梗死病灶于T2WI上呈略高、高信号，病灶形态为尖端指向脾门的三角形，需注意的是脾梗死可继发脾脓肿。

　　（2）化脓期和包膜形成期脾脓肿的鉴别诊断。

　　1）脾囊肿：类圆形囊性病灶，边缘光滑，无明确的壁，增强扫描无强化，病灶周围无水肿带。

　　2）囊性淋巴管瘤：囊性淋巴管瘤壁较薄，可见分隔，增强扫描分隔及囊壁呈轻度强化，壁外无水肿带。

第三节　脾脏良性肿瘤

一、脾血管瘤

脾血管瘤是脾脏最常见的良性肿瘤，起源于窦状腺上皮细胞。

【MRI表现】

脾血管瘤可以为实性，也可以为囊性。以囊实性为主，病灶内可见多发小斑点状钙化或边缘弯曲钙化。与正常脾实质相比，血管瘤T1WI呈等、低信号，T2WI呈高信号，当病灶内有含铁血黄素沉积时T2WI为高、低混杂信号，Gd-DTPA动态增强扫描可见脾血管瘤有三种强化方式：① 立即均匀持续性强化；② 早期边缘强化而延迟期呈均一强化；③ 病灶中央纤维疤痕呈持续性强化，余部病灶呈向心性进行性强化。当脾血管瘤合并有出血、梗塞或血栓形成时，信号可呈多样化（图16-3）。

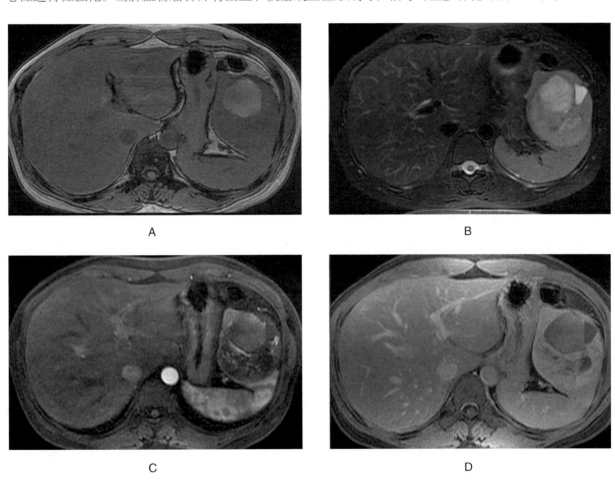

A

B

C

D

　A. 横断面T1WI平扫示脾内类圆形高、低混杂信号灶；B. 脂肪抑制横断面T2WI平扫示病灶以高信号为主混杂信号；C. 横断面LAVA增强扫描动脉期示病灶不均匀强化；D. 横断面LAVA增强扫描延迟期示病灶呈向心性强化

图16-3　脾血管瘤出血并坏死

【鉴别诊断】

（1）错构瘤：错构瘤内可有钙化或脂肪，增强扫描多呈不均匀强化，当病灶内含有脂肪信号时具有特征性。

（2）淋巴管瘤：淋巴管瘤常呈囊状，其内多有分隔，增强扫描分隔及囊壁可有强化，但无血管瘤延迟向心性强化特点。

（3）转移瘤：典型转移瘤增强扫描后有不同程度强化，牛眼征是其特征表现，多半有原发肿瘤病史及淋巴结肿大。

二、脾淋巴管瘤

脾淋巴管瘤是由于淋巴组织发育不全或障碍引起与淋巴系统不相连通所致的淋巴管扩张。淋巴管瘤是由单囊或多囊组成，可分为毛细淋巴管瘤、海绵状淋巴管瘤及囊性淋巴管瘤。

【MRI表现】

包膜下，可为单发囊性肿块，可为多房囊性肿块，亦可弥漫生长；T1WI呈低信号，T2WI呈高信号，由于内含蛋白、脂肪成分，并且可以出血，因此淋巴管瘤信号可不均匀。T2WI瘤灶内可见低信号纤维间隔，Gd-DTPA增强扫描囊壁及分隔可呈持续性强化（图16-4）。

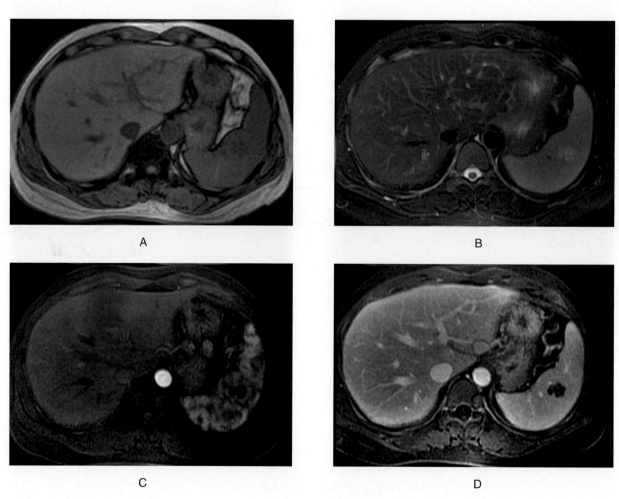

A. 横断面T1WI平扫示脾内不均匀低信号结节灶，内见等信号分隔影；B. 脂肪抑制横断面T2WI平扫示脾内高信号结节灶，内见低信号分隔影；C、D. 横断面LAVA增强扫描动脉期、门静脉期示病灶内部无强化，分隔及囊壁呈持续性强化

图16-4 脾淋巴管瘤

【鉴别诊断】

（1）脾囊肿：单一囊状结构，少有分隔，囊壁及间隔无强化。

（2）脾包虫病：大囊套小囊，囊壁钙化，囊壁及间隔无强化或轻度强化。

（3）脾脓肿：脓肿壁较厚且明显强化及壁外水肿，临床有寒战、高热等感染症状。

（4）海绵状血管瘤：海绵状淋巴管瘤与海绵状血管瘤十分相似，但海绵状血管瘤增强后持续向心性强化，而前者仅为囊壁及分隔强化。

三、脾错构瘤

脾脏错构瘤是非常少见的良性肿瘤，由多种正常脾组织异常混合而成。

【MRI表现】

大多为圆形或分叶状实性结节，边界清楚，无包膜，病灶内部信号与其成分有关。血管成分呈可因流空效应而呈迂曲管状低信号，亦可呈长T1长T2改变。平滑肌成分在T1WI及T2WI上均为等信号。脂肪成分在T1WI及T2WI上均为高信号。动态增强扫描早期呈轻度不均匀强化，后呈渐进性强化。病灶内可有钙化或脂肪，病灶含有脂肪信号具有特征性（图16-5）。

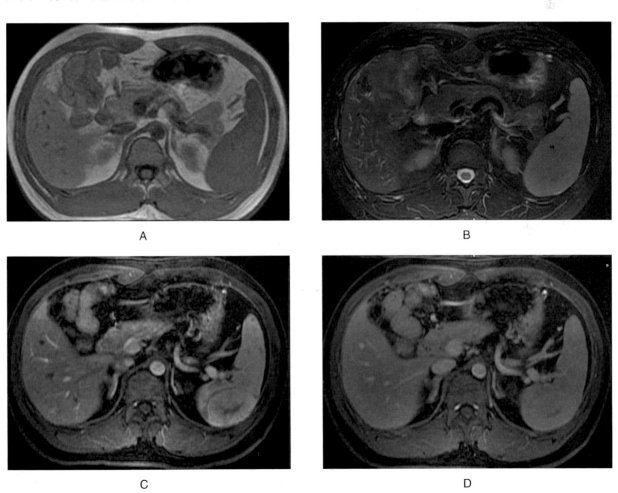

A   B

C   D

A．横断面T1WI平扫示脾内病灶呈等信号；B．脂肪抑制横断面T2WI平扫示病灶呈稍低、稍高混杂信号；C、D．横断面LAVA增强扫描动脉期、门静脉期示脾脏病灶不均匀渐进性强化，病灶内见小片状无强化灶

图16-5　脾错构瘤

【鉴别诊断】

（1）脾血管瘤：脾血管瘤T1WI呈低信号，T2WI呈明显高信号，增强扫描呈周边向中心的向心性强化，有时难与错构瘤相鉴别。

（2）脾淋巴瘤：脾淋巴瘤信号一般较均匀，增强扫描呈轻度均匀强化。

（3）转移瘤：转移瘤T1WI呈等、稍低信号，T2WI呈稍高信号，增强扫描可呈环形强化。

四、脾炎性肌纤维母细胞瘤

脾炎性肌纤维母细胞瘤由分化的肌纤维母细胞性梭形细胞组成，常伴有大量浆细胞和（或）淋巴细胞，其又称炎性假瘤、浆细胞肉芽肿、浆细胞假瘤、炎性纤维肉瘤等。

【MRI表现】

病灶通常为孤立肿块，边界清楚，在T1WI上呈稍低、等信号。T2WI信号与瘤灶成分有关，当瘤灶主要由成熟纤维化组织构成时，则以低信号为主；当瘤灶内出现丰富肉芽组织和炎症细胞时，则可表现为以高信号为主伴有稍低信号分隔及包膜。Gd-DTPA增强扫描病灶周边及病灶内部纤维分隔呈延迟强化。当病灶内部出现出血、坏死及钙化，病灶信号不均匀（图16-6）。

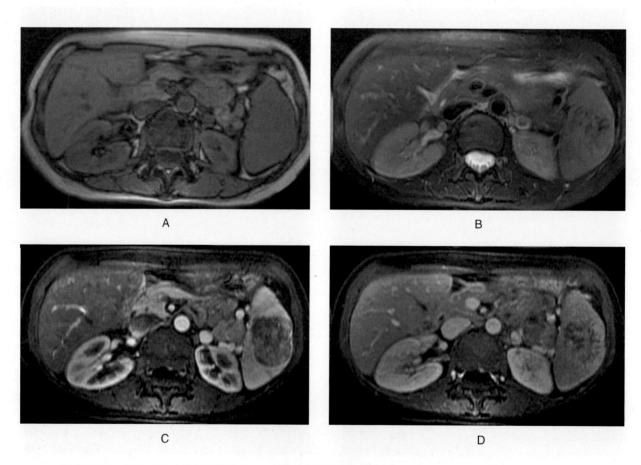

A. 横断面T1WI平扫示脾内病灶呈等信号；B. 脂肪抑制横断面T2WI平扫示低、稍高混杂信号，内见低信号分隔及不连续包膜影；C、D. 横断面LAVA增强扫描动脉期、门静脉期示病灶分隔及包膜不均匀延迟强化

图16-6 脾炎性肌纤维母细胞瘤

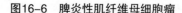

【鉴别诊断】

当瘤灶以成熟纤维组织为主要成分时，T2WI呈低信号有一定特征性。但当以肉芽组织和炎症细胞为主要成分时，T2WI以高信号为主的混杂信号，这需与以下病变相鉴别。

（1）脾血管瘤：脾血管瘤T1WI呈低信号，T2WI明显高信号呈灯泡征，增强扫描呈周边向中心的向心性强化，有时难与炎性肌纤维母细胞瘤相鉴别。

（2）脾淋巴瘤：淋巴瘤信号一般较均匀，其内无纤维分隔及包膜，且淋巴瘤常伴有腹膜后淋巴结肿大、融合。

（3）淋巴管瘤：典型淋巴管瘤内容物为长T1长T2水样信号，与脾炎性肌纤维母细胞瘤尚可区别，但当内容物蛋白质含量增高或并发出血时，两者鉴别困难。

第四节　脾脏恶性肿瘤

一、脾淋巴瘤

脾淋巴瘤是脾脏最常见的恶性肿瘤，可分为脾本身的原发性淋巴瘤和全身恶性淋巴瘤脾浸润。病理上可分为弥漫肿大型、粟粒型、多发结节型及孤立肿块型。

【MRI表现】

脾脏肿大，病灶呈结节状或弥漫性，边界不清，病灶信号一般均匀，亦可不均匀。病灶一般在T1WI呈略低、等信号，T2WI呈略高信号。增强扫描后弥漫型病灶呈不均匀强化，多发结节型或孤立肿块型呈均匀强化，强化程度略低于正常脾脏，而呈地图状改变。当病灶内合并出血、坏死时，病灶信号不均匀。患者可伴有腹膜后淋巴结肿大（图16-7）。

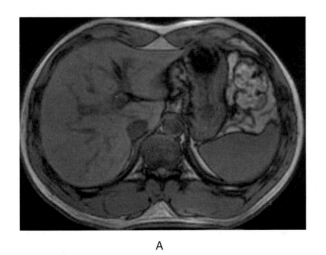
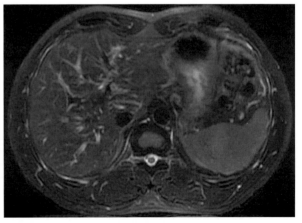

A　　　　　　　　　　　　B

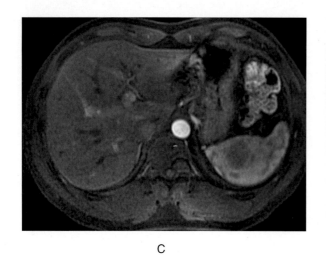
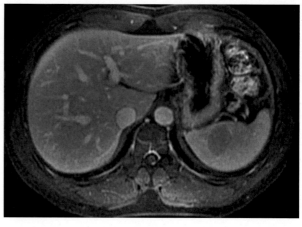

C   D

A．横断面T1WI平扫示脾内病灶呈均匀等信号；B．脂肪抑制横断面T2WI平扫示脾内病灶呈均匀稍高信号；C、D．横断面LAVA增强扫描动脉期、门静脉期示病灶轻度均匀强化，强化程度低于正常脾脏

图16-7　脾淋巴瘤

【鉴别诊断】

（1）转移瘤：转移瘤内坏死较淋巴瘤常见，瘤灶之间较少相互融合，增强扫描瘤灶边缘呈轻至中度强化，淋巴瘤边缘强化少见，二者均可有腹膜后淋巴结肿大，但淋巴瘤所致的腹膜后淋巴结肿大较明显，且可以相互融合。

（2）脾脓肿：早期脓肿壁未形成时与脾淋巴瘤鉴别困难，可通过诊断性抗感染治疗复查或穿刺活检鉴别。

二、脾转移瘤

脾转移瘤非常少见，主要由恶性黑色素瘤、肺癌、乳癌及卵巢癌引起。

【MRI表现】

脾内单发或多发结节灶、肿块，病灶一般在T1WI上呈等、略低信号，T2WI呈高信号。当病灶中心出现坏死、液化时呈长T1长T2改变，称之为牛眼征或靶征。当瘤灶内出血或黑色素转移瘤时T1WI可呈高信号。Gd-DTPA增强扫描动脉期一般无强化或稍有环形强化，门脉期呈典型环形强化，病灶强化可持续到延迟期，当瘤灶内出血、囊变时强化不均匀（图16-8）。

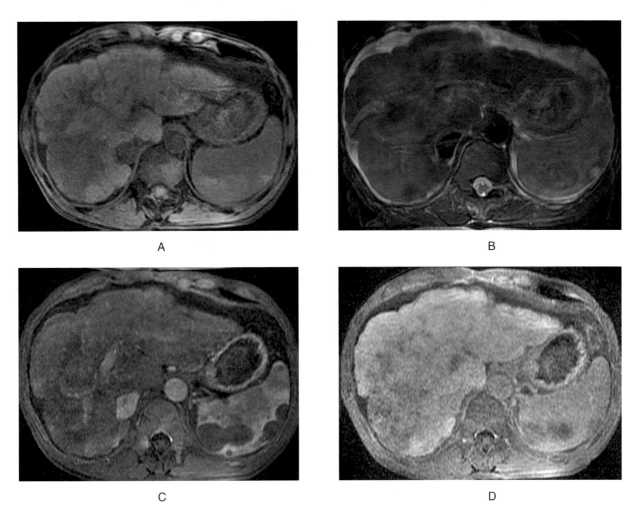

A. 横断面T1WI平扫示脾内多发等、高混杂信号灶；B. 脂肪抑制横断面T2WI平扫示脾内多发以低信号为主混杂信号灶；C、D. 横断面LAVA增强扫描动脉期、门静脉期示病灶呈延迟渐进性环形强化

图16-8　脾多发转移瘤并瘤灶内出血

【鉴别诊断】

（1）脾淋巴瘤：详见脾淋巴瘤。

（2）囊性转移瘤需与脾囊肿鉴别：脾囊肿壁薄，无附壁结节，增强扫描囊壁无强化。

第五节　脾动脉瘤

脾动脉瘤是由于脾动脉壁的损伤或病变，形成动脉壁局限性膨出，可分为真性和假性两类。真性动脉瘤由动脉壁三层组织结构组成；假性动脉瘤为动脉壁破裂后由血肿与周围包绕的结缔组织构成。

【MRI表现】

脾动脉瘤MRI表现与瘤灶内血流速度、有无血栓形成及有无出血有关（图16-9）。

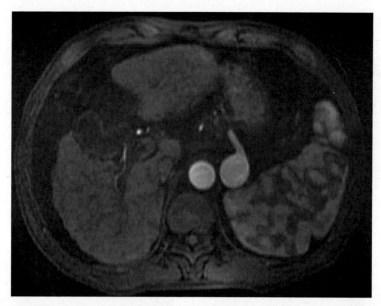

图16-9 横断面LAVA增强扫描动脉期示脾动脉壁见一囊袋样突起，边缘光滑，信号与脾动脉、腹主动脉相当

（1）当流速快且无血栓形成时，因流空效应，T1WI及T2WI均为无信号。

（2）当流速慢且有血栓形成时，因血栓机化、钙化等影响，T1WI多为低、等混杂信号，T2WI为低、等、高混杂信号。

（3）当瘤灶内有亚急性出血时，T1WI及T2WI均为高信号。

（4）因流空效应及血栓，动脉瘤增强扫描可无强化。当小的动脉瘤增强扫描时可全瘤强化。

【鉴别诊断】

根据病变位置、MRI特征性表现可做出动脉瘤诊断，MRA有助于动脉瘤进一步诊断。

第六节 脾 梗 死

脾梗死是指脾动脉或其分支阻塞导致脾脏组织缺血坏死。

【MRI表现】

脾梗死灶大小不等，常有数个同时存在，病灶一般位于脾脏外缘，呈尖端指向脾门的楔形病变，边缘可清或略模糊。脾梗死灶的信号与梗死的时间及是否出血有关。急性脾梗死T1WI呈略低或低信号，T2WI信号增高，DWI呈高信号。亚急性及慢性脾梗死T1WI呈低信号，T2WI呈高信号。当梗死灶内出血时，原T1WI低信号病灶内可见片状高信号影，出血灶在T2WI上也多为高信号（图16-10）。

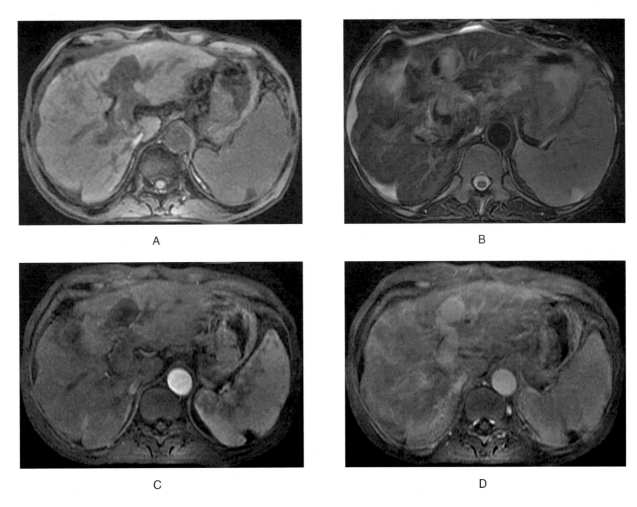

A. 横断面T1WI平扫示脾脏边缘尖端指向脾门三角形低信号灶；B. 脂肪抑制横断面T2WI平扫示病灶呈高信号；
C、D. 横断面LAVA增强扫描动脉期、门静脉期示病灶无强化

图16-10　脾梗死

【鉴别诊断】

典型尖端指向脾门的楔形脾梗死一般诊断不难。不典型脾梗死需与脾脓肿、脾破裂出血相鉴别。

（1）脾脓肿：囊状长T1长T2改变，壁厚且内缘欠光滑，增强后脓肿壁明显强化，且脓肿周围可见水肿带，典型病变内可有气液平面。但当梗死继发感染时与脾脓肿难以鉴别。

（2）脾破裂多有外伤史，可表现为脾脏轮廓不规则并可见透亮裂隙，常合并包膜下出血和积液。

第七节　游　走　脾

游走脾是指由于固定脾的悬韧带发育不全或过于松弛和脾门血管蒂过长，以致脾脏活动度过大，离开正常解剖部位。游走脾又称漂流脾、漂浮脾、迷走脾、移位脾、错位脾及脾下垂。

【MRI表现】

左上腹部脾窝处无脾脏影，而腹、盆腔其他部位可见游走的脾脏。游走脾脾门一般位于前方，游走脾脏与正常脾脏信号相同。游走脾易发生扭转，游走脾并扭转时易出现局部缺血、坏死时，这时T1WI信号降低，而T2WI信号增高，脾脏强化程度降低。MRA可显示游走脾的脾动脉形态、长度及有无血栓形成等，借此可以追踪游走脾的位置（图16-11）。

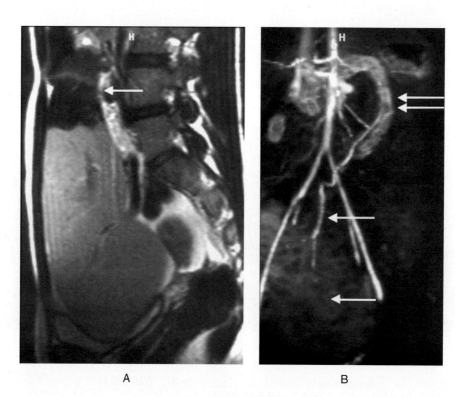

A．矢状面T1WI增强扫描示异位于盆腔脾脏，箭头所指病灶上部信号不均匀，提示梗死；B．MPR图像中单箭头所示的是延长的异位脾蒂，三角符号所示的是异位脾，双箭头所示的是位于脾动脉后的胰尾部

图16-11 游走脾

【鉴别诊断】

根据MRI显示游走脾脏的大小、形态及信号诊断一般无困难。

（陈炳辉 王劲）

参考文献

［1］ 戴敏方，唐家传，翟凌云，等．脾脏病变的CT及MRI诊断［J］．临床放射学杂志，1996，15：61-63.

［2］ 张禹，潘贤成，唐朝．脾淋巴管瘤MRI表现一例［J］．临床放射学杂志，2008，27（3）：342-343.

［3］ 罗小平，袁明远．脾脏肿瘤性病变的影像鉴别诊断［J］．实用临床医学，2006，7（1）：114-116.

［4］ 阳红艳，许乙凯，吴元魁，等．脾脏转移性肿瘤的影像学特征分析与探讨［J］．临床放射科杂志，2008，27（3）：343-346.

［5］ 周康荣，吴恩惠．中华影像医学，肝胆胰脾卷［M］．2版．北京：人民卫生学出版社，2005.

［6］ 辛鹏，孙屹立．脾海绵状淋巴管瘤的CT诊断与鉴别诊断（附8例分析）［J］．放射学实践，2009，24（6）：643-645.

［7］ 娄毅，沈健，应碧伟. 脾脏炎性肌纤维母细胞瘤的CT与病理对照分析［J］. 影像诊断与介入放射学，2010，19（5）：280-282.

［8］ 施世军，朱晓惠. 3例脾脏炎性肌纤维母细胞瘤的影像学表现［J］. 浙江医学教育，2010，9（1）：50-53.

［9］ 黄学全，刘光琼，周荣智. 脾血管瘤影像诊断［J］. 激光杂志，2000，21（4）：58.

［10］ KHALED M ELSAYES, VAMSIDHAR R NARRA, GOVIND MUKUNDAN, et al. MR Imaging of the Spleen：Spectrum of Abnormalities［J］. RadioGraphics，2005，25：967-982.

［11］ ANTONIO LUNA, RAMÓN RIBES, PILAR CARO, et al. MRI of Focal Splenic Lesions Without and With Dynamic Gadolinium Enhancement［J］. AJR，2006，186：1533-1547.

［12］ SHWETA BHATT, ROCHELLE SIMON, VIKRAM S DOGRA. Radiologic-Pathologic Conferences of the University of Rochester School of Medicine：Inflammatory Pseudotumor of the Spleen［J］. AJR，2008，191：1477-1479.

［13］ HISASHI OSHIRO, MASATO NOMURA, SHOJI YAMANAKA, et al. Splenic Inflammatory Pseudotumor（Inflammatory Myofibroblastic Tumor）［J］. J Clin Exp Hematopathol，2007，47（2）：83-88.

［14］ SOLOMOU E G, PATRIARHEAS G V, MPADRA F A, et al. Asymptomatic adult cystic lymphangioma of the spleen：case report and review of the literature［J］. Magnetic Resonance Imaging，2003，21：81-84.

［15］ CHANG W C, LIOU C H, KAO H W, et al. Solitary lymphangioma of the spleen：dynamic MR findings with pathological correlation［J］. BJR，2007，80：4-6.

［16］ DONG HYUN YANG, HYUN WOO GOO. Generalized Lymphangiomatosis：Radiologic Findings in Three Pediatric Patients［J］. Korean J Radiol，2006，7（4）：287-291.

［17］ ISABELLA PALMIERI, EMANUELA NATALE, FRANCESCO CRAFA, et al. Epithelial Splenic Cysts［J］. Anticancer Research，2005，25：515-522.

［18］ ANDREA GIOVAGNONI, CHIARA GIORGI, GAIA GOTERI. Tumours of the spleen［J］. Cancer Imaging，2005，5：73-77.

［19］ ROBERT M ABBOTT, ANGELA D LEVY, NADINE S AGUILERA, et al. Primary Vascular Neoplasms of the Spleen：Radiologic-Pathologic Correlation［J］. RadioGraphics，2004，24：1137-1163.

［20］ MARIBEL URRUTIA, PATRICIA J MERGO, LUIS H ROS, et al. Cystic Masses of the Spleen：Radiologic-Pathologic Correlation［J］. RadioGraphics，1996，16：107-129.

［21］ ANNE PATERSON, DONALD P FRUSH, LANE F DONNELLY, et al. A Pattern-oriented Approach to Splenic Imaging in Infants and Children［J］. RadioGraphics，1999，19：1465-1485.

［22］ NEMCEK A A JR, MILLER F H, FITZGERALD S W. Acute torsion of a wandering spleen：diagnosis by CT and duplex Doppler and color flow sonography［J］. AJR，1991，157：307-309.

［23］ DEUX J F, SALOMON L, BARRIER A, et al. Acute Torsion of Wandering Spleen：MRI Findings［J］. AJR，2004，182（6）：1607-1608.

第十七章
腹主动脉疾病MRI诊断

第一节　腹主动脉瘤

【临床与病理】

腹主动脉瘤是指腹主动脉局限性或弥漫性扩张，直径大于正常主动脉直径的1.5倍，多见于老年男性，而其中75%常并无临床症状。其主要临床表现为腹部搏动性包块，其他表现取决于动脉瘤的部位、大小、对周围组织器官的压迫和并发症。任何部位和任何病因所致的腹主动脉瘤，均有进展、增大的自然发展过程，动脉瘤体越大，破裂危险性越高。

腹主动脉瘤超过95%发生在肾动脉水平以下，其分型以近端瘤颈（瘤体上端与最近一支肾动脉的距离）而定，＞10mm为肾下型动脉瘤，<10mm为近肾型动脉瘤，累及或超过肾动脉为肾上型动脉瘤。后二者不适合行血管内支架腔内隔绝术。

腹主动脉瘤主要病因为动脉粥样硬化。按瘤壁的病理组织结构分为真性和假性动脉瘤。真性动脉瘤是由于血管壁中层弹力纤维变性、失去原有韧性、局部薄弱，在动脉内压力作用下动脉壁全层（包括全部三层结构）向外膨凸形成。假性动脉瘤则为主动脉壁或内膜和中层的破裂，造成出血或局限性外膜外膨形成动脉瘤；其瘤壁由周围结缔组织、血栓或血管外膜构成。

【MRI表现】

MRI对腹主动脉瘤的诊断特征性显示以及病理生理变化评价是非常有效。传统SE图像可以显示腹主动脉瘤呈囊状或梭囊状扩张的低信号；确定部位、范围并避免部分容积效应，精确测定动脉瘤管径；以及对主动脉瘤腔内血栓、瘤壁增厚和瘤周出血或血肿评价。对于附壁血栓，SE脉冲序列T1WI新鲜血栓为高信号，陈旧血栓机化为中等偏低信号。但是SE序列成像时间较长和伪影多。快速MR扫描技术，包括true FISP（"亮血"）、Haste（"黑血"）和3D CE MRA成像速度快、图像分辨率和对比度高、伪影少。"亮血"和"黑血"序列可获得与SE序列图像同样的信息。3D CE MRA可提供MIP和MPR图像，MIP可显示主动脉瘤的形态、范围和主要分支血管的关系；而MPR通过多角度连续单平面显示主动脉详细特征，包括瘤腔形态、瘤腔内血栓、瘤腔与近远端主动脉以及主要分支血管关系、瘤壁特征、瘤周出血或血肿和瘤周软组织结构。MRI也可用于腹主动脉瘤的随诊监测，并根据瘤体大小、形态变化评估破裂危险度，制定相应手术方案（图17-1、图17-2）。

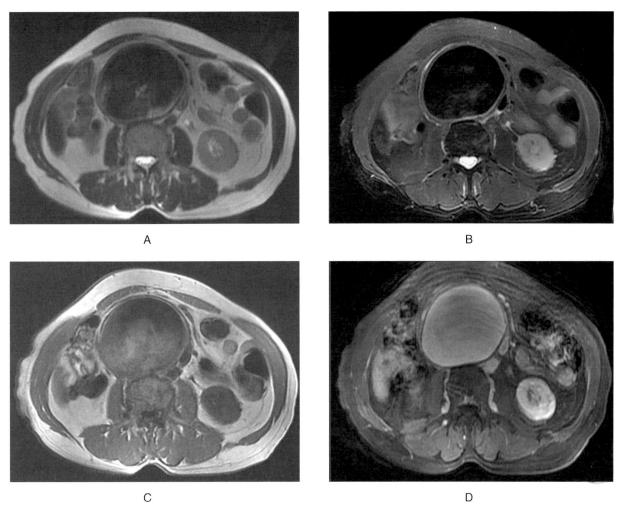

A

B

C

D

　　男，72岁，腹部闷痛并搏动性包块2个月。A．横断面T2WI平扫；B．脂肪抑制横断面T2WI平扫示腹主动脉明显扩张成球状，边界清楚，腔内主要为流空信号；C．横断面T1WI平扫示病灶呈不均匀低信号灶；D．横断面T1WI增强扫描示病灶呈均匀明显强化

图17-1　腹主动脉瘤例一

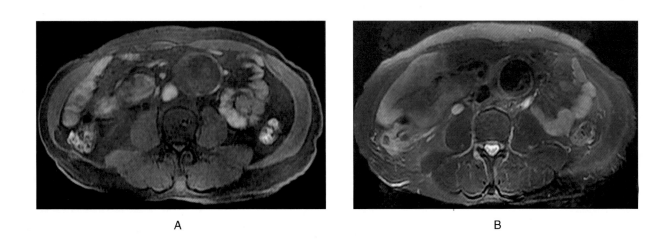

A

B

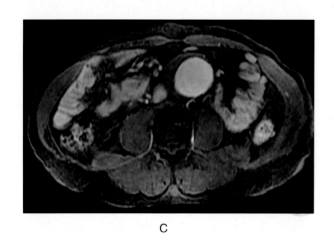

C

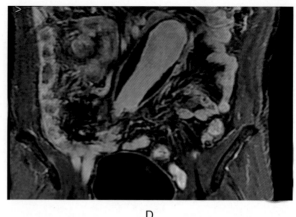

D

男，61岁，胸闷半个月，间有腰痛。A. 脂肪抑制横断面T1WI平扫示腹主动脉扩张，边界清楚，腔内主要为流空信号，见新月形附壁血栓，呈等信号；B. 脂肪抑制横断面T2WI平扫示病灶为流空信号，新月形附壁血栓呈等信号；C、D. 横断面、冠状面T1WI增强扫描示病灶呈均匀明显强化，附壁血栓无强化

图17-2　腹主动脉瘤例二

（罗海营　张水兴　颜丽芬　贾乾君）

第二节　腹主动脉夹层

主动脉夹层不是真正的动脉瘤。基本病理改变为动脉中层弹力组织和平滑肌病变，在血压增高或血流动力学变化促发下内膜出现裂缝，在主动脉腔和中膜间发生交通，血液进入中膜层，将内膜与中膜分开，形成真假两个腔隙或主动脉壁内血肿。腹主动脉夹层大部分为其近端主动脉夹层向下蔓延，很少单独局限于腹主动脉；在急性主动脉夹层中，发病率少于2%。约80%孤立性的腹主动脉夹层是自发形成，其中最主要的原因就是高血压。孤立性腹主动脉夹层的破口往往位于肾动脉水平以下。腹主动脉夹层临床表现缺乏特异性，主要表现为剧烈腹痛，可呈撕裂样或烧灼痛。

【MRI表现】

MRI可明确显示夹层最主要和最直接的征象，即横行于主动脉腔内的内移内膜片将主动脉分隔为真假两腔；内膜片通常沿主动脉长轴纵向延伸，亦可为螺旋撕裂延伸。内膜破口在"亮血"和"黑血"序列表现为内膜连续性中断。电影序列可见破口处血流往返或真腔向假腔侧血流信号喷射征象。对于主要血管分支的受累，主要表现为夹层或内膜片延伸至分支血管开口或管腔内，引起血管受压移位、狭窄和闭塞；间接征象为相应脏器组织缺血、梗死或灌注减低。

（罗海营　张水兴　陈文波）

第三节　多发性大动脉炎

多发性大动脉炎是一种病因不明、慢性进行性非特异性血管炎。主要发生于亚洲地区。好发于青壮年，尤其是青年女性，男女发病率之比为1∶10。病变主要累及动脉壁全层，引起血管壁增厚、管腔狭窄和闭塞、动脉瘤形成。胸腹段主动脉是常见侵犯部位之一。临床起病隐匿，进展缓慢，病情可波动。主要全身症状包括发热、乏力、食欲不振等。累及腹主动脉时，主要表现有下肢麻木、发凉、疼痛、间歇性跛行等。体征主要相应部位脉搏减弱、消失，上下肢血压差别大。

【MRI表现】

MRI表现为腹主动脉长段狭窄，狭窄部动脉壁增厚、内缘略不规则。3D CE-MRA不仅可以清晰显示腹主动脉狭窄程度、范围，同时还可显示主要分支血管、腹腔动脉、肠系膜上动脉、肾动脉及髂动脉的受累，准确评估相应分支的血管腔狭窄程度、血管壁以及侧支循环情况。

（罗海营　张水兴　梁龙）

参考文献

［1］　刘崎，陆建平，田建明，等. 腹主动脉瘤三维增强MR血管造影的临床价值［J］. 中华放射学杂志，2004，38（10）：1102-1107.

［2］　刘崎，陆建平，王飞，等. 三维增强MR血管造影在主动脉夹层诊断中的价值［J］. 中华放射学杂志，2005，39（12）：1260-1264.

［3］　林凌华，许建荣，杨之晖，等. 头臂动脉型多发性大动脉炎的MRI和MRA表现［J］. 中国医学影像技术，2004，20（2）：52-53.

第十八章
下腔静脉疾病MRI诊断

下腔静脉病变主要有下腔静脉的变异、下腔静脉血栓、Budd-Chiari综合征、下腔静脉外压性改变及下腔静脉癌栓等五大类。本章主要介绍其中的Budd-Chiari综合征。

Budd-Chiari综合征（Budd-Chiari syndrome，BCS）是肝静脉和（或）下腔静脉狭窄或闭塞导致肝静脉、下腔静脉回流受阻而引起肝后性门脉高压、下肢水肿、脾肿大等一系列症状的一种血管性疾病。根据阻塞部位不同主要分为下腔静脉型、肝静脉型和混合型三种。

【影像表现】

Budd-Chiari综合征的CT表现有：①腹水；②肝尾叶增大，尾叶横径与右叶横径之比多超过0.6，肝后下腔静脉狭窄；③肝实质密度不均，表现为散在的低密度区或局灶性的高密度改变。静脉快速注入造影剂后，肝脏中央部分（尾叶与部分右叶）迅速增强，而周边部分增强迟缓，称为中心性增强"。继之，部分病例可发生逆转现象，即中心部分较快廓清，而外周部分则延迟增强，且持续较长时间。

MRI检查可显示下腔静脉的肿瘤栓子、血栓及先天性隔膜引起的管腔狭窄或闭塞，肝内外肿瘤或增大的尾叶对下腔静脉的影响，部分患者出现的奇静脉扩张和管静脉曲张等。3D DCE MRP能明确显示肝静脉或下腔静脉狭窄或闭塞的部位和类型、侧支循环的开放程度，门脉系统与肝静脉系统之间的空间关系亦清晰显示（图18-1）。

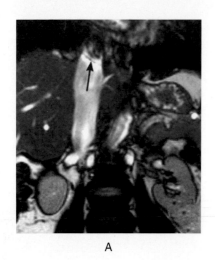
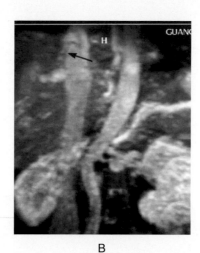
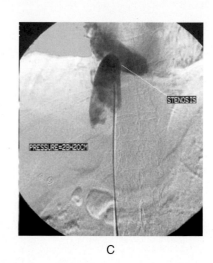

A   B   C

A. FISP序列；B. 3D DCE MRP，清楚显示天幕状膜性片，梗阻下端下腔静脉扩张，奇静脉开放；C. DSA图像证实3D DCE MRP所见，并同时显示开放的奇静脉

图18-1 下腔静脉膜性狭窄

（张水兴　陈文波　梁龙）

参考文献

［1］　路欣，徐凯，李绍东，等. Budd-Chiari综合征高场强MRI与螺旋CT成像的对照分析［J］. 实用放射学杂志，2010，26（7）：986-989.

［2］　纪建松，章士正，赵中伟，等. Budd-Chiari综合征的CT、MRI诊断价值［J］. 实用放射学杂志，2007，23（9）：1201-1203.

第十九章
门静脉疾病MRI诊断

发生于门静脉系统的疾病主要有先天性病变、肝硬化门脉高压症、原发性肝细胞癌的门脉受侵、门静脉内血栓形成等。先天性门静脉系统病变主要包括门脉右支先天缺如、Abernethy畸形、门静脉瘤等，此类病例非常罕见，临床亦缺乏统一的影像学诊断标准，疾病发生时预后极其不良。门脉高压症（portal hypertension，PHT）门静脉系统血管构成异常，特别是门静脉与腔静脉间的侧支循环形成及严重程度，以及门静脉阻塞、门脉海绵样变性等改变，对门脉高压症分型、判定病因和估计预后具有重要价值。原发性肝癌（hepatocellular carcinomas，HCC）为我国常见的恶性肿瘤之一，易于侵犯肝内的血管结构，尤其是门静脉，约20%~70%的HCC伴有门静脉癌栓。HCC引起门脉分支或主干的癌栓，继而可引起门静脉海绵样变性及肝动脉-门静脉瘘等血管并发征的形成。

第一节 门静脉高压症

门静脉高压（portal hypertension，PHT）是由门静脉血流量增加（高流量）或门静脉血流阻力升高（高阻力）引起。门静脉高压最常见的原因是肝硬化，占PHT病因的70%~80%。临床上表现为脾大、脾亢、食管胃底静脉曲张、呕血、黑便和腹水等症状。门静脉压力升高如超过正常范围（5~10mmHg，即0.67~1.33kPa），围绕门静脉系统可形成肝外侧支循环。

【影像表现】

门静脉高压症影像学表现主要有以下几点。

1. 门脉系统主要干支的增宽（图19-1A）：门脉高压时，门静脉系统均显示有不同程度的扩张或迂曲。胃冠状静脉扩张迂曲最为常见，最重者直径可达1.7cm，盘曲成团。

2. 肝内门脉分支级数的减少（图19-1A）：正常人MRP可显示4~6级门脉分支，PHT 患者门脉分支多显示至3级。

3. 侧支循环血管的建立（图19-1B至图19-1D，图19-2、图19-3）：多数病例有2个或2个以上部位侧支循环，主要包括：

（1）胃底、食管下段交通支：a. 胃冠状静脉的食管支和胃支以及胃短静脉的扩张迂曲（图19-1B至图19-1D，图19-2），表现为由门脉主干或脾静脉近侧端发出并向食管胃底走行的粗大迂曲血管，最重者其直径可达1.7cm；b. 奇静脉、半奇静脉开放（图19-1 F，图19-3D），表现为在静脉期显示的由腹向胸沿其解剖位置走行的血管影，其直径约为1.5cm左右，其双侧尚可见多发细小分支与肋间静脉沟通；c. 食管胃底静脉扩张迂曲（图19-2A），表现为胃底区血管增多、增粗及迂曲，甚至盘曲成团。

（2）直肠下段及肛管交通支开放（图19-1E）：表现为门静脉系统的肠系膜下静脉、直肠上静脉在直肠下端、肛管内与汇入下腔静脉的直肠下静脉、肛管静脉吻合与交通。

（3）前腹壁交通支：表现为脐静脉开放。

（4）腹膜后交通支即Retzius静脉丛（图19-1F）：表现为在腹膜后肠系膜上下静脉属支与下腔静脉属支相互交通。

（5）自发性脾肾分流（图19-2A）：表现为胃后、脾门处扩张迂曲的粗大血管汇入左肾静脉，常同时伴有肾静脉以上平面的下腔静脉扩张。

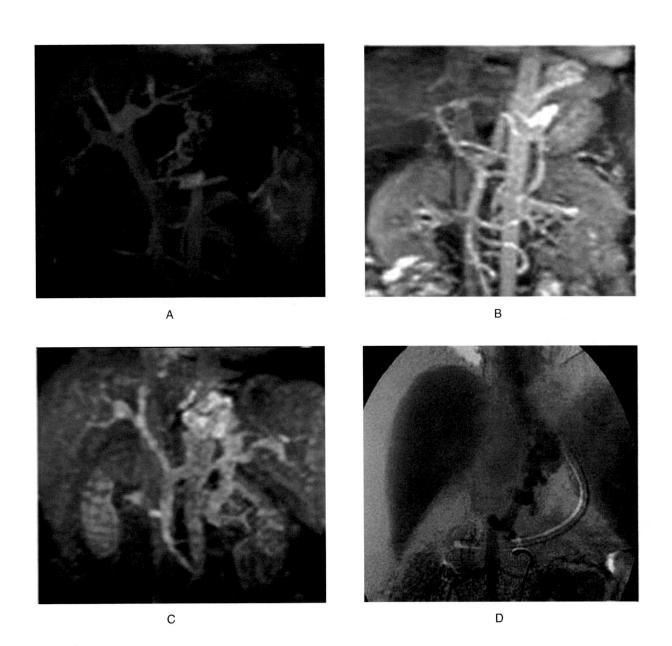

A

B

C

D

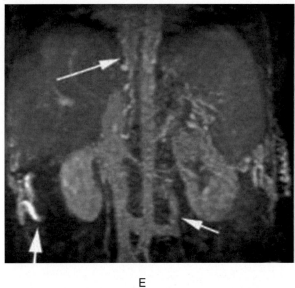

E

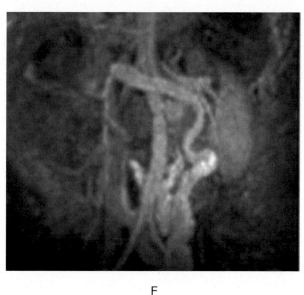

F

A. 门脉系统各干支明显增宽，肝内分支减少；B~D. 胃冠状静脉扩张迂曲，分别起源于门脉主干近侧端（B）及脾静脉远端（C、D）；E. 肠系膜下静脉与直肠下静脉吻合交通；F. 肠系膜下静脉属支在腹膜后与下腔静脉属支相互交通（短白箭头），奇静脉开放（长白箭头），腹壁交通支显影（粗箭头）

图19-1　门静脉高压

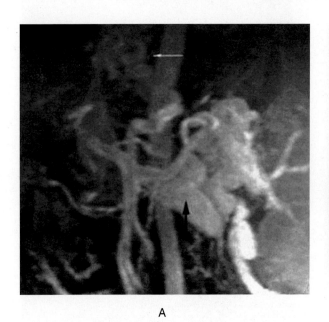

A

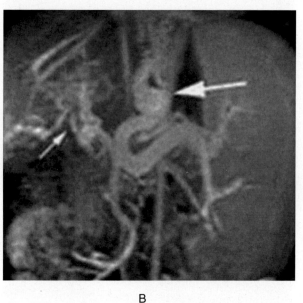

B

A. 食管胃底静脉迂曲（白箭头），胃左静脉增粗（短黑箭头），脾肾分流清楚显示（长黑箭头）；B. 门脉海绵样变（细箭头），胃左静脉迂曲成团

图19-2　食管胃底静脉高压

当门静脉压力升高到1.6kPa（12mmHg）时，可发生静脉曲张出血。增宽迂曲的冠状静脉影像表现为由门脉主干或脾静脉近侧端发出并向食管胃底走行的粗大迂曲血管，最重者其直径可达1.7cm。冠状静脉的迂曲显影提示冠状静脉反流存在，冠状静脉反流是门脉高压症重要的病理现象，也是食管静脉曲张破裂出血的重要标志，应采取积极措施预防出血。食道胃底静脉曲张MRP表现为该区域血管增多、增粗及迂曲，甚至盘曲成团。

（张水兴　刘其顺　陈文波）

第二节　门脉癌栓与门脉海绵样变

　　肝癌癌栓对血管浸润的发生率很高。因此在确诊肝癌后，了解肝内、外血管有无癌栓的存在十分重要。门静脉分支的癌栓是肝内转移癌细胞的来源，癌栓可由肝癌直接侵犯门静脉，当肝癌呈弥漫性或肝硬化癌变时，肝静脉回流受阻，肿瘤血液的回流由门静脉替代，使癌细胞沿门静脉分支进入较大分支。另外，由于门静脉无静脉瓣，血流可双向流动，容易形成癌栓。

　　门静脉海绵样变性（cavernous transformation of portal vein，CTPV）是门静脉或其分支回流障碍，引起大量扭曲的侧支血管网形成，使肝脏血供得到恢复的一种代偿性病变，而这些侧支循环血管类似海绵状，故而得名。门脉海绵样变的病因分为原发性和继发性。原发性指静脉先天性发育异常，门脉管腔缺失、狭窄或闭锁，或脐肠系膜与肝静脉之间的静脉丛异常增生，以儿童多见；继发性指原有正常的门脉系统管腔结构，由于门静脉感染、栓塞等原因导致门静脉血栓形成使门静脉阻塞，继而血栓部分再通及周围侧支静脉形成所致。

　　【影像表现】

　　（1）门脉癌栓（portal tumor thrombus，PTT）：主要表现为门静脉主干和（或）肝内分支突然中断或完全消失，梗阻远端不显影。梗阻端呈杯口状、结节状或不规则状（图19-3），CT增强扫描门静脉内出现低密度缺损影是CT诊断门脉癌栓的可靠征象。

　　（2）门脉海绵样变：可发生于门静脉主干或门静脉左右分支。主要表现为正常门静脉血管消失或中断，代之以与门脉主干并行、迂曲扩张成蛇形的静脉网，这些扩张静脉多位于有瘤栓的门静脉旁，沿着门脉系统分布，且无肝动脉或胆管伴行（图19-3A、图19-3C）。

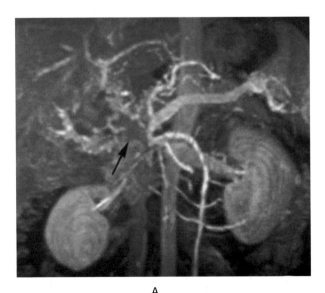

A

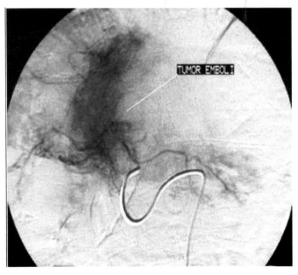

B

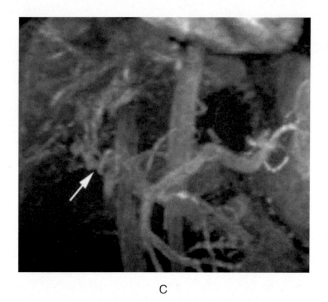

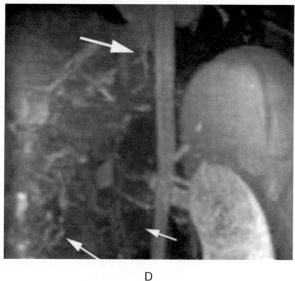

C

D

　　A、C. 门静脉主干及左右支癌栓形成，梗阻端呈不规则形状，门脉主干海绵样变；B与A为同一患者，DSA示门静脉主干癌栓形成，癌栓内细小血管显影；D为门静脉及下腔静脉广泛癌栓形成，奇静脉开放（粗箭头），肝动脉–门静脉瘘（周围型）形成

图19-3　门脉癌栓与门脉海绵样变

（张水兴　周正根　梁龙）

参考文献

［1］　杨炼，孔祥全，刘定西，等. 增强磁共振门静脉造影对门脉高压症的初步探讨［J］. 临床放射学杂志，1999，18（5）：268~271.

［2］　刘骅，陈治平，吴志勇，等. 磁共振血管造影在门静脉高压症外科中的临床应用［J］. 中华肝胆外科杂志，2001，7（6）：334-337.

［3］　余万霖，盛茂鑫，刘少文. 肝癌引起门脉癌栓40例影像学分析［J］. 江西医学院学报，1998，38（1）：45 ~ 47.

［4］　ATRI M，BRET P M，FRASER–HILL M A. Intrahepatic portal venous variation：prevalence with US［J］. Radiology，1992，184：157–158.

［5］　HUGHES L A，HARTNELL G G，FINN J P，et al. Time–of–flight MR angiography of the portal venous system：value compared with other imaging procedures［J］. AJR，1996，166：375–378.

第二十章
下肢静脉疾病MRI诊断

第一节 下肢慢性静脉功能不全

下肢深静脉内存在瓣膜，瓣膜作用是防止血液返流。当静脉瓣膜出现游离、松弛、伸长、脱垂后，瓣膜将不能闭合，或深静脉扩张所致瓣膜呈相对关闭不全时，由此出现一系列临床症状，包括下肢浮肿、浅静脉扩张、皮肤湿疹、脂质硬化等，此时称为下肢静脉功能不全。

慢性下肢静脉功能不全的MRI表现为：深静脉管径增宽，扩张，偶见呈薄片状充盈缺损的瓣叶，对瓣叶形态MRI难以分辨；浅静脉显影，包括大隐静脉、小隐静脉显影；交通支静脉显影；下肢肌肉间脂肪间隙内渗出，软组织肿胀。

（刘其顺　张水兴　颜丽芬）

第二节 深静脉血栓形成

下肢深静脉血栓形成是指血液在深静脉腔内不正常凝结，造成血管腔狭窄及闭塞。深静脉血栓急性期如不及时处理，可脱落栓塞肺动脉、脑动脉。慢性下肢静脉栓塞可造成腿部肿胀、疼痛、乏力、间歇性跛行，影响行走。

下肢深静脉血栓按照病理过程分为急性下肢深静脉血栓形成及慢性深静脉血栓形成。急性深静脉血栓形成表现为静脉腔内充盈缺损，血管腔扩大、血管完全阻塞。慢性下肢静脉血栓形成表现为血管腔内血栓回缩，有血流包绕或血管再通。其中静脉腔内血栓根据其成分分为白色血栓、红色血栓、混合血栓，其中混合血栓最多见。

【MRI表现】

急性期下肢深静脉血栓相对于肌肉，T1WI呈低信号，T2WI呈高信号；慢性期血栓T1WI、T2WI均呈等低信号。由于血栓成分的复杂变化，MR图像血栓信号在各个横断面层面中并不完全一致，同一层面信号也可不均匀。血栓以下静脉血管引流肢体肿胀，脂肪间隙模糊，T1WI及T2WI均为低信号，水肿发生时T2WI为高信号。MRA上血流为高信号，血栓为相对低信号；栓塞形成时显示血管腔

311

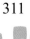

内充盈缺损，血流中断；栓塞段静脉血管可扩张、可不扩张；慢性闭塞者血管萎缩、变细，深-浅交通支形成，浅静脉显影并迂曲扩张；静脉再通者管腔不规则、管壁毛糙（图20-1）。

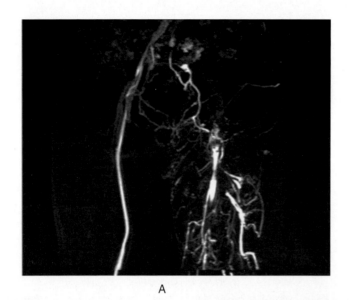

A

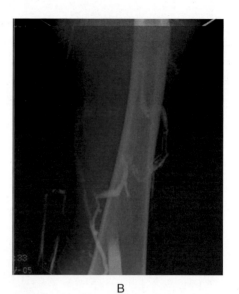

B

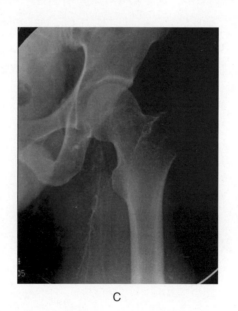

C

　　男，63岁，左侧髂总静脉、髂外静脉、股静脉栓塞。A. MRA显示上述血管闭塞，无显影，广泛侧支循环形成，侧支血管迂曲扩张明显；B. DSA造影为证实相应血管的栓塞

图20-1　深静脉血栓

（刘其顺　张水兴　周正根）

参考文献

［1］　邹立秋，冯飞，杜端明，等. 直接增强MR下肢静脉造影对深静脉血栓的诊断价值［J］. 中国医学影像技术，2006，22（8）：1204-1206.

［2］　牛尚甫，成建平，樊卫，等. 直接法3D增强MR Venography和超声诊断下肢深静脉血栓比较研究［J］. 中国医学计算机成像杂志，2013，19（6）：553-557.

第二十一章
周围动脉瘤MRI诊断

第一节　股　动　脉　瘤

【临床与病理】

股动脉瘤少见，主要为假性动脉瘤，多由外伤、感染或医源性损伤引起，少数由粥样硬化等血管病引起，毒品注射所致亦颇常见。临床主要表现为进行性增大的搏动性肿块。

【MRI表现】

MRI表现为股动脉呈局限性囊袋状突起，与股动脉宽或窄基底相连。3D CE-MRA对股动脉假性动脉瘤进行多角度、全方位的观察，清晰显示瘤体与母体血管的关系。

（罗海营　张水兴　贾乾君）

第二节　腘动脉瘤与颈动脉瘤

【临床与病理】

腘动脉瘤是指腘动脉永久性扩张并且其直径超过20mm或其近侧正常动脉直径的1.5倍。腘动脉瘤是外周动脉瘤中较常见的类型，占周围动脉瘤的70%；多见于中老年男性，最常见的病因为外伤和动脉粥样硬化；其临床表现按比例高低依次为腘窝搏动性肿块、跛行、急性肢体缺血。

颈动脉瘤临床发生率低，病因主要为动脉粥样硬化和创伤。根据部位的不同，表现各异，大多表现为颈部或咽旁搏动性肿物，瘤体较大还有压迫症状，如压迫IV~VII脑神经、气管、食管等引起脸部疼痛、Horner征、吞咽困难、声音嘶哑及呼吸困难等症状。此外，由于瘤壁薄且易有血栓，所以部分可有动脉瘤破裂出血TIA发作，脑梗死等表现。

【MRI表现】

MRI表现为病变动脉呈梭形或囊性扩张，瘤壁与近端正常动脉壁相延续；瘤腔内因血液流动效应SE序列上出现流空信号，增强扫描可见明显强化；当附壁血栓形成时表现为高信号。MRI能清楚分辨瘤腔内附壁血栓及血流，并可区分新鲜血栓和陈旧血栓。陈旧血栓T1WI和T2WI分别为中等和低信号。MRA可清楚显示瘤体与母体血管的关系（图21-1）。

313

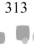

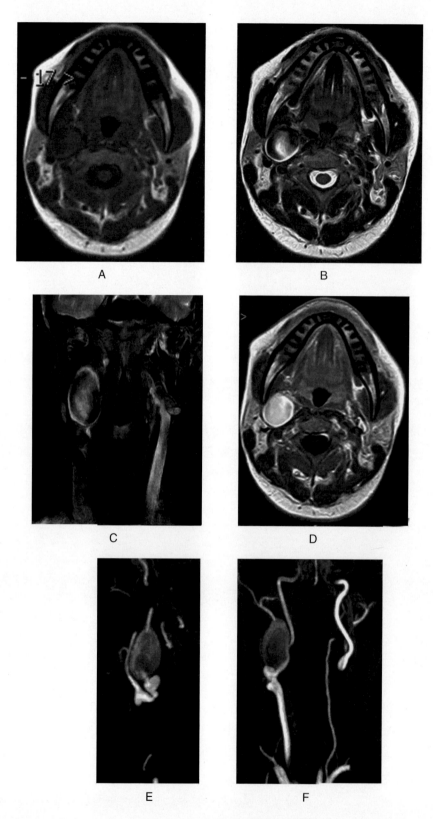

　　男，45岁，颈部搏动性包块3年。A．横断面T1WI平扫示颈内动脉近段呈囊状扩张，边界清楚，腔内主要为流空信号；B．横断面T2WI平扫示颈内动脉囊性灶，腔内呈不均匀高低混杂信号灶；C．脂肪抑制横断面T2WI平扫示病灶为椭圆形，腔内呈不均匀高低混杂信号灶；D．横断面T1WI增强扫描示病灶呈均匀明显强化；E、F．MRA显示瘤体与颈内动脉关系，清晰显示近端及远端血管关系、情况

图21-1　典型病例

（罗海营　张水兴　颜丽芬）

参考文献

［1］ 崔红，张立仁. 颈部搏动性肿块的影像学诊断［J］. 实用医学影像杂志，2001，2（1）：25-27.

［2］ 朱玉森，张丽娜，徐克，等. 三维时间飞跃法MR血管造影血液铸型诊断颈内动脉系颅内动脉瘤的优势［J］. 中华放射学杂志，2004，38（4）：377-381.

［3］ 陆建平，刘崎，何新红，等. 三维对比剂增强MR血管成像对颈部动脉病变的诊断价值［J］. 中华放射学杂志，2004，38（1）：76-81.